科学出版社"十三五"普通高等教育本科规划教材

供食品卫生与营养学专业使用

食品安全监督管理学

主　　编	孙晓红　李　云
主　　审	张立实
副 主 编	王　玉　于　燕
编　　委	（按姓氏笔画排列）
	于　燕　西安交通大学
	王　玉　兰州大学
	孙晓红　贵州医科大学
	李　云　四川大学
	李　李　安徽医科大学
	杨建军　宁夏医科大学
	张立实　四川大学
	周　正　遵义医学院
	周　艳　贵州医科大学
	赵秀娟　哈尔滨医科大学
	姚　平　华中科技大学
	潘红梅　昆明医科大学
编写秘书	江　玺　贵州医科大学

科学出版社

北　京

内 容 简 介

《食品安全监督管理学》是食品卫生与营养学专业、食品质量与安全专业的核心课程。本教材以开展食品安全监督管理工作所需的法律法规依据和技术手段为主线，共十一章，系统地介绍了食品安全监督管理的概念及食品安全监管的依据、手段、程序、调查取证和监督文书，食品安全管理概述和食品质量与安全管理体系，食品安全性评价与风险分析的技术与方法，食品安全法律法规，食品安全标准，食用农产品、食品生产和经营环节的食品安全监督管理，特殊食品和食品包装材料的监管重点，我国食品标签及广告的监管。

本教材可作为食品卫生与营养学、食品科学与工程类、食品质量与安全等相关专业本科生教材，还可作为相关专业研究生、从事食品安全监督管理工作的相关人员的参考书和继续教育培训参考教材。

图书在版编目（CIP）数据

食品安全监督管理学 / 孙晓红，李云主编. —北京：科学出版社，2017.1
ISBN 978-7-03-050989-5

Ⅰ. ①食⋯ Ⅱ. ①孙⋯ ②李⋯ Ⅲ. ①食品安全–卫生管理–医学院校–教材 Ⅳ. ①R155.5

中国版本图书馆 CIP 数据核字(2016)第 296418 号

责任编辑：李国红　周　园 ／ 责任校对：李　影
责任印制：赵　博 ／ 封面设计：范　唯

科学出版社 出版
北京东黄城根北街 16 号
邮政编码：100717
http://www.sciencep.com

三河市春园印刷有限公司印刷
科学出版社发行　各地新华书店经销

*

2017 年 1 月第 一 版　　开本：787×1092　1/16
2025 年 1 月第十次印刷　　印张：16 1/2
字数：385 000

定价：59.80 元
（如有印装质量问题，我社负责调换）

科学出版社"十三五"普通高等教育本科规划教材

食品卫生与营养学专家委员会

主 任 委 员 张立实 四川大学华西公共卫生学院
副主任委员 （按姓氏笔画排序）
　　　　　　　刘烈刚 华中科技大学同济医学院
　　　　　　　胡华强 中国科技出版传媒股份有限公司
　　　　　　　凌文华 中山大学
　　　　　　　糜漫天 第三军医大学
委　　　员 （按姓氏笔画排序）
　　　　　　　于　燕 西安交通大学
　　　　　　　马玉霞 河北医科大学
　　　　　　　王　玉 兰州大学
　　　　　　　毛丽梅 南方医科大学
　　　　　　　厉曙光 复旦大学
　　　　　　　吕全军 郑州大学
　　　　　　　孙桂菊 东南大学
　　　　　　　孙晓红 贵州医科大学
　　　　　　　李　云 四川大学华西公共卫生学院
　　　　　　　肖　荣 首都医科大学
　　　　　　　汪之顼 南京医科大学
　　　　　　　张玉梅 北京大学
　　　　　　　赵秀娟 哈尔滨医科大学
　　　　　　　贾　红 西南医科大学
　　　　　　　殷建忠 昆明医科大学
　　　　　　　曾　果 四川大学华西公共卫生学院
　　　　　　　蔡美琴 上海交通大学医学院

前　言

《食品安全监督管理学》是科学出版社"十三五"普通高等教育本科规划教材，是由食品卫生与营养学类专家委员会组织编写的系列教材之一，该课程是食品卫生与营养学专业的核心课程。本教材系统地介绍了开展食品安全监督管理工作所需的法律法规依据、基础知识和技术手段，不仅可作为本专业本科生学习的教材，亦可作为食品质量与安全等相关专业本科生的学习教材，还可作为相关专业研究生、从事食品安全监督管理工作的相关人员的参考书和继续教育培训的参考教材。

本教材共分为十一章。第一章概述，介绍了食品安全监督管理的概念、国外食品安全监管模式和我国食品安全监管体系的变化与发展。第二章食品安全监督基础，主要讲述食品安全监管的体制、依据、手段、程序、调查取证和监督文书。第三章食品安全管理基础，包括食品安全管理概述和食品质量与安全管理体系（食品生产经营许可制度、GMP、SSOP、HACCP、ISO 9000族等）。第四章食品安全性评价与风险分析，主要介绍食品安全性评价与风险分析的技术与方法，包括食品安全性毒理学评价，食品安全风险监测、风险分析、风险预警以及食品安全事故调查处置等。第五章食品安全法律法规，主要介绍了我国食品安全法律法规体系、国际组织与发达国家食品安全法律体系、中国食品安全相关法律（食品安全法、农产品质量安全法、中华人民共和国产品质量法、中华人民共和国进出口商品检验法及其他相关法律）。第六章食品安全标准，主要介绍我国食品安全标准的分类、制定跟踪评价与应用，国际食品安全标准。第七、八、九章分别对食用农产品、食品生产和经营环节的食品安全监督管理进行了较详细的讲解。第十章介绍了对特殊食品（转基因食品、保健食品、进出口食品、婴幼儿食品、特殊医学用途配方食品、新食品原料、食品添加剂、强化食品）和食品相关产品的监管重点。第十一章重点介绍我国食品标签及广告的监管。

本教材编写过程中得到贵州医科大学罗俊副校长、教务处温小军处长的大力支持，得到各位编委老师无私的支持和奉献，特此致谢。因时间紧、任务重，难免有不足之处，恳请读者对在使用中发现的问题和不足不吝赐教，以便下一版更正。

孙晓红　张立实

2016年10月10日

目 录

第一章 概述 ... 1
第一节 食品安全监督管理的概念 ... 1
一、基本概念 ... 2
二、食品安全监督管理内容 ... 2
第二节 国外食品安全监管模式 ... 4
一、美国 ... 4
二、欧洲联盟 ... 4
三、日本 ... 5
第三节 我国食品安全监管体系的变化与发展 ... 5

第二章 食品安全监督基础 ... 8
第一节 食品安全监管体制 ... 8
一、定义 ... 8
二、食品安全监管体制的类型 ... 8
三、食品安全监管体制的特点 ... 9
四、我国现行的食品安全监管体制 ... 9
第二节 食品安全监督依据 ... 11
一、食品安全监督的法律依据 ... 11
二、食品安全监督的技术依据 ... 11
三、食品安全监督的事实依据 ... 12
第三节 食品安全监督手段 ... 14
一、食品安全法制宣传教育 ... 14
二、行政许可 ... 14
三、食品安全监督检查 ... 15
四、行政处罚 ... 16
第四节 食品安全监督程序 ... 17
一、食品安全监督程序的概念 ... 17
二、食品安全行政许可 ... 17
三、现场监督检查程序 ... 17
四、抽样检验和评价程序 ... 19
五、行政强制措施实施程序 ... 21
六、行政处罚程序 ... 23
七、行政强制程序 ... 26
八、行政案件移送程序 ... 26
第五节 监督调查取证 ... 26
一、概述 ... 26
二、监督调查取证的原则 ... 27
三、监督调查取证方法 ... 28
四、监督证据审查与运用 ... 29
第六节 监督文书 ... 30
一、概述 ... 30
二、监督文书的制作 ... 30
三、食品安全监督行政处罚文书的制定及举例 ... 30

第三章 食品安全管理基础 ... 34
第一节 食品安全管理概述 ... 34
一、概念 ... 34
二、食品质量管理 ... 34
三、食品安全管理内容 ... 35
第二节 食品质量与安全管理体系 ... 36
一、食品生产经营卫生规范 ... 36
二、良好生产规范 ... 37
三、卫生标准操作程序 ... 43
四、危害分析与关键控制点 ... 47
五、ISO 9000 ... 56
六、ISO 22000 ... 63
七、其他 ... 65

第四章 食品安全性评价与风险分析 ... 70
第一节 食品安全危害的种类 ... 70
一、生物性危害 ... 70
二、化学性危害 ... 71
三、物理性危害 ... 72
第二节 食品安全性毒理学评价 ... 72
一、食品安全性评价 ... 72
二、食品安全性毒理学评价 ... 72
第三节 食品安全风险监测 ... 76

一、风险监测的概念和目的·········77
　　二、国际及相关国家开展风险监测
　　　　概况··························77
　　三、风险监测与监督抽检的区别··78
　　四、我国食品安全风险监测情况··78
　第四节　食品安全风险分析··········79
　　一、食品安全风险分析···········79
　　二、食品安全风险评估···········80
　　三、食品安全风险管理···········83
　　四、食品安全风险交流···········84
　第五节　食品安全风险预警··········85
　　一、食品安全风险预警的概念与
　　　　作用··························85
　　二、食品安全风险预警体系现况···86
　　三、食品安全风险预警体系的建设
　　　　·······························87
　第六节　食品安全事故调查处置······89
　　一、食品安全事故的概念、分级和
　　　　响应标准·····················89
　　二、职责分工·····················90
　　三、应急处置·····················91
　　四、食品安全事故调查···········91

第五章　食品安全法律法规············95
　第一节　概述···························95
　　一、法律法规的基本概念和特征····95
　　二、法律渊源与法律体系············96
　　三、法律位阶与冲突适用原则······99
　第二节　食品安全法律体系···········100
　　一、食品安全法律体系的构成····100
　　二、我国食品安全法律体系的主要
　　　　特点·························102
　　三、食品安全法律法规调整的法律
　　　　关系·························103
　第三节　国际组织与发达国家食品
　　　　　安全法律体系··············103
　　一、国际组织食品安全相关协议
　　　　与标准·······················104
　　二、美国的食品安全法律体系···105
　　三、欧盟食品安全法律体系·····107
　　四、日本食品安全法律体系·····108

　第四节　中国食品安全相关法律····110
　　一、食品安全法····················110
　　二、农产品质量安全法···········115
　　三、中华人民共和国产品质量法
　　　　·······························116
　　四、中华人民共和国进出口商品
　　　　检验法·······················117
　　五、其他相关法律················118

第六章　食品安全标准···················120
　第一节　食品安全标准概述··········120
　　一、食品安全标准的概念········120
　　二、食品安全标准的主要内容···121
　　三、食品安全标准的性质········121
　　四、食品安全标准的意义········121
　第二节　食品安全标准分类··········123
　　一、根据制定标准的主体进行分类
　　　　·······························123
　　二、根据标准的约束力进行分类
　　　　·······························124
　　三、根据标准的适用对象分类···124
　　四、按标准的适用范围分类·····124
　第三节　食品安全标准的制定·······126
　　一、食品安全标准的制定与修订
　　　　依据··························126
　　二、食品安全标准的主要技术指标
　　　　·······························127
　　三、食品中有毒有害物质限量标准
　　　　的制定·······················127
　第四节　食品安全标准的跟踪评价
　　　　　与应用······················129
　　一、食品安全标准的跟踪评价···129
　　二、食品安全标准跟踪评价的应用
　　　　·······························130
　第五节　国际食品安全标准··········131
　　一、国际食品安全标准体系的概况
　　　　·······························131
　　二、美国、欧盟和日本的食品安全
　　　　标准体系·····················132
　　三、我国食品安全标准与国际食品
　　　　安全标准的关系··············133

第七章　食用农产品质量安全监管……136
第一节　食用农产品监管概述……136
一、食用农产品基础知识……136
二、食用农产品监管法律法规……137
三、食用农产品监管范围……137
四、食用农产品监管前景展望……138
第二节　食用农产品生产监管……138
一、食用农产品生产监管的主要内容……139
二、食用农产品生产监管的实例……141
第三节　食用农产品包装、运输、贮存过程的监管……151
一、食用农产品包装规定……151
二、食用农产品贮存规定……152
三、食用农产品运输规定……153
四、食用农产品流通销售规定……153

第八章　食品生产环节的监管……156
第一节　食品生产许可……158
一、食品生产许可的概念……158
二、食品生产许可管理产品的范围……158
三、食品生产许可申请符合的条件……159
四、食品生产许可的审查程序……159
第二节　食品原料、食品添加剂和食品相关产品的监管……162
一、食品生产过程中原料采购、原料验收、投料等原料的控制……162
二、食品生产过程中食品添加剂的控制……165
三、食品生产过程中食品相关产品的控制……165
第三节　生产工序、设备、贮存、包装等生产关键环节控制……166
一、生物污染的控制……166
二、化学污染的控制……168
三、物理污染的控制……168
四、食品贮存、运输、包装等生产关键环节控制……168
五、不合格食品监督检查……172
六、加强食品生产经营管理，落实食品召回管理办法……173
第四节　食品原料、半成品、成品等检验控制……174
一、抽（采）样和样品的处置控制……174
二、检验环节的控制……175
三、检验结果报告的控制……176
四、检验质量管理的控制……176
五、监督管理……177
第五节　食品生产过程中人员控制……177
一、食品生产过程中人员的要求……178
二、食品安全专业技术人员、管理人员的培训……178
三、食品加工人员健康管理……178
四、食品加工人员卫生管理及卫生要求……179

第九章　食品经营环节的监督……181
第一节　食品经营许可……181
一、食品经营许可制度及法律依据……181
二、食品经营许可证申请、审查和决定……182
三、食品经营许可证管理……184
第二节　食品经营单位的日常监督……184
一、食品经营单位的食品安全要求……184
二、食品经营单位的日常监督……186
第三节　网络食品经营和集贸市场食品安全监督……188
一、网络食品经营的监督……188
二、集贸市场食品安全的监督……191
第四节　餐饮食品安全监督……193

一、餐饮业的分类及其特点……… 193
　　二、餐饮业和集体用餐配送单位的
　　　　经营许可审查……………… 194
　　三、餐饮业和集体用餐配送单位的
　　　　日常卫生监督……………… 194
　　四、检查结束后的处理………… 196
第十章　特殊食品与食品相关产品的
　　　　监管…………………… 197
　第一节　转基因食品……………… 197
　　一、转基因食品的概念及分类… 197
　　二、转基因食品的生产和发展… 198
　　三、转基因食品的安全性问题… 198
　　四、转基因食品的监管………… 200
　第二节　保健食品………………… 202
　　一、保健食品的概念…………… 202
　　二、保健食品的分类…………… 202
　　三、保健食品的监管…………… 202
　第三节　进出口食品……………… 207
　　一、进出口食品的概念及分类… 207
　　二、我国进出口食品现状……… 207
　　三、进出口食品安全的监管…… 208
　第四节　婴幼儿食品……………… 210
　　一、婴幼儿食品概述…………… 210
　　二、我国婴幼儿食品发展现状… 211
　　三、婴幼儿食品的监管………… 212
　第五节　特殊医学用途配方食品… 214
　　一、特殊医学用途配方食品的概念
　　　　…………………………… 214
　　二、特殊医学用途配方食品的分类
　　　　…………………………… 214
　　三、特殊医学用途配方食品的监管
　　　　…………………………… 214
　第六节　新食品原料……………… 217
　　一、新食品原料的概念………… 217
　　二、新食品原料的安全性评价… 218
　　三、新食品原料的监管………… 219

　第七节　食品添加剂……………… 220
　　一、食品添加剂的概念………… 220
　　二、食品添加剂的分类………… 221
　　三、食品添加剂的监管………… 221
　第八节　强化食品………………… 224
　　一、强化食品的概念…………… 224
　　二、食品强化的目的…………… 225
　　三、国际上食品营养强化的管理
　　　　情况………………………… 225
　　四、我国食品营养强化的管理情况
　　　　…………………………… 226
　第九节　食品包装材料…………… 227
　　一、食品包装材料的概念……… 227
　　二、食品包装材料的安全问题及
　　　　分类………………………… 228
　　三、我国对食品包装材料的监管
　　　　…………………………… 229
第十一章　食品标签及广告的监管… 234
　第一节　我国食品标签的发展史… 234
　　一、普通食品标签……………… 234
　　二、食品营养标签……………… 235
　　三、特殊营养食品标签………… 235
　　四、其他食品标签……………… 236
　第二节　我国的食品标签监管…… 238
　　一、监管机构…………………… 238
　　二、监管方式…………………… 238
　　三、监管的主要标准…………… 239
　第三节　食品广告监管…………… 243
　　一、食品广告监管的法律法规体系
　　　　…………………………… 243
　　二、食品广告监管……………… 244
实习指导……………………………… 247
　一、食品抽样检验方案的制订…… 247
　二、食品标签的检验……………… 249
　三、食品餐饮企业监管…………… 250
　四、食品企业监管………………… 252

第一章 概 述

学习要求

掌握 食品安全监督管理的概念。
熟悉 食品安全监督管理的内容。
了解 国外主要发达国家的食品安全监管模式，以及我国食品安全监管体系的变化和发展。

食品是人类赖以生存的物质基础。近二十年来，食品安全事件层出不穷，不断考验着政府的处置能力和公众的信心。食品安全问题不仅影响人体健康，给企业和消费者带来经济损失，还会影响国际食品贸易，甚至可能影响社会稳定和政府的威信。为保障食品安全，许多国际组织和各国政府都采取了相应的措施。2000 年在 WHO 组织的第 53 届世界卫生大会上通过了《食品安全决议》，制定了全球食品安全战略，将食品安全列为公共卫生的优先领域，并要求成员国制定相应的行动计划，最大限度地减少食源性疾病对公众健康的威胁。我国也于 2002 年制定了《食品安全行动计划》，提出了保障食品安全的应达到的五个目标：①建立较完善的食品卫生法律法规与标准体系；②建立和完善食品污染物监测与信息系统；③建立和完善食源性疾病的预警与控制系统；④建立加强食品生产经营企业自身管理的食品安全监管模式；⑤建立有效保证食品安全的卫生监督体制和技术支撑体系。2009 年颁布实施了《中华人民共和国食品安全法》，并于 2015 年颁布实施了修订版。相关法规、规章、标准不断完善，监督管理方面检测队伍力量也不断加强，并在生产经营各环节实施有效监管，如实施良好生产规范和危害分析与关键控制点体系。已建立了食品安全风险监测和风险评估制度并不断完善，在监测和监督管理技术能力方面也不断提高，起到了有效防范食品安全事故的作用。

保障食品安全主要从三方面入手：一是强化食品生产经营者自身"第一责任人"的守法意识，提高其食品安全知识水平，从源头上杜绝食品安全隐患；二是食品安全监督管理，防止各类"问题食品"进入市场流通和消费环节；三是消费者自身的食品安全意识和正确处理、烹调食物的能力。目前在我国经济发展迅速、中小企业和个体户众多、食品生产经营者和从业人员素质良莠不齐的情况下，加强食品安全监督管理尤为重要。

第一节 食品安全监督管理的概念

食品安全监督管理包括食品生产加工、流通和餐饮环节食品安全的日常监管；食品安全标准的制定/修订与实施；生产许可和强制检验等食品质量安全市场准入制度；良好生产规范（good manufacture practice，GMP）、危害分析与关键控制点（hazard analysis and critical control point，HACCP）等食品生产经营过程的质量保证体系；食品行业和企业的自律及其相关食品安全管理活动等，是政府行使行政管理职能和生产经营者履行职责和义务以保障食品安全的重要措施。开展食品安全监督管理工作要以《中华人民共和国食品安全法》

（以下简称《食品安全法》）为法律依据，按相关法规、规章、标准和文件指导监督管理工作，确保食品安全。

一、基本概念

1. 食品 是指各种供人食用或者饮用的成品和原料以及按照传统既是食品又是中药材的物品，但是不包括以治疗为目的的物品。

2. 食品安全 是指食品无毒、无害，符合应当有的营养要求，对人体健康不造成任何急性、亚急性或者慢性危害。

3. 食品安全监督 是指国家职能部门依法对食品生产、流通企业和餐饮业的食品安全相关行为行使法律范围内的强制监察活动。

4. 食品安全管理 是指政府相关部门、行业协会和食品企业等采取有计划和有组织的方式，对食品生产、流通和食品消费等过程进行有效的管理和协调，以达到确保食品安全的各类活动。食品安全管理强调行业和企业内部的自发行为，其管理活动也可采用多种方式。

我国食品安全工作的方针是预防为主、风险管理、全程控制、社会共治。

二、食品安全监督管理内容

食品安全监督管理的主要内容包括：

1. 食品安全风险监测 是通过系统和持续地收集食源性疾病、食品污染以及食品中有害因素的监测数据及相关信息，并进行综合分析和及时通报的活动，亦即对食源性疾病、食品污染及食品中的有害因素进行监测，包括制定国家和地方的食品安全风险监测计划并组织实施，分析监测发现的问题并及时进行处理和整改。食品安全监测和评价结果对于掌握食品安全动态，及时开展有针对性的食品安全监督有重要意义。《食品安全法》规定，国家食品安全风险监测计划由国务院卫生行政部门会同国务院食品安全监督管理部门，共同制定、实施。

我国早在20世纪80年代就加入了由世界卫生组织（WHO）、联合国粮农组织（FAO）与联合国环境规划署（UNEP）共同成立的全球污染物监测规划/食品项目（global environmental monitoring system/food，GEMS/Food），并于2000年正式启动全国食品污染物监测网工作。2009年以来，在原有食品化学污染物监测网的基础上进一步发展为全国食品安全风险监测（包括化学污染物和有害因素监测）网，已覆盖全国32个省、自治区和直辖市，监测的食品类别和污染物项目也不断增加。

2. 食品安全风险评估 《食品安全法》规定，我国建立食品安全风险评估制度，运用科学方法，根据食品安全风险监测信息、科学数据及有关信息，对食品、食品添加剂、食品相关产品中生物性、化学性和物理性危害因素进行风险评估。国务院卫生行政部门负责组织食品安全风险评估工作，成立由医学、农业、食品、营养、生物、环境等方面的专家组成的食品安全风险评估专家委员会进行食品安全风险评估。食品安全风险评估结果是制定、修订食品安全标准和实施食品安全监督管理的科学依据。

3. 制定和实施食品安全标准 制定食品安全国家标准和地方标准，并保证其切实执行，也是食品安全监督的重要内容。制定食品安全标准应当依据食品安全风险评估结果和食用农产品安全风险评估结果，并参照相关的国际标准和国际食品安全风险评估结果。在制定过程中和正式发布前,还需广泛听取食品生产经营者、消费者、有关部门等方面的意见。食品生产企业可制定严于食品安全国家标准或地方标准的企业标准。

4. 公布食品安全信息 《食品安全法》规定,国家建立统一的食品安全信息平台,实行食品安全信息统一公布制度。国家食品安全总体情况、食品安全风险警示信息、重大食品安全事故及其调查处理信息和国务院确定需要统一公布的其他信息由国务院食品安全监督管理部门统一公布。食品安全风险警示信息和重大食品安全事故及其调查处理信息的影响限于特定区域的,也可以由有关省、自治区、直辖市人民政府食品安全监督管理部门公布。未经授权不得发布上述信息。县级以上人民政府食品安全监督管理、质量监督、农业行政部门依据各自职责公布食品安全日常监督管理信息。

5. 食品安全应急 《食品安全法》规定,国务院负责组织制定国家食品安全事故应急预案。县级以上地方人民政府负责制定本行政区域的食品安全事故应急预案,食品生产经营企业也应当制定食品安全事故应急处置方案,定期检查和落实,及时消除事故隐患。县级以上人民政府食品安全监督管理部门接到食品安全事故的报告后,应当立即会同同级卫生行政、农业行政等部门进行调查处理,并采取相应的措施,防止或者减轻社会危害。

6. 食品生产经营企业的自身管理与监督管理 《食品安全法》规定,国家对食品生产经营实行许可制度。从事食品生产、食品销售、餐饮服务,应当依法取得许可。食品生产经营企业应当建立健全食品安全管理制度,对职工进行食品安全知识培训,加强食品检验工作,依法从事生产经营活动。食品生产经营企业应当配备食品安全管理人员,加强对其培训和考核,考核不合格者不得上岗。食品安全监管部门应当对企业食品安全管理人员随机进行监督抽查考核并公布考核情况。食品生产经营者应当建立食品安全自查制度和从业人员健康管理制度。食品生产经营企业应努力达到良好生产规范要求,实施危害分析与关键控制点体系,提高自身的食品安全管理水平。

7. 食品安全追溯 《食品安全法》规定,国家建立食品安全全程追溯制度。食品生产经营者应建立食品安全追溯体系,保证食品可追溯。鼓励食品生产经营者采用信息化手段采集、留存生产经营信息,建立食品安全追溯体系。食品安全监管部门会同农业行政等有关部门建立食品安全全程追溯协作机制。

8. 食品召回 《食品安全法》规定,国家建立食品召回制度。食品生产者发现其生产的食品不符合食品安全标准或有证据证明可能危害人体健康的,应当立即停止生产,并召回已经上市销售的食品。食品经营者发现其经营的食品不符合食品安全标准或有可能危害人体健康的,应当立即停止经营,并通知相关生产经营者和消费者。食品生产者认为应当召回的,应当立即召回。如是由于食品经营者的原因造成的,食品经营者应当召回。食品生产经营者应当对召回的食品采取相应的无害化处理、销毁或补救等措施。食品生产经营者应当将食品召回和处理情况向所在地县级人民政府食品安全监督管理部门报告,食品安全监督管理部门认为必要的,可以实施现场监督。食品生产经营者未依照相关规定召回或者停止经营的,食品安全监管部门可以责令其召回或者停止经营。

9. 其他 协助培训食品生产经营人员,并监督其健康检查;采用各种形式向消费者和食品生产经营者宣传食品安全和营养知识,提高消费者对伪劣食品和"问题食品"的识别能力,提高生产经营者的守法意识;对食品生产经营企业的新建、扩建、改建工程的选址和设计进行预防性卫生监督和审查;对重大食品安全问题和热点问题进行专项检查和巡回监督检查；对违反《食品安全法》的行为依法进行行政处罚，对情节严重者，依法追究其法律责任；食品行业协会应加强行业自律，引导食品生产经营者依法生产经营，推动行业诚信建设等。

第二节　国外食品安全监管模式

不同国家政府/国际组织根据其自身的具体情况和实际需要，其食品安全监管模式有所不同。

一、美　国

美国的食品安全监管主要由卫生与人类服务部下属的食品药品监督管理局（Food and Drug Administration，FDA）负责，其他相关部门配合。与食品安全有关的主要法规是1938年制定并实施的《联邦食品药品化妆品法》（Federal Food，Drug，and Cosmetic Act，FFDCA）。从联邦层面，食品安全监管部门及其主要分工为：FDA负责除肉、禽、蛋类外所有食品的安全及标签管理；农业部下属的食品安全监督局（Food Safety and Inspection Service，FSIS）负责肉、禽、蛋类的安全及标签管理；环境保护局（Environmental Protection Agency，EPA）负责饮用水、农药、毒物、垃圾等安全管理，并负责制定农药、环境化学物的残留限量和相关法规；商业部下属的国家海洋渔业署（National Marine Fisheries Service，NMFS）负责通过其（非官方的）水产品检查和等级制度来保证水产品的质量。此外还有一些相关机构在研究、教育、监测、预防等方面负有协助食品安全工作的责任，如卫生与人类服务部下属的疾病控制中心（CDC）负责食源性疾病的监测与控制；国立卫生研究所（NIH）也承担食品安全相关研究；农业部下属的农业研究署负责农产品方面的研究等。

二、欧洲联盟

欧洲联盟（欧盟）对食品安全实行集中管理的模式，即由相对独立的机构对食品安全进行统一监管，并且食品安全的决策部门与管理部门、风险分析部门相互分离。

欧盟的立法机构是欧洲理事会及欧盟委员会，负责对食品安全问题进行决策，并制定有关的政策法规。管理事务主要由欧盟健康与消费者保护总署及其下属的食品与兽医办公室（Food and Veterinary Office，FVO）负责。食品安全风险评估则主要由欧洲食品安全局（European Food Safety Authority，EFSA）负责。

欧盟的法律体系分为法规（regulation）和指令（directive）两类，法规对所有成员国有效，而指令只有被成员国采纳后，对采纳的国家有效。欧盟2000年1月发布的"食品安全白皮书"（White Paper on Food Safety）提出，食品安全管理应当是从农田到餐桌全过程的综合管理，包括农作物和饲料生产、食品原料、食品加工、储藏、运输直到消费的所有环节。欧盟已发布了多个有关食品安全的法规和指令，涉及了食品安全的各个方面。2002年1月发布的178号法规[Regulation（EC）No 178/2002]明确了食品和食品安全的通用定义，以及欧盟食品安全总的指导原则、方针和目标。178号法规还对制定食品安全相关法规标准的原则和要求做出了规定，包括：应以保护消费者健康为最终目标并有利于食品的自由贸易，充分采用国际标准并引入风险评估的原则，以及保证法规和标准的透明度等。

欧盟的食品安全监管体系属于多层次监管，即除了欧盟层面的监管外，各成员国还设有本国的食品安全监管机构。如德国设有消费者保护、食品和农业部（BMVEL），负责对全国的食品安全统一监管，并下设联邦风险评估研究所和联邦消费者保护与食品安全局两个机构，分别负责风险评估和风险管理。丹麦设有食品和农业渔业部负责食品安全监管。英国于2000年4月成立了独立的食品标准局，行使食品安全监管职能。

三、日　本

日本与食品安全有关的法律有《食品安全基本法》、《食品卫生法》、《屠宰法》、《禽类屠宰监督管理法》、《加强食品生产过程中管理临时措施法》等。2003年5月颁布的《食品安全基本法》提出，保护国民健康是首要任务，并强调食品安全管理应当建立在科学和充分的风险交流的基础上。日本食品安全委员会作为独立的机构负责开展风险评估并向管理部门提供管理建议，并与社会各界开展风险交流、处理突发性食源性事件。劳动厚生省负责食品卫生和相关风险管理；农林水产省负责农林水产品的风险管理。日本还在食品安全的总体框架下建立了食品和食品添加剂的卫生标准体系。

第三节　我国食品安全监管体系的变化与发展

我国现行的食品安全监督管理体系是依据《食品安全法》构建的，是实施食品安全监管所必需的基本体制和框架。

新中国成立后，我国政府卫生行政部门（卫生部）相继发布了一系列食品卫生监督管理相关的规章和标准，如《食用合成染料管理办法》以及粮、油、肉、蛋的卫生标准和管理办法等。1965年颁布的《食品卫生管理试行条例》和1979年颁布的《中华人民共和国食品卫生管理条例》标志着我国食品卫生管理已从单项管理过渡到全面管理，并向法制化管理转变。1982年《中华人民共和国食品卫生法（试行）》的颁布，使食品卫生监督管理工作进一步走上了法制化管理的轨道。1995年正式颁布了《中华人民共和国食品卫生法》，其后相继制定/修订和发布了一系列相关法规和标准，我国的食品安全法律法规体系和监督管理体系逐渐完善。2009年6月1日起实施的《食品安全法》，标志着已从传统"食品卫生"的概念发展到全面的"食品安全"，使我国的食品安全监督管理工作进入了一个新的发展时期。

随着法律法规的不断完善，我国的食品安全监管体制也经历了几个大的变化阶段。

新中国成立后，我国的卫生体系基本上是参照前苏联的模式加以建设。虽然其中不同时期也有一些调整、变化和反复，但总体上是由卫生行政部门（国家卫生部和各地卫生厅局）负责食品卫生监督管理，而具体监管工作主要由卫生行政部门下属的各级"防疫站"承担。当时主要的问题是食物短缺，而食品卫生与安全问题尚未得到足够的重视。1982年颁布《食品卫生法（试行）》后，为加强食品卫生监督管理，各省市相继以原防疫站的食品卫生科和相关检测科室为基础，成立了"食品卫生监督检验所"或其他类似机构。改革开放后，随着国民经济的迅猛发展，食物供应短缺问题已基本解决。且由于法制建设和公众健康意识不断增强，国家对食品安全的要求也越来越高。同时，由于经济快速发展、大量中小企业和个体作坊等加入食品生产经营领域，加之部分食品生产经营者法律意识和食品安全相关知识水平欠缺，为追求经济效益而忽略了食品质量与卫生安全，使得食品安全问题成为关注热点和焦点。同时，许多政府部门、体制和职能等变化较大、较快，对食品安全监管也造成了不同程度的影响。另外，1995 年《中华人民共和国食品卫生法》正式颁布，进一步把食品安全监管纳入了法制管理的轨道。从法制角度而言，监督与检验不能在同一部门。故在 20 世纪末、21 世纪初的"卫生检验与监督执法分家"——"防疫站"被分成两个机构，即疾病预防控制中心（CDC）和卫生监督所（局、队），前者负责食品卫生相关检验等，后者则负责食品卫生监督执法。其后，食品卫生监督执法职能部分或全部又转至食品药品监督管理局等部门。农业、工商、质检商检、计量检定、进出口检验检疫等部门也不同程度承担了部分食品安全监管职能。

2009 年 6 月 1 日起实施的《食品安全法》正式提出"分段监管"的食品安全监管体系。即国家设立食品安全委员会，并在国务院设立食品安全办公室，负责对食品安全工作的统一领导，对各部门的监管工作实施监督和协调。国务院卫生行政部门承担食品安全综合协调职责，负责食品安全风险评估、食品安全标准制定、食品安全信息公布、食品检验机构的资质认定条件和检验规范的制定，组织查处食品安全重大事故。国务院质量监督、工商行政管理和国家食品药品监督管理部门分别对食品生产、食品流通、餐饮服务活动实施监督管理。

在地方层面上，由县级以上地方人民政府统一负责、领导、组织、协调本行政区域的食品安全监督管理工作，县级以上地方人民政府依照《食品安全法》和国务院的规定，确定本级卫生行政、农业行政、质量监督、工商行政管理、食品药品监督管理部门的食品安全监督管理职责。

经过多年的实践，这种"分段监管"的模式虽然有其优点，但也存在一些问题，如对某些食品安全相关问题监管或事件处理的责任不清，各部门间互相推诿。所以，2013 年 3 月第十二届全国人大通过的《国务院机构改革和职能转变方案》决定，为加强食品药品监督管理，提高食品药品安全质量水平，将国务院食品安全委员会办公室的职责、国家食品药品监督管理总局的职责、国家质量监督检验检疫总局的生产环节食品安全监督管理职责、国家工商行政管理总局的流通环节食品安全监督管理职责整合，组建单独的国家食品药品监督管理总局（同时撤销原来隶属于卫生部的国家食品药品监督管理总局）。保留国务院食品安全委员会，具体工作由国家食品药品监督管理总局承担（即国家食品药品监督管理总局加挂国务院食品安全委员会办公室牌子）。国家食品药品监督管理总局的主要职责是对生产、流通、消费环节的食品安全和药品的安全性、有效性实施统一监督管理等。并将工商行政管理、质量技术监督部门相应的食品安全监督管理队伍和检验检测机构划转食品药品监督管理部门。新组建的国家卫生和计划生育委员会负责食品安全风险评估和食品安全标准制定。农业部负责农产品质量安全监督管理，并将原商务部的生猪定点屠宰监管职能划入农业部。

2015 年 10 月 1 日起正式实施的修改后的《食品安全法》进一步确定了我国现行的食品安全监管体系，即把原来的食品安全分段监管模式改为由统一的监管主体对食品安全进行监管，由国务院食品药品监管部门（国家食品药品监督管理总局）一个部门实施监管权力，对食品生产经营活动实施监督管理。国务院卫生行政部门负责组织开展食品安全风险监测和风险评估，并会同国务院食品药品监督管理部门制定和公布食品安全国家标准，国务院农业行政部门负责食用农产品的质量安全管理。

2018年3月13日，十三届全国人大一次会议审议国务院机构改革方案，组建国家市场监督管理总局，承担食品安全监管的职能。同时，2018年修正的《食品安全法》明确了食品安全监督管理部门的主要职责。

县级以上地方人民政府可依照《食品安全法》和国务院的规定，确定本级食品安全监督管理、卫生行政部门和其他有关部门的职责。有关部门在各自职责范围内负责本行政区域的食品安全监督管理工作。县级人民政府食品安全监管部门可以在乡镇或者特定区域设立派出机构，将食品安全监管服务延伸到乡镇街道等基层。

目前，我国各级食品安全监管部门和体系建设还在不断发展和完善过程中。总的目标是尽可能降低食品安全风险，保障国民健康，促进经济发展，维护社会稳定。

本 章 小 结

本章重点介绍了食品安全监督管理的基本概念和主要内容，主要发达国家/组织（美国、欧盟和日本）的食品安全监管模式，以及我国食品安全监管体系的变化、发展情况和相关法律法规，目的是为食品卫生与营养学专业和其他相关专业本科生、研究生等提供一个食品安全监督管理的大致轮廓，为进一步的学习奠定基础。

复习思考题

1. 我国《食品安全法》对食品和食品安全的定义是什么？
2. 什么是食品安全监督管理？其重要性如何？
3. 食品安全监督管理主要包括哪些内容？
4. 美国、欧盟、日本的食品安全监管模式有哪些特点？
5. 我国食品安全监管体系的发展经历了哪几个阶段？目前的监管模式和主管部门是什么？

参 考 文 献

第十二届全国人民代表大会常务委员会. 2015. 中华人民共和国食品安全法.
第十一届全国人民代表大会常务委员会. 2009. 中华人民共和国食品安全法.
卢剑，孙勇，耿宁，等. 2010. 中国食品安全问题及监管模式建立研究. 食品科学，31（5）：319-324.
孙长颢，凌文华，黄国伟. 2012. 营养与食品卫生学. 北京：人民卫生出版社.

（张立实　孙晓红）

第二章 食品安全监督基础

学习要求

掌握 食品安全监管体制的概念；食品安全的监督程序；食品安全监管的法律依据和手段。

熟悉 食品安全监督调查取证；监督文书的结构与基本要素；我国现行的食品安全监管体制。

了解 食品安全监管体制的类型、特点；食品安全监督文书的制作原则。

食品安全监督是指为了保证食品安全，防止食品污染和有害因素对人体的危害，保障人体健康，增强体质，由食品安全监督主体依据食品安全法律、法规授权在其管辖范围内，按法定程序对食品生产经营单位和个人在食物链全过程中执行食品安全法律、法规、规章和标准的情况进行检查、监测、监督和处罚的行政执法过程。食品安全监督是由《食品安全法》所确定的，是国家的一个重要法定制度。

第一节 食品安全监管体制

建立责权明确、协调一致、高效运转的食品安全监管体制是提高食品安全控制水平的基础。随着食品产业的发展、食品贸易量的增加、新食品种类的不断涌现、新食品技术的发展以及饮食方式的改变，食品安全问题日益受到各国关注。尤其是"疯牛病"、"二噁英"、"苏丹红"等事件发生以后，许多国家认为，监管体制不完善是导致食品安全事件频繁发生的主要原因之一。鉴于食品安全问题的重要性和复杂性，许多国家纷纷调整原来的监管体制。

一、定 义

食品安全监管体制是关于食品安全管理职责和权利分配的具体组织形式和制度形式的总称。这其中既包括了组织机构，又包括了机构的运行机制和状态。食品安全监督体制的建立，既需要先进的"硬件"设置，又需要先进的"软件"设置。"硬件"设置是指基本的监管机构、设备条件以及一批相配套的专业技术人员；"软件"设置是指相对先进和完善的管理经验及运行模式。

二、食品安全监管体制的类型

食品安全监管从本质上讲属于一种执法领域的行政权力，行政权力不同于其他权力的一个突出特点，它是国家行政机关依靠特定的强制手段而得以实现的。因此，这种强制应该具备必要的制约和监督机制。国内外的食品安全监管模式经历了由单一部门监管以及由单一部门监管向多部门监管的过渡等多种类型。如 20 世纪中期，多部门监管模式成为包括美国在内的许多国家食品监管的主要模式，其中有代表性的除了美国之外还有西班牙、日本、法国和印度等。这种监管模式运行中逐步暴露了职能交叉、责任不清、效率低下、权威不够等弊端。

食品安全监管体制不是一成不变的，我国《食品安全法》第一百五十三条规定"国务院根据实际需要，可以对食品安全监督管理体制做出调整"。近年来各国为了适应新的食品安全形势纷纷再一次调整食品安全监管模式，其中有代表性的有两种模式：一种是将食品安全监管机构进行整合，建立独立统一的监管机构；另一种是在不改变多部门联合监管的体制模式下，建立权威机构以加强对各监管机构的协调。建立食品安全集中统一监管体制，有利于加大部门之间的协调配合力度，提高食品安全监管的效能和水平；相关监管部门之间分工明确，各司其职，积极配合，监管到位，使食品安全管理水平不断得到提高，避免仅由政府单一监督造成的监管职能弱化的弊端。

三、食品安全监管体制的特点

（一）整合资源实行统一监管

在不断促进和完善食品安全监管工作的过程中，不少国家和地区将食品安全的监管集中到一个主要部门，并加大各机构间的协调力度，以提高工作效率，避免了因职能交错造成的管理体系混乱。

（二）公众广泛参与及监督公开透明

无论是以美国为代表的多部门监管模式，还是以英国、德国为代表的单部门监管模式，其政府部门倡导公众广泛参与、工作方式公开透明。实践证明，社会公众参与其中，可使相关制度更加完善、管理更为有效，同时也能增强公众对食品安全监管的信心。

（三）强调食物链的全过程管理

强调对"从农田到餐桌"的整个食物链全过程的有效控制，广泛运用 HACCP 方法对食品安全进行严格控制，并以此为基础实行问题食品追溯制度。

四、我国现行的食品安全监管体制

2018 年国务院行政机构改革，国家市场监督管理总局的食品安全监督管理部门承担原国家食品药品监督管理部门的食品安全监管职能。建立了从农产品种植养殖、生产、储藏、流通直至餐饮环节的全过程严格监管机制；严格实施从田间到餐桌全链条监管，建立健全覆盖全程的监管制度、覆盖所有食品类型的安全标准、覆盖各类生产经营行为的良好操作规范；全面推进食品安全监管法治化、标准化、专业化、信息化建设；实行"预防为主、风险管理、全程控制、社会共治"的食品安全基本原则，明确规定了相关部门的职责，强化了食品安全的基层监管。

（一）国家层面食品安全监管体制

在国务院层面，实行国务院食品安全委员会及其办公室指挥协调下的各部门综合协调监管体制。国务院食品安全委员会、国务院食品安全监督管理部门、国务院卫生行政部门、国务院农业行政部门、国家出入境检验检疫部门具体的职责分工如下：

国务院食品安全委员会主要承担分析食品安全形势，研究部署、统筹指导食品安全工作；提出食品安全监管的重大政策措施；督促落实食品安全监管责任。

国务院食品安全监督管理部门主要承担食品安全委员会的日常工作，负责对食品安全工作的综合协调；对食品生产经营活动实施监督管理；对食品添加剂生产经营活动实施监督管理；提出、公布食品安全风险警示，负责重大食品安全信息的统一发布；负责会同有关部门对食品安全事故进行调查处置；会同国务院农业行政等有关部门建立食品安全全程追溯协作机制；负责制定食品检验机构的资质认定条件和检验规范；会同国务院卫生行政部门、国家中医药管理部门、调整公布保健食品原料目录和允许保健食品声称的保健功能目录，负责对使用保健食品原料目录以外原料的保健食品和首次进口的保健食品的注册、备案；对特殊医学用途配方食品、婴幼儿配方乳粉的产品配方的注册工作。

国务院卫生行政部门主要承担会同国务院食品安全监督管理部门，制定、实施国家食品安全风险监测计划；负责组织食品安全风险评估工作，公布食品安全风险评估结果；对利用新的食品原料生产食品或者生产食品添加剂新品种、食品相关产品新品种的安全评估；会同国务院食品安全监督管理部门制定并公布食品安全国家标准；会同国务院食品安全监督管理部门制定、公布按照传统既是食品又是中药材的物质目录；进口尚无食品安全国家标准的食品，对相关标准进行审查，认为符合食品安全要求的，决定暂予适用，并及时制定相应的食品安全国家标准；在制定、修订食品安全标准前，会同国务院有关部门规定食品中有害物质的临时限量值和临时检验方法，作为生产经营和监督管理的依据；与国务院农业行政部门会同国务院食品安全监督管理部门制定食品中农药残留、兽药残留的限量规定及其检验方法与规程。

国务院农业行政部门负责食用农产品进入市场前的质量安全监管，承担与国务院卫生行政部门会同国务院食品安全监督管理部门制定食品中农药残留、兽药残留的限量规定及其检验方法与规程；会同国务院卫生行政部门制定屠宰畜、禽的检验规程。

国家出入境检验检疫部门负责进出口食品的监督管理。

（二）地方层面的食品安全监督管理体制

在地方层面，实行地方政府总负责下的各部门综合协调的食品安全监督管理体制。2018 年修正的《中华人民共和国食品安全法》规定："县级以上地方人民政府对本行政区域的食品安全监督管理工作负责，统一领导、组织、协调本行政区域的食品安全监督管理工作以及食品安全突发事件应对工作，建立健全食品安全全程监督管理工作机制和信息共享机制。县级以上地方人民政府依照本法和国务院的规定，确定本级食品安全监督管理、卫生行政部门和其他有关部门的职责。有关部门在各自职责范围内负责本行政区域的食品安全监督管理工作。县级人民政府食品安全监督管理部门可以在乡镇或者特定区域设立派出机构。"

2019 年新修订的《中华人民共和国食品安全法实施条例》延续了 2015 年修订的食品安全法的"史上最严"风格，细化了食品安全监管体制机制，主要体现在：①突出食品安全风险防控理念，明确县级以上人民政府建立统一权威的食品安全监管体制；②细化食品安全风险监测制度，建立食品安全风险监测会商机制、食品安全隐患通知制度和食品安全风险信息交流机制；③完善食品安全标准制定；④健全食品安全全程追溯制度。

第二节 食品安全监督依据

食品安全监督依据是指食品安全监督行为借以成立的根据。从某种意义上讲就是食品安全监督主体把食品安全法律规范适用于食品安全相关领域，依法处理具体卫生行政事务的行政执法行为。食品安全监督必须以事实为依据、以法律为准绳；此外，由于食品安全监督的科学技术性特点，食品安全监督主体在监督中也必须遵循相应的技术规范。

一、食品安全监督的法律依据

食品安全监督的法律依据是指食品安全监督主体的食品安全监督行为成立的法律根据。食品安全监督主体在食品安全监督过程中，应当遵循我国颁布的所有食品安全法律规范。

我国食品安全监督法律依据有具体的表现形式。不同的表现形式由国家不同等级的主体制定，在食品安全法律体系中的地位、法律效力也不同。等级高的主体制定的法律法规自然高于等级低的主体制定的法律法规。在食品安全法律体系中，法律效力层次从高到低依次为食品安全法律、食品安全法规、食品安全规章、食品安全标准、规范性文件等。当下级法律法规同上级相抵触时，就不能适用于下级法律法规。由于食品安全法律法规的复杂性，上述法律的效力层次存在一些特殊规则，如特别法效力优于一般法、新法优于旧法、法律文本优于法律解释。

食品安全法律规范是我国食品安全法律体系的基础，其中，《中华人民共和国食品安全法》是我国食品安全法律体系中法律效力层级最高的法律法规文件，也是制定食品安全法规、规章及其他规范性文件的依据。与《食品安全法》配套的法规或规定包括《中华人民共和国食品安全法实施条例》、《食品生产许可管理办法》、《食品经营许可管理办法》《食品添加剂生产监督管理办法》、《保健食品注册-备案管理办法》、《新食品原料安全性审查管理办法》、《食品添加剂新品种管理办法》、《食品安全国家标准管理办法》、《国家重大食品安全事故应急预案》等；此外，《中华人民共和国农产品质量安全法》及《中华人民共和国产品质量法》同上述法律、法规或规定一样，也是开展食品安全监督的法律依据。

二、食品安全监督的技术依据

（一）基本概念

1. 食品安全监督技术依据 指食品安全监督主体在实施食品安全监督中遵照执行的技术法规。

2. 技术法规 指规定强制执行的产品特性或其相关工艺和生产方法（包括适用的管理规定）的文件，以及规定适用于产品、工艺或生产方法的专门术语、符号、包装、标志或标签要求的文件。这些文件可以是国家法律、法规、规章，也可以是其他规范性文件，以及经政府授权由非政府组织制定的技术规范、指南、准则等。通常包括国内技术法规和国外技术法规两种类别。我国技术法规的最主要表现形式：一是法律体系中与产品有关的法律、法规和规章；二是与产品有关的强制性标准、规程和规范。

3. 标准 根据《标准化基本术语》的定义，标准是指对重复性事物和概念所做的统一规定。它以科学、技术和实践经验的综合结果为基础，经有关方面协商一致，由主管机关批准，以特定的形式发布，作为共同遵守的准则和依据。

4. 技术规范 是规定产品、过程或服务应满足的技术要求的文件。技术规范可以是标准、标准的一个部分或与标准无关的文件。

5. 规程 是为设备、构件或产品的设计、制造、安装、维修或使用而推荐惯例和程序的文件。规程可以是标准、标准的一个部分或与标准无关的文件。

由此可见，技术规范和规程可以是标准或是标准的一部分，因此标准在技术依据中占重要地位，食品安全标准在食品安全技术法规中也不例外。

（二）食品安全标准在食品安全监督中的作用

食品安全标准是国家一项重要的技术法规，是食品安全监督主体进行食品安全监督的法定依据，具有政策法规性、科学技术性和强制性。通过食品安全标准可以准确及时地发现食品是否存在安全问题，能公平、公正地判定监督相对人的行为。

食品安全标准在食品安全监督中的作用主要体现在：①是食品安全监督检测检验的技术规范；②是食品安全监督评价的技术依据；③是实施食品安全监督执法的技术依据；④是行政诉讼的举证依据；⑤对食品安全监督管理相对人具有约束规范作用。

三、食品安全监督的事实依据

食品安全监督的证据是指用以证明食品安全违法案件真实情况的一切材料和事实。食品安全监督证据的特征包括客观性、关联性和合法性。根据我国《行政诉讼法》第 31 条的规定，行政诉讼的证据有 7 种，即物证、书证、视听资料、证人证言、当事人的陈述、鉴定结论、勘验/现场笔录。

（一）物证

物证是指用其外形及其他固有的外部特征和物质属性来证明食品安全违法案件事实真相的物品。伴随案件的过程形成的物证客观真实性很强，不像人证那样受主观因素的影响较多，容易变化或伪造。即使有人对物证做了歪曲反映，只要物证还存在，就不难被发现。不同的案件会形成不同的物证，此案件物证不能用来证明彼案件事实，即使是同一类型极为相似的物证也不能相互代替。

（二）书证

书证是指以文字、图画或符号记载的内容来证明食品安全违法案件的真实情况的物品。常见的证书有许可证照、公证书、通知书、合格证、证明书等。书证的主要特征：一是书证以文字、符号、图案的方式来反映人的思想和行为；二是书证能将有关的内容固定于纸面或其他有形物品上。

在食品安全监督中，书证的形成一般在案件发生之前，在案件发生之后被发现、提取而作为证据。在某些情况下，同一物品可以同时作为书证和物证使用。如果以其记载的内容来证明待证事实，就是书证；如果以其外部特征来证明待证事实，就是物证。

（三）证人证言

证人证言是指当事人以外的知道食品安全违法案件真实情况的人就其所知道的案情向食品安全监督主体以口头或书面方式所作的陈述。根据我国法律的规定，凡是知道案件情况的人，都有作证的义务；但是生理上、精神上有缺陷或者年幼，不能辨别是非、不能正确表达的人，不能做证人。

由于证人证言的形成一般经历了感受阶段、记忆阶段和反映阶段，因此证人证言的形成过程自然会受到客观环境和证人的主观感受、记忆质量以及语言文字表达能力的影响，这就决定了证人证言具有一定的客观性、可塑性、含有非客观叙述的内容等特点。

（四）当事人陈述

当事人陈述是指食品安全违法案件的当事人就其了解的案件情况向食品安全监督主体所作的陈述。当事人是案件的直接行为人，对案件情况了解得比较多，当事人的陈述是查明案件事实的重要线索，应当加以重视。由于当事人在案件中是食品安全监督相对人，与案件的处理结果有利害关系。因此，在审查判断当事人陈述时，应当注意这一特点，对当事人的陈述应客观对待，注意是否有片面和虚假的部分。当事人的陈述只有和其他证据结合起来，综合研究审查，才能确定能否作为认定事实的依据。

（五）鉴定结论

鉴定结论是指鉴定人员运用专门知识、仪器设备就与食品安全违法案件有关的专门问题进行鉴定后所作的技术性结论和报告。鉴定结论是根据医学、科学技术所作的分析和判断，作为一种证据，有其特殊的价值，但是有时由于受到主客观条件和科学技术水平的限制，也不一定准确。所以对于鉴定结论同样需要进行审查判断。

（六）勘验、检查笔录

勘验笔录是指食品安全监督人员对能够证明食品安全违法案件事实的现场或者不能、不便拿到监督机关的物证，就地进行分析、检验、勘查后所作的记录。现场笔录是指食品安全监督人员在现场当场实施行政处罚或者其他处理决定时所作的现场情况的笔录。勘验、检查笔录是客观事物的书面反映，也是保全原始数据的一种证据形式，一般说是客观的，但是基于各种因素，有时也可能失实。所以，对于勘验、检查笔录也必须在审查核实后才能使用。

（七）视听资料

视听资料是指利用录音、录像、计算机技术以及其他高科技设备等方式所反映出的音响、影像、文字或其他信息证明案件事实的证据，它包括录像、录音、传真资料、电话录音、电脑储存数据和资料等。视听资料是随着现代科学技术的进步而发展起来的一种独立的证据种类，它具有不同于其他证据的特征：①是以音响、图像、数据、信息所反映的案件事实和法律行为发生证明作用的；②视听资料表现的音响、图像、数据、信息能够形象、直观生动、真实地反映案件事实及法律行为；③视听资料的形成和证明，要经过制作和播放、显示这两个过程，其录制、储存和播放、显示的真实性受制于人的制作和播放行为，因此视听资料表现的音响、图像、数据、信息也存在被篡改、伪造的可能。由此可见，视听资料要作为食品安全监督证据使用，应附有制作人、案由、时间、地点、视听资料的规格等说明,并有制作人签名,贴封。同时食品安全监督主体对于这种证据,应辨别其真伪,并结合其他相关证据,确定其证据的效力。

第三节 食品安全监督手段

食品安全监督手段是指食品安全监督主体贯彻食品安全法律规范,实施食品安全监督过程中所采取的措施和方法。食品安全监督手段主要包括食品安全法制宣传教育、行政许可、食品安全监督检查、行政处罚、行政强制等方面。

一、食品安全法制宣传教育

食品安全法制宣传教育是指食品安全监督主体将食品安全法律规范的基本原则和内容向社会做广泛的传播,使人们能够得到充分的理解、认识和受到教育,从而自觉地遵守食品安全法律规范的一种活动。食品安全监督主体依法进行食品安全监督,也是一个实施食品安全法律规范的过程。其根本目的是为了保护人民的健康,维护公民、法人和其他组织的合法权益。为了防止侵犯公民健康权益的违法行为的发生,应当以预防为主,对公民、法人和其他组织实施食品安全法制宣传教育,使广大人民知法、守法。因此,食品安全法制宣传教育已成为食品安全监督主体的食品安全监督人员在日常食品安全监督活动中普遍采用的手段之一。

食品安全法制宣传教育根据所针对的对象不同,有一般性的宣传教育和具体的宣传教育两种形式。一般性宣传教育是通过电视、报纸、标语、图画等多种形式的宣传工具,经常性地针对所有的人进行食品安全法制宣传,普及食品安全知识,使人们受到教育;对新颁布和新修订的与食品安全相关的法律法规,要及时开展专题宣传活动以保证法律法规的顺利贯彻实施。具体的宣传教育是指食品安全监督主体或者食品安全监督人员在具体的监督活动中,通过纠正和处理相对人的违法行为,针对某特定的公民、法人或者其他组织进行食品安全法制宣传教育。通过不同形式的食品安全法制宣传教育,无论对消费者、食品安全监督主体还是相对人都具有重要的意义。

二、行 政 许 可

行政许可是指行政机关依据法定的职权,应行政相对方的申请,通过颁发许可证等形式,依法赋予行政相对方从事某种活动的法律资格或实施某种行为的法律权利的具体行政行为。《食品安全法》第三十五条规定:"国家对食品生产经营实行许可制度。从事食品生产、食品销售、餐饮服务,应当依法取得许可。但是,销售食用农产品不需要取得许可。县级以上地方人民政府食品安全监督管理部门应当依照《食品生产、经营许可管理办法》的规定,审核申请人提交的相关资料,必要时对申请人的生产经营场所进行现场核查;对符合规定条件的,准予许可;对不符合规定条件的,不予许可并书面说明理由。"许可证制度已经越来越广泛地适用于国家卫生管理的领域中,已成为食品安全监督的重要手段。

三、食品安全监督检查

（一）概述

食品安全监督检查是指食品安全监督主体依法对管理相对人遵守食品安全法律法规和具体行政决定所进行的了解和调查，并依法处理的卫生行政执法活动。食品安全法律、规范、规章颁布实施后和行政决定、命令生效后，食品安全监督主体必须对遵守情况进行检查监督。

食品安全监督检查具有如下特征：①是一种单方面的依职权实施的具体行政行为；②食品安全监督检查可以影响但不直接处理和改变相对人的法律地位；③食品安全监督检查是一种给相对人设定程序性义务和限制其权利的行为。

（二）食品安全监督检查的分类

1. 定期食品安全监督检查与不定期食品安全监督检查　定期食品安全监督检查是指食品安全监督主体按照食品安全监督工作计划和要求，在一定时期内（如一个月、半年、一年等）有规律地对管理相对人进行若干次监督检查。这种监督检查对相对人会产生稳定的警戒作用，促使其事先做好准备。不定期食品安全监督检查是指没有固定的时间间隔的监督检查。这种监督检查时相对人无法有准备地应付检查，更有利于客观、真实地发现问题，以便纠正违法错误。

2. 一般食品安全监督检查与特定食品安全监督检查　这是根据监督检查对象是否为特定相对人所做的分类。一般食品安全监督检查是指食品安全监督主体对不特定的管理相对人遵守食品安全法律、法规、规章的情况进行普遍的监督检查。一般食品安全监督检查可以使食品安全监督主体从宏观上把握相对人的守法情况，起到宏观控制的作用。特定食品安全监督检查是指食品安全监督主体针对特定的管理相对人遵守食品安全法律、法规、规章的情况进行的监督检查。特定食品安全监督检查可以使食品安全监督主体从微观上把握相对人的守法情况，制止和纠正具体的违法行为。

3. 全面食品安全监督检查与重点食品安全监督检查　全面食品安全监督检查是指食品安全监督主体对管理相对人进行食品安全法律规范要求的全部内容的监督检查。重点食品安全监督检查是指食品安全监督主体对部分相对人或食品安全法律规范的部分要求，或针对部分相对人对法律规范的部分要求进行的食品安全监督检查。

此外，食品安全监督检查还可以从其他不同的角度进行分类，如根据食品安全监督检查的时间阶段分类，可分为事前食品安全监督检查、事中食品安全监督检查、事后食品安全监督检查；根据食品安全监督检查与监督主体的职权关系作分类，又可分为依职权食品安全监督检查与依授权食品安全监督检查。

（三）食品安全监督检查的方式

食品安全监督检查的方式是指食品安全监督的主体为了达到食品安全监督检查的目的而采取的手段和措施。根据不同的情况可采用不同的食品安全监督检查方式：①现场核查：是指食品安全监督主体直接深入现场进行的监督检查，是一种常用的监督检查方式。②查验：是食品安全监督主体对管理相对人的某种证件或物品进行检查、核对。通过查验可以发现问题、消除隐患。③查阅资料：是指食品安全监督主体通过查阅书面材料对管理相对人进行的一种书面监督检查方式,是食品安全监督检查的一种常用方式。④统计:是指食品安全监督主体通过统计数据了解相对人守法情况的一种监督检查方法。

四、行 政 处 罚

(一) 概述

行政处罚是指食品安全监督的主体为维护公民健康,保护公民、法人或其他组织的合法权益,依法对相对人违反卫生行政法律规范、尚未构成犯罪的行为给予的惩戒或制裁。行政处罚是食品安全监督的重要手段。

行政处罚具有如下特征:①行政处罚的主体具有法定职权的监督主体;②行政处罚的对象是违反食品安全法律规范的管理相对人;③行政处罚的前提是管理相对人实施了违反食品安全法律规范且未构成犯罪的行为;④行政处罚的目的是行政惩戒制裁。

行政处罚必须遵循处罚法定原则,处罚公正、公开原则,处罚与教育相结合原则,做出罚款决定的机构与收缴罚款的机构相分离的原则,一事不再罚原则,处罚救济原则。

食品安全监督主体在受理、处罚相对人违反法律规范的行为时,应遵循行政处罚的管辖(地域管辖、级别管辖、指定管辖、移送管辖、涉嫌犯罪案件的移送),即应由哪一级、哪一个区域的食品安全监督主体处罚。

(二) 卫生行政处罚的适用

卫生行政处罚的适用是指对卫生行政法律规范规定的行政处罚的具体运用,也就是食品安全监督主体在认定相对人卫生行政处罚行为的基础上,依法决定对相对人是否给予卫生行政处罚和如何给予卫生行政处罚的活动。它是将食品安全法律规范有关卫生行政处罚的原则、形式、具体方法等运用到卫生行政法案件中的活动。

适用卫生行政处罚,必须符合下列条件:以卫生行政违法行为的实际存在为前提;以《中华人民共和国行政处罚法》和相应的食品安全法律规范为依据;由享有该项卫生行政处罚的食品安全监督主体实施;所适用的对象必须是违反卫生行政法律规范并已达到法定责任年龄和有责任能力的公民、法人或者其他组织;适用卫生行政处罚必须遵守时效的规定。

卫生行政处罚适用的方法有:不予处罚或免予处罚、从轻或减轻处罚、从重处罚、行政处罚与刑事处罚竞合适用。

(三) 卫生行政处罚的种类和形式

根据卫生行政处罚的内容对相对人所产生的影响,卫生行政处罚分为申诫罚、财产罚、行为罚。

申诫罚(精神罚或声誉罚)是影响相对人声誉或名誉的卫生行政处罚,即食品安全监督主体以一定的方式对违反食品安全法律规范的相对人在声誉上或名誉上惩戒,包括警告和通报批评。如管理相对人受到申诫罚后不纠正违法行为就转罚更严厉的处罚方式。

财产罚是影响相对人财产权利的处罚。即强制违反卫生行政法律规范的相对人缴纳一定数额的金钱或剥夺其一定的财产权利,包括罚款、没收违法所得、没收非法所得。这是应用最广泛的一类以经济手段进行的处罚。

行为罚(能力罚)是影响相对人卫生行政法上的权利能力和行为能力的处罚,即食品安全监督主体限制或剥夺相对人卫生行政权力能力和行为能力的处罚,包括责令停产停业、暂扣许可证、吊销许可证。

根据《食品安全法》的规定，食品安全监管部门或机关可对违反食品安全法律规范的食品生产经营者追究以下行政法律责任：给予警告；责令改正、责令停产停业；处以罚款；没收违法所得；没收违法生产经营的食品、食品添加剂和用于违法生产经营的工具、设备、原料等物品；吊销许可证。被吊销食品生产、流通或者餐饮服务许可证的单位，其直接负责的主管人员自处罚决定做出之日起五年内不得从事食品生产经营管理工作。

第四节 食品安全监督程序

一、食品安全监督程序的概念

食品安全监督程序是指食品安全监督主体实施食品安全监督活动的方式、步骤以及实现这些方式、步骤的顺序和时间所构成的行为过程。作为政府行为或行政行为的食品安全监督，必须经过一定的监督程序来实施，从而避免在食品安全监督过程中可能出现的随意性和盲目性，以保证食品安全监督的法定性和规范性。

二、食品安全行政许可

（一）行政许可的内容和程序

食品安全监督管理部门应当根据《食品安全法》及其实施条例的要求，依照本部门制定的行政许可内容和程序实施行政许可。

（二）行政许可的工作要求

1. 遵守行政许可程序、时效 监督人员在行使行政许可职权时，应依照相关法律、法规、规章等规定的行政许可的程序进行，掌握行政许可时效，在法律、法规、规章等规定的期限内做出行政许可决定。

2. 认真核对资料 对申请人提供的申请材料应认真仔细核对、审查，申请材料可以当场更正错误的，应当允许申请人当场更正。申请材料不齐全或者不符合法定形式的，应当场或者在5日内一次告知申请人需要补充的全部内容。

3. 依法办事 熟练掌握和运用与行政许可有关的各项国家法律、法规、规章、国家标准、技术规范和工作程序等；同时必须按照法律、法规依据，在法定范围内行使行政许可职权，严格依法行政；不得超越权限、滥用职权。

三、现场监督检查程序

《食品安全法》第一百一十条规定，县级以上人民政府食品安全监督管理部门履行食品安全监督管理职责，有权采取下列措施，对生产经营者遵守本法的情况进行监督检查：①进入生产经营场所实施现场检查；②对生产经营的食品、食品添加剂、食品相关产品进行抽样检验；③查阅、复制有关合同、票据、账簿及其他有关资料；④查封、扣押有证据证明不符合食品安全标准或者有证据证明存在安全隐患以及用于违法生产经营的食品、食品添加剂、食品相关产品；⑤查封违法从事生产经营活动的场所。

县级以上农业行政部门应当依照《农产品质量安全法》规定的职责，对食用农产品进行监督管理。根据《农产品质量安全法》第三十九条，县级以上农业行政部门在农产品质量安全监督检查中可以行使下列权利：①对生产、销售的农产品进行现场检查，调查了解农产品质量安全有关情况；②查阅、复制与农产品质量安全有关的记录和其他资料；③对经检测不符合农产品质量安全标准的农产品，有权查封、扣押。

（一）检查前的准备

1. 日常巡回监督检查 是根据相关法律、法规、规章的规定，对管理相对人遵守相关法律法规的情况进行的检查。因此在检查前应当做好下列准备：①了解现场检查所涉及的法律、法规、规章及技术规范；②熟悉被检查人的有关情况和现场检查的有关内容；③备好现场监督检查所需的检验、测试、采样及取证工具；④备好现场监督检查所需的文件。现场检查须进入洁净区域时，监督人员应穿戴洁净衣帽、口罩及一次性手套，并遵守被检查人的卫生、安全的有关规定。

2. 专项监督检查 应该做到：①明确专项检查的目的及要求；②了解被检查单位的一般生产加工工艺和使用的原料；③明确检查的重点内容或检查中应重点注意的事项。

3. 对举报投诉的检查 对举报投诉内容进行分析讨论，必要时可成立专案组；应讨论制定详细调查方案，掌握对被举报人进行检查的重点内容或检查中应重点注意的事项；根据需要，对举报投诉内容进行暗访摸底，或就举报内容对被举报人进行外围调查。

4. 食品安全事故调查 调查人员应熟悉事故调查处理的原则、步骤、方法，接到有关信息后应尽快进入现场。

（二）现场检查的程序和内容

1. 现场检查的程序 一般现场监督检查时应不少于两人，除特殊需要外应穿戴整齐，进行检查前应出示监督证件，并说明检查来意及依据，告知被检查人所享有的权利和义务。

（1）根据检查的目的，听取被检查人根据监督检查内容所作的介绍，了解相关事项进展和处理情况。

（2）依据检查工作要求和技术手段，对被检查人的生产、加工、经营、执业等现场进行实地检查、勘验。

（3）根据需要查阅被检查人的有关制度、检验记录、技术资料、产品配方和必要的财务账目及其他书面文件。

（4）根据需要进行采样、检测。

（5）根据需要向有关人员了解情况。

2. 现场监督检查的重点内容

（1）资质和条件：食品生产经营单位应当具有相应的许可证件，与许可的条件相比，是否发生变化。

（2）自身管理制度制定及实施情况：主要包括自身管理制度制定情况，食品安全管理工作的部门和人员配备情况，相关规章制度和规定执行情况等。

（3）检验：执行索证索票和送检情况，检验和实验室利用情况，检验记录和报告登记情况。

（4）仓储：食品及原料等物品储存的条件和环境，台账记录情况，食品保护情况，物品符合相关食品安全标准和要求的情况。

（5）环境设施：食品生产经营场所应当符合相应的相关要求。

（6）人员：食品从业人员是否经过培训并取得健康合格证明。

（7）产品：产品生产过程控制应符合相关要求；存放环境和条件应符合相关要求；标识和说明书应符合要求；产品批准证书或批件等。

（8）根据任务安排和现场需要决定抽样。

（三）现场监督检查的工作要求

现场监督检查应做到：①现场检查须进入洁净区域时，应穿戴洁净衣帽、口罩及一次性手套，并遵守被检查人的管理规定。②现场检查应当场制作《现场检查笔录》，由被检查人核对无误后，监管人员和被检查人应当在笔录上签名。③检查时，能够当场对当事人或有关证人进行询问的，监管人员应当场询问，并制作《询问笔录》，由被询问人核对无误后，监管人员和被询问人应当在笔录上签名。④被检查人或被询问人对笔录内容有异议时，可在笔录上说明理由并签名，监管人员应在其后签名。⑤被检查人或被询问人拒绝签名的，两名以上监管人员在笔录上签名并注明被检查人拒绝签名情况，并可请在场的其他人员签名作证。⑥监管人员进行现场采样或检测的，应当制作采样记录和检测记录或在现场笔录上记录检测结果，并由当事人书面确认。⑦现场检查所取证物尽可能是原件、原物，调查取证原件、原物确有困难的，可由提交证据的单位或个人在复制品、照片等物件上签章，并注明"与原件（物）相同"字样或文字说明。⑧在证据可能灭失或以后难以取得时，经行政机关负责人批准后，可先行登记保存，并出具由监管部门负责人签发的"证据保存通知书"。应当在 7 日内对所保存的证据做出处理决定。⑨对在现场检查中发现的违法行为，监管人员应当场书面责令其改正，并留存书面证据。

（四）现场检查结果的处理

现场检查结果按如下方式处理：①现场检查中，相对人虽有违法行为，但其情节轻微，且尚未造成危害后果的，监管人员在发出责令改正通知书后，可不予立案处罚；②现场检查发现相对人的违法行为较严重或已造成危害后果，依法应予以行政处罚的，检查人员除当场责令其改正外，应对其进行立案；③现场检查中，对违法事实清楚、证据确凿，适用简易程序的，可当场做出行政处罚决定；④对在现场检查中发现涉嫌违法的行为尚需进一步调查核实的，检查人员可根据需要发出"谈话通知书"；⑤对在现场检查中发现的不属于本部门管辖的违法行为，应当移送有权管辖的部门处理。

四、抽样检验和评价程序

（一）现场抽检的原则

1. 合法性原则　抽检的机构和人员、抽检的方法和频率、检测项目和操作规程以及出具报告的形式必须符合有关法律、法规、规章、标准和技术规范的要求。

2. 客观性原则　监督抽检的样品应客观反映实际情况。

3. 代表性原则　监督抽检的样品，能真正反映被抽检对象的整体水平，即通过对具有代表性样品的监督抽检能客观推断全部被测产品、场所和环境的质量安全状况。

4. 典型性原则　监督抽检的样品，能充分、有效地说明被测产品、场所和环境是否受到污染或者产品是否存在掺假掺杂。

5. 适时性原则 检测结果能正确反映抽样当时的实际情况。在突发事件调查中应在第一时间采集样品；在日常监督中，应在正常生产经营和服务时采集样品，并在采样后及时送检。

（二）现场抽检的程序及要求

1. 现场抽样的准备

（1）抽检人员应了解抽检目的，并备好抽检文书、抽样工具、容器、仪器设备、材料和试剂等。

（2）抽样工具与容器应保持清洁干燥，需要做微生物检验的，应预先经灭菌消毒处理。

（3）熟悉采样仪器设备、材料和试剂的性能、适用范围和使用方法。

2. 现场样品采集要求

（1）监督抽检必须由两名以上监管人员执行。抽样前应出示证件，表明身份，说明来意及监督抽检依据，告知被监督抽检人所享有的权利和义务，在被监督抽检者的陪同下进行样品的采集。

（2）抽取样品时应避免受到污染，并遵守被监督抽检者的卫生、安全规定。对需进行微生物指标检测的样品，采样时应注意无菌操作。

（3）为取得良好的总体代表性，采样应当遵循随机原则。

（4）采样时，必须现场制作样品采集记录单，经两名以上执法人员签名后，交由被采样者核对签名，并留置一联。

3. 常规采样方法

（1）根据采样目的，抽检样品应当保证同批次，每份样品采集量满足监测项目和留样的需要，也可根据需要抽取同批次的另一份样品备查。执法人员不得随意扩大采样量。

（2）样品应进行统一编号，执法人员必须当场制作现场检查笔录，按产品样品和非产品样品如实填写相应的采样记录单，并经被采样人签字确认。

（3）在流通市场抽取样品时，应当以《产品样品确认告知书》的形式告知被抽产品标签所标注的生产或进口代理单位，要求其确认被抽样品的真实性。《产品样品确认告知书》可要求该产品的经营单位代为送达。

（4）散装样品采样：①液体或半液体：先充分搅拌均匀，再采样；难以搅拌均匀的，按容器高度（深度）等距离分为上、中、下三层，在四角和中间的三层中各取同样量的样品，混合后，再取检验所需样品；对流动的样品，采用定时定量从输出口取样，混合后，再取检验所需样品。②固体（颗粒或粉末）：采用分区、分层、分点采样法。每个区域面积一般为 $50cm^2$，区内设"梅花"采样点，然后分层采样，经混合后，取检验所需样品。

（5）大包装样品：①液体或半液体：混合均匀的，按比例从大包装中采样，经混合后，取样；混合不均匀的，按比例从大包装的不同层中采样，经混合后，取样。②固体（颗粒或粉末）：按比例从大包装的不同层中采样，采用"四分法"分取平均样品。

（6）小包装：按照生产日期、班次或批号，按比例随机取样。

（7）物体表面：涂抹法、纸片法或洗涤法取样。

4. 样品的保存及送检

（1）样品应以尽可能快的方式传送到检验机构，且尽可能使样品保持原有的状态，水果、蔬菜等还应避免水分的散失，易腐败变质的样品要冷藏或冷冻。

（2）仲裁用的样品，运送前要密封，加贴封条，写明日期并盖公章，或用石蜡封口，以防运送途中样品被更换。

（3）特殊样品要在现场做相应处理后送检，避免样品之间交叉污染；易碎、易损样品包装应作特殊保护。

（4）样品应尽快送达检验机构，并填写样品送检单，被查样品应按样品规定的条件保存。

5. 检验指标的选择 根据抽检任务和目的，结合产品特性选择检验指标，一般应首选食品安全国家标准中规定的指标，其次也可以选择地方标准中规定的指标、企业标准中规定的指标、相关技术规范的指标以及与产品标识或广告宣传内容有关的指标等。

（三）检验结果的应用和评价

执法行为应使用具有认证认可标志的检验室出具的正式检验报告。为了确认检验结果的客观性和科学性，使用检验结果时应注意考虑以下可能的因素：①当检测结果为阴性时应考虑：样品是否具有代表性，数量是否足够；检测方法是否具有灵敏度；是否存在不恰当的样品保存条件；实验室检验或操作过程是否存在错误等。②当检测结果为阳性时应考虑：所用检验方法是否有特异性、检验过程是否存在干扰因素；样品采集、保存、运输及实验室操作过程是否存在污染；实验室操作过程是否存在错误等。

五、行政强制措施实施程序

（一）《食品安全法》规定的行政强制措施的种类

第一百一十条规定县级以上人民政府食品安全监督管理部门履行食品安全监督管理职责，有权采取下列措施，对生产经营者遵守本法的情况进行监督检查：①查封、扣押有证据证明不符合食品安全标准或者有证据证明存在安全隐患以及用于违法生产经营的食品、食品添加剂、食品相关产品；②查封违法从事生产经营活动的场所。

（二）适用行政强制的情形

适用行政强制的情形包括：①有证据支持或者已经发生食品污染、食物中毒或者食源性疾病的；②食品生产经营单位应召回而没有召回的产品的；③其他违反《食品安全法》生产经营，有必要采取行政强制措施的。

（三）行政强制措施的一般规定

1. 行政强制措施的实施主体 行政强制措施由法律、法规规定的行政机关在法定职权范围内实施，不得委托。行政强制措施应当由行政机关具备资格的行政执法人员实施，其他人员不得实施。

2. 实施行政强制措施的规定 行政机关实施行政强制措施应当遵守下列规定：①实施前须向行政机关负责人报告并经批准；②由2名以上行政执法人员实施；③出示执法身份证件；④通知当事人到场；⑤当场告知当事人采取行政强制措施的理由、依据以及当事人依法享有的权利、救济途径；⑥听取当事人的陈述和申辩；⑦制作现场笔录；⑧现场笔录由当事人和行政执法人员签名或者盖章，当事人拒绝的，在笔录中予以注明；⑨当事人不到场的，邀请见证人到场，由见证人和行政执法人员在现场笔录上签名或者盖章；⑩法律、法规规定的其他程序。

情况紧急需要当场实施行政强制措施的,行政执法人员应当在 24 小时内向行政机关负责人报告,并补办批准手续。行政机关负责人认为不应当采取行政强制措施的,应当立即解除。

3. 实施限制公民人身自由的行政强制措施的规定　实施限制公民人身自由的行政强制措施,要遵守一般行政限制措施的程序,还要遵守以下规定:①当场告知或者实施行政强制措施后立即通知当事人家属实施行政强制措施的行政部门、地点和期限;②在紧急情况下当场实施行政强制措施的,在返回行政机关后,立即向行政机关负责人报告并补办批准手续;③法律规定的其他程序。

实施限制人身自由的行政强制措施不得超过法定期限。实施行政强制措施的目的已经达到或者条件已经消失,应当立即解除。

违法行为涉嫌犯罪应当移送司法机关的,行政部门应当将查封、扣押、冻结的财物一并移送,并书面告知当事人。

(四) 查封和扣押的程序

1. 查封和扣押的主体　查封、扣押应当由法律、法规规定的行政机关实施,其他任何行政机关或者组织不得实施。行政机关采取查封、扣押措施后,应当及时查清事实,在规定的期限内做出处理决定。对违法事实清楚,依法应当没收的非法财物予以没收;法律、行政法规规定应当销毁的,依法销毁;应当解除查封、扣押的,做出解除查封、扣押的决定。

2. 查封和扣押的范围　查封、扣押限于涉案的场所、设施或者财物,不得查封、扣押与违法行为无关的场所、设施或者财物;不得查封、扣押公民个人及其所扶养家属的生活必需品。当事人的场所、设施或者财物已被其他国家机关依法查封的,不得重复查封。

3. 查封和扣押决定书　行政机关决定实施查封、扣押的,应当履行行政强制措施的一般程序,制作并当场交付查封、扣押决定书和清单。查封、扣押决定书应当载明下列事项:①当事人的姓名或者名称、地址;②查封、扣押的理由、依据和期限;③查封、扣押场所、设施或者财物的名称、数量等;④申请行政复议或者提起行政诉讼的途径和期限;⑤行政机关的名称、印章和日期。查封、扣押清单一式两份,由当事人和行政机关分别保存。

4. 查封和扣押的期限　不得超过 30 日;情况复杂的,经行政机关负责人批准,可以延长,但是延长期限不得超过 30 日。法律、行政法规另有规定的除外。

延长查封、扣押的决定应当及时书面告知当事人,并说明理由。

对物品需要进行检测、检验、检疫或者技术鉴定的,查封、扣押的期间不包括检测、检验、检疫或者技术鉴定的期间。检测、检验、检疫或者技术鉴定的期间应当明确,并书面告知当事人。检测、检验、检疫或者技术鉴定的费用由行政机关承担。

5. 查封和扣押的解除　有下列情形之一的,行政机关应当及时做出解除查封、扣押决定:①当事人没有违法行为;②查封、扣押的场所、设施或者财物与违法行为无关;③行政机关对违法行为已经做出处理决定,不再需要查封、扣押;④查封、扣押期限已经届满;⑤其他不再需要采取查封、扣押措施的情形。

解除查封、扣押应当立即退还财物;已将鲜活物品或者其他不易保管的财物拍卖或者变卖的,退还拍卖或者变卖所得款项。变卖价格明显低于市场价格,对当事人造成损失的,应当给予补偿。

(五) 冻结的程序

1. 冻结的主体 冻结存款、汇款应当由法律规定的行政机关实施,不得委托给其他行政机关或者组织;其他任何行政机关或者组织不得冻结存款、汇款。法律规定以外的行政机关或者组织要求冻结当事人存款、汇款的,金融机构应当拒绝。

2. 实施冻结的规定 冻结存款、汇款的数额应当与违法行为涉及的金额相当;已被其他国家机关依法冻结的,不得重复冻结。行政机关依照法律规定决定实施冻结存款、汇款的,应当履行以下规定的程序,并向金融机构交付冻结通知书:①实施前须向行政机关负责人报告并经批准;②由 2 名以上行政执法人员实施;③出示执法身份证件;④制作现场笔录。

3. 冻结的期限 金融机构接到行政机关依法做出的冻结通知书后,应当立即予以冻结,不得拖延,不得在冻结前向当事人泄露信息。依照法律规定冻结存款、汇款的,做出决定的行政机关应当在 3 日内向当事人交付冻结决定书。冻结决定书应当载明下列事项:①当事人的姓名或者名称、地址;②冻结的理由、依据和期限;③冻结的账号和数额;④申请行政复议或者提起行政诉讼的途径和期限;⑤行政机关的名称、印章和日期。

自冻结存款、汇款之日起 30 日内,行政机关应当做出处理决定或者做出解除冻结决定;情况复杂的,经行政机关负责人批准,可以延长,但是延长期限不得超过 30 日。法律另有规定的除外。延长冻结的决定应当及时书面告知当事人,并说明理由。

4. 冻结的解除 有下列情形之一的,行政机关应当及时做出解除冻结决定:①当事人没有违法行为;②冻结的存款、汇款与违法行为无关;③行政机关对违法行为已经做出处理决定,不再需要冻结;④冻结期限已经届满;⑤其他不再需要采取冻结措施的情形。行政机关做出解除冻结决定的,应当及时通知金融机构和当事人。金融机构接到通知后,应当立即解除冻结。

行政机关逾期未做出处理决定或者解除冻结决定的,金融机构应当自冻结期满之日起解除冻结。

六、行政处罚程序

行政处罚程序是指监督机构对相对人实施行政处罚的方式、步骤以及实现这些方式、步骤的时间和顺序的行为过程。行政处罚程序在监督程序中占有极为重要的地位,它是行政处罚得以正确实施的基本保障,使监督机构能正确行使行政处罚职权,保护公民、法人和其他组织的合法权益,维护公共利益和社会秩序。

国家市场监督管理总局发布了自 2019 年 4 月 1 日起实施的《市场监督管理行政处罚程序暂行规定》,该规定共分七章七十九条。行政处罚必须在管辖权范围内并且按照法定的程序进行,根据不同的处罚内容,可按简易程序或一般程序进行。

(一) 简易程序

适用于违法事实清楚、证据确凿并符合以下情形之一的,可采取简易程序,当场做出行政处罚决定:①予以警告的行政处罚;②对公民处以 50 元以下罚款的行政处罚;③对法人或者其他组织处以 1000 元以下罚款的行政处罚。

简易程序的具体内容包括：①表明身份；②说明理由和依据；③告知当事人依法享有的权利；④制作当场行政处罚决定书；⑤交付与告知；⑥备案：即监督人员当场做出的行政处罚决定，应当在7日内报所属行政部门备案。

根据行政处罚法规定，有下列情形之一的，执法人员可以当场收缴罚款：①罚款数额在20元以下的；②不当场收缴事后难以执行的；③在边远、水上、交通不便地区，当事人向指定银行缴纳罚款确有困难并请求当场缴纳的。当场收缴罚款，必须向当事人出具由省、自治区、直辖市财政部门统一制发的收据。执法人员当场收缴的罚款，应当自收缴罚款之日起2日内交至其所在的行政机关；在水上当场收缴的罚款，应当自抵岸之日起2日内交至其所在的行政机关；行政机关应当在2日内将罚款缴付指定的银行。

（二）一般程序

一般程序或普通程序是指行政机关实施行政处罚的基本程序，行政主体在实施行政处罚过程中，除法律、法规有特别规定或者依法可以适用简易程序的案件外，实施行政处罚应当依照普通程序。一般程序包括受理、立案、调查取证、合议、告知、陈述申辩、处罚决定等步骤。

1. 受理　行政机关对下列案件应当及时受理并做好记录：①在监督管理中发现的；②检测机构报告的；③社会举报的；④上级行政机关交办、下级行政机关报请的或者有关部门移送的。

2. 立案　是指行政机关对于公民、法人或者其他组织的检举、控告或者本机关在执法检查过程中发现的违法行为或有重大嫌疑问题，认为需要进一步调查而决定专项查处的活动。立案是行政处罚程序的开始。监督机构受理的案件符合下列条件的，应当在7日内立案：①有明确的违法行为人或者危害后果；②有来源可靠的事实依据；③属于行政处罚的范围；④属于本机关管辖，违法行为在2年内发生。

对决定立案的应当制作立案报告，有部门领导批准，并确定立案日期和2名以上监管人员为承办人。有下列情形之一的，监管人员应当自行回避：监管人员是案件当事人的近亲属或者监管人员与案件或案件当事人有利害关系可能影响案件公正处理的。

3. 调查取证　指通过调查询问当事人，调取相关资料、现场检查、抽样检验、证据先行登记保存等方式获取的书证、物证、证人证言、电子数据、当事人陈述、视听资料、鉴定结论、勘验笔录或现场笔录等证据。

对于依法给予行政处罚的违法行为，监督机构应当调查取证，查明违法事实。案件的调查取证，必须有2名以上监督人员参加，并出示有关证件。对涉及国家机密、商业秘密和个人隐私的，应当保守秘密。

调查终结后，承办人应当写出调查报告。其内容应当包括案由、案情、违法事实、违反法律、法规或规章的具体款项等。

4. 合议　调查终结后，监督机构应当对违法行为的事实、性质、情节以及社会危害程度进行合议并做好记录。合议应由3人以上（单数）人数参加，应当根据认定的违法事实，依照有关卫生法律、法规和规章的规定分别提出处理意见：①确有应当受行政处罚的违法行为的，依法提出行政处罚的意见；②违法行为轻微的，依法提出不予行政处罚的意见；③违法事实不能成立的，依法提出不予行政处罚的意见；④违法行为不属于本机关管辖的，应当移送有管辖权的机关处理；⑤违法行为构成犯罪需要追究刑事责任的，应当移送司法机关。同时应当予以行政处罚的，还应当依法提出行政处罚的意见。

合议中有争议的，应根据少数服从多数的原则确定最终意见，而少数不同意见也应一并写入合议记录中。对于经合议决定要移送或不处罚的案件，应制作结案报告，并经负责人批准后结案。

5. 告知 合议后拟对当事人进行行政处罚的，应制作"行政处罚事先告知书"，并送达当事人；如拟做出的是吊销许可证、责令停产停业、较大数额罚款的处罚，则应制作"行政处罚听证告知书"。

告知的方式有口头和书面两种。一般在处罚决定书申明确告知相对人应该享有的申请行政复议、提起行政诉讼的权利及时效。如果处罚决定书中没有诉讼权的内容，应当遵守口头告知的程序。

6. 陈述申辩 当事人接到行政处罚事先告知书后，可进行陈述和申辩，此时应制作"陈述申辩笔录"。当事人提出新的证据或理由的，应进行复核，如成立的，应当采纳；不得因当事人申辩而加重处罚。

7. 做出行政处罚决定 对当事人违法事实已查清，依法应予以行政处罚的，应起草行政处罚决定书文稿，报以行政机关负责人审批。从立案到做出处罚决定的时间应在3个月内，如因特殊原因需延长的，应当报请上级行政机关批准。

（三）听证程序

听证程序是指行政机关在做出行政处罚决定之前，由行政机关指派专人主持听取案件调查人员和当事人就案件事实、处罚理由及适用依据进行的陈述、质证和辩论的法定程序。听证程序在行政处罚程序中不是一个单独的程序，它只是一般程序中的一个环节。它发生在行政机关事先告知违法事实、处罚理由、依据和相关权利之后，在正式做出处罚决定之前这一阶段。但并不是任何行政处罚案件都可以适用听证程序，听证程序只适用于对实施较大金额罚款、吊销许可证件、停产停业的案件。听证是一般程序中对特定行政处罚案件的特殊调查取证方式，听证结果是重大卫生行政处罚决定的主要依据，必须严格按照程序执行。

听证应遵循公正、公开的原则，并实行告知、回避制度，依法保障当事人的陈述权和申辩权。

（四）送达程序

行政处罚决定书应当在宣告后当场交付当事人并取得送达回执。当事人不在场的，监督机构应当在7日内依照规定，将行政处罚决定书送达当事人。有些处罚决定书，除了向被处罚人送达外，还要送交有关单位或个人。

送达包括直接送达、留置送达、邮寄送达和委托送达。

（五）执行与结案

1. 当场收缴 依据前述的"行政处罚程序"中的"简易程序"处理。

当事人在法定期限内不申请行政复议或者不提起行政诉讼又不履行的，行政机关可以采取下列措施：①到期不缴纳罚款的每日按罚款数额的3%增加处罚款；②申请人民法院强制执行。

2. 结案 行政处罚决定履行或者执行后，承办人应当制作结案报告。并将有关案件材料进行整理装订，加盖案件承办人印章，归档保存。

七、行政强制程序

1. 强制执行程序 行政部门依法做出行政决定后,当事人在行政部门决定的期限内不履行义务的,具有行政强制执行权的行政部门依照法律规定强制执行。行政机关做出强制执行决定前,应当事先催告当事人履行义务;当事人收到催告书后有权进行陈述和申辩;经催告,当事人逾期仍不履行行政决定,且无正当理由的,行政机关可以做出强制执行决定,强制执行决定应当以书面形式做出。

在催告期间,对有证据证明有转移或者隐匿财物迹象的,行政机关可以做出立即强制执行决定。催告书、行政强制执行决定书应当直接送达当事人。当事人拒绝接收或者无法直接送达当事人的,应当依照《中华人民共和国民事诉讼法》的有关规定送达。强制执行中出现特殊情形的,强制执行可以中止或终结。

2. 申请人民法院强制执行程序 当事人在法定期限内不申请行政复议或者提起行政诉讼,又不履行行政决定的,没有行政强制执行权的行政部门可以自期限届满之日起 3 个月内,依照法律规定申请人民法院强制执行。

行政部门本身没有行政强制执行权,行政强制执行必须申请法院实施,这一性质和特点决定了行政强制执行必须依照法定程序进行,才能保障行政强制执行的合法性和防止相对人的合法权益被非法侵害。

按照最高人民法院《关于贯彻执行〈中华人民共和国行政诉讼法〉若干问题的解释》(以下简称《若干解释》)的规定,行政部门申请法院强制执行程序可以分为申请、受理、审查、通知履行、强制执行几个步骤。

八、行政案件移送程序

行政案件移送,是指行政执法机关发现受理的行政处罚案件不属于自己管辖的或者认为所管辖的案件中的违法行为已经构成犯罪,依法将案件移送给其他有管辖权的行政执法机关或处理犯罪案件的司法机关处理的制度。行政案件移送的主要依据有《行政处罚法》第二十二条、国务院《行政执法机关移送涉嫌犯罪案件的规定》第三条以及《卫生行政执法责任制若干规定》第九条中规定的法规条文。

根据《行政执法机关移送涉嫌犯罪案件的规定》,行政部门对涉嫌犯罪案件的移送需遵守以下程序和要求:①行政部门在查处违法行为过程中,必须妥善保存所收集的与违法行为有关的证据;②调查核实;③移送材料;④移交,即行政执法机关对公安机关决定立案的案件,应当自接到立案通知书之日起 3 日内将涉案物品以及与案件有关的其他材料移交公安机关,并办理交接手续;法律、行政法规另有规定的,依照其规定。

第五节 监督调查取证

一、概 述

监督调查取证是指监督机构对于立案处理的案件,为查明案情、搜集证据和查获违法行为人而依照法定程序进行的专门活动和依法采取的有关强制措施。监督调查取证工作包括搜集证据和审查判断证据两个方面。搜集证据由调查和取证两部分组成。调查主要是指监督人员依照法定程序询问当事人，询问证人及利害关系人；取证主要是指监督人员依照法定程序提取物证、书证，进行现场检查和对专门性问题进行鉴定的活动。审查判断证据主要是指监督机构通过调查取证，并不断运用分析、判断的方法，对搜集到的证据进行"去粗取精、去伪存真、由此及彼、由表及里"的加工整理，使证据与证据之间、证据与案件事实之间反映出必然的内在联系，从而掌握足够的证据，对案件事实做出结论的过程。

二、监督调查取证的原则

（一）合法原则

所谓合法是指监督机构调查取证必须严格依法进行，不得与法律相违背，任何与法律不相符的行为均将构成违法，承担法律责任。具体包括调查主体应当是经法律、法规授权、具有法定资格的行政机关；行政调查必须在法定的职权范围内实施；行政调查必须按照法定的步骤、顺序、方式和时限实施；调查主体必须严格采取法定手段进行调查活动，不得以不正当手段以及违反法律禁止性规定或侵犯相对人合法利益的手段进行调查。

（二）公开原则

行政调查公开原则的最低标准是事先告知、表明身份和结果公开。事前通知是指依法享有行政调查权的行政主体在进行行政调查前，依法将即将进行的调查事项告知被调查人的制度。行政主体在进行行政调查时，应当主动出示证件、授权书或其他证明文件的方式以表明自己的身份。行政调查结束后，无论调查结果如何，行政机关都应出具书面调查报告，作为行政机关做出最终决定的依据，除涉及国家机密、个人隐私和商业秘密外，应当向相对人公开。同时，结果公开还应当要求在出具报告时，告知相对人所享有的包括陈述、申诉、表达意见等权利。

（三）客观全面原则

客观全面原则是指监督机构调查取证时，应当尊重客观事实，从案件的实际出发，实事求是，按照证据的本来面目去认识它，客观全面地搜集与案件事实相联系的一切事物，尽可能地走访与案件有关的一切人。调查取证时要搜集一切与案件有关的证明材料，既要搜集对处罚相对人不利的材料，也要搜集对处罚相对人有利的材料；既要搜集原始证据、直接证据，也要搜集派生证据、间接证据。

要如实反映和保持证据的原状，既不能夸大，也不能缩小。只要能够反映事件情况的一切证据都要收集。只有经过审查属实的证据，才能作为认定事件的依据。

（四）回避原则

回避原则是指调查取证的监督人员与当事人有直接利害关系的，应当回避。回避可以由当事人提出，或者办案的监督人员主动要求回避。

（五）迅速及时原则

迅速及时原则是指监督人员发现案件后，应尽快到达案发现场，立即着手提取和搜集各种证据材料,对于容易灭失的各种证据迅速采取保全措施。监督人员对于已掌握的案件线索或已进行立案调查阶段的案件,应当运用法律赋予的手段和职权,力争在第一时间制止违法行为;同时还要尽快获取证据,制止案件产生的危害结果的进一步延续。

食品安全事件的证据和其他证据一样,时间性很强,承办人员应主动、及时地调查和收集必要的证据。尤其对于一些容易灭失的证据,必要时还得采取保全措施,或申请有关部门采取保全措施。否则会使一些证明力较强的证据失去证明力,给查明案件造成不必要的麻烦。

三、监督调查取证方法

(一)调查询问

调查询问是调查取证最常用的一种方法,是监督人员通过询问当事人、证人和其他有关人员,查明事实真相,取得证据的一种手段。调查询问要详细记录调查时间、地点,当事人姓名、单位、住址,应叙事简明、准确、全面。记录内容经当事人或见证人审核无误的,让被调查人签字或盖章,拒绝签字时,办案人员在笔录上注明并让至少2名在场见证人签名或盖章。

(二)抽样取证

抽样取证是指从总体中抽取部分个体进行分析判断,从而对总体的某些未知因素做出统计推断,了解总体的情况,取得执法证据。抽样取证应当遵循公正性、有效性和合法性的原则,并注意以下问题:①必须如实填写《产品样品采样记录》;②抽样时应有两名以上监督人员(抽样人)参加;③抽取样品后应予加封,并如实记录加封情况;④样品抽检完毕后应在规定时间内送至检验机构;⑤抽样取证,应有当事人在场,并制作抽样取证凭证,由抽样人和当事人签名或盖章;⑥抽取的样品,要能反映整体物品的物质,以保证鉴定结论的真实性与合法性;⑦抽取的样品要一式三份,其中当事人、抽检单位各留存一份,送检验机构一份。

对鉴定的结论要详细写出鉴定报告。最后一定要在鉴定报告上写明鉴定结论。技术鉴定人员要在鉴定报告上签章,并加盖鉴定单位公章才能生效。对依法应予没收的财物进行没收并出具《行政处罚没收物品清单》;对依法不需要没收的物品,应退还当事人。对依法应当移送有关部门处理的,移交有关部门。

(三)视听资料

办案人经被调查人同意后可以对被调查人问询过程进行录音和录像。对与案件有关的物品、地点、人员要进行拍照,拍摄照片要多角度,多方面,突出重点,尽可能有一张当事人与物品在一起的照片,以证明物品与当事人的所属关系。其中最好的取证手段是摄像。

(四)调查笔录

询问当事人违法事实的情况、经过、结果,并加以记录的过程。要围绕当事人的违法事实,紧扣住食品安全法及相关条文。对被调查人反映的情况尽可能地做到简洁、真实、准确、全面,尽量用被询问人的原话。调查笔录每页都要有被调查人的签名或盖章,涂改的地方必须有被调查人的手印或签章。

四、监督证据审查与运用

（一）监督证据的审查

监督证据的审查是指监督人员对所取得的证据进行查证、鉴别和核对，以判断其真伪与是否齐全的活动。审查是运用的前提，只有符合法定要求的证据，才能被采用去证明案件事实，作为定案的根据。

1. 监督证据审查的任务 包括①合法性：即监督证据的取得和采用在实体上和程序上都必须符合法律的规定；②真实性：即证据本身能够客观地反映案件事实真相的属性；③关联性：即证据与案件事实具有一定的证明关系。证据必须是与行政违法案件有关联的事实材料，即案件事实与行为人违法行为以及危害结果存在着必然联系。

2. 监督证据审查的方式 包括：①逐证审查：即对收集到的监督证据逐一审查是否真实可靠和具有关联性，能否证明案件事实；②综合审查：即在监督证据逐一审查的基础上，将收集的全案证据相互对比进行审查，看证据之间能否相互印证、相互核实，是否存在矛盾，能否相互组合形成对违法事实的充分证明。同时在监督证据综合审查过程中，允许对所取得的证据提出合理的怀疑，确定其可信程度，如有必要可提出对该证据所证明的事实进行重新调查。监督证据的综合审查是行政处罚中的一个关键环节，只有经过综合审查的监督证据，才能作为认定行政违法案件事实的依据，并按照认定的违法事实据以处罚。

监督证据综合审查的形式包括：①经办人员对所取得全部证据的审查核实；②专门法制机构对案件的单独审查；③领导审批定案时的审查；④重大案件的分析讨论，对案件证据进行审查。无论采用何种形式进行综合审查，目的只有一个，就是确保卫生行政处罚案件证据确凿。

（二）监督证据的运用

监督证据的运用是指行政部门运用证据证明、查清案件事实，从而对案件事实根据不同情况做出符合客观实际的处理决定。监督证据的运用，必须坚持实事求是的原则、掌握科学的方法、了解各类证据的特点。监督人员调查、收集的证据材料，只有具备合法性、真实性和关联性，才能作为行政处罚的定案证据。在收集的证据材料中，不能作为定案依据的证据材料包括：①严重违反法定程序收集的证据材料；②使用偷拍、偷录、窃听等手段获取的侵害他人合法权益的证据材料；③以利诱、欺诈、胁迫、暴力等手段获取的证据材料；④没有取得原件、原物，又无其他证据印证，且当事人不予认可的复制件或复制品；⑤进行技术鉴定或者技术处理而无法辨明真伪的证据材料；⑥不能正确表达意志的证人提供的证言；⑦鉴定人不具备鉴定资格、鉴定程序严重违法以及鉴定结论错误、不明确、内容不完整等。此外，也有一些不能单独作为定案依据的证据材料：①未成年人所做的与其年龄和智力不相适应的证言；②与当事人有亲属关系或者其他密切关系的证人所做的对该当事人有利的证言，或者与当事人有不利关系的证人所做的对该当事人不利的证言；③难以识别是否经过修改的视听材料；④无法与原件、原物核对的复制件或者复制品等。

在收集的材料中，如果存在数个证据可能出现不能一致证明某一违法事实，甚至相互矛盾的情况下，行政部门应当优先采用证明效力高的一些证据，以保证行政处罚决定的正确性：①国家机关以及其他职能部门依职权制作的公文文书优于其他书证；②鉴定结论、现场笔录、勘验笔录、档案材料以及经过公证或者登记的书证优于其他书证、视听材料和证人证言；③原件、原物优于复制件、复制品；④法定鉴定部门的鉴定结论优于其他鉴定部门的鉴定结论；⑤原始证据优于传来证据；⑥其他证人证言优于与当事人有亲属关系或者其他密切关系的证人提供的对该当事人有利的证言；⑦数个种类不同、内容一致的证据优于一个孤立的证据等。

第六节 监督文书

一、概述

监督文书是监督主体在食品安全监督过程中，针对特定的管理相对人和事依法制作的具有法律效力或法律意义的公用文书。监督文书是食品安全监督的必备手段；用来忠实地记录监督活动的全过程；能增强人们的法制观念，是具有较强说服力和教育实效的宣传教材；也是监督人员培训和考核的重要内容。监督文书具有法定的强制性、对象的针对性、效力的时限性、制作的严肃性、固有的专业技术性以及执行的可靠性等特性。

按照不同的分类标准，监督文书可以分为以下几种类型：①按照文书的性质分类：包括建设项目审批及卫生许可类；产品样品采集、鉴定类；食品安全监督检查处理类；行政处罚类；卫生行政复议类；卫生行政应诉类。②按文书的制作方法分类：包括填写式文书，如采样记录、案件移送书等；叙述式文书，如监督意见书、现场检查笔录等。③按文书的用途分类：包括证据类文书，如各种记录、鉴定结论等；执行类文书，如各种告知书、许可证等；内部工作类文书，如立案报告、结案报告等。

二、监督文书的制作

（一）制作原则

1. 合法原则 制作监督文书必须符合法定程序，这是确定监督文书具有法律效力的主要文件，同时文书制作的主体、所依据的法律文件及文书内容（确认的权利和义务）都必须合法。

2. 准确原则 文书制作的对象、适用法律、标的物及选用文书的种类必须准确。

3. 实用原则 监督文书在格式设计以及书写程序上要方便实际监督工作的需要，同时由于监督范围涉及很多领域，因此监督文书要具有多用性。

（二）制作规范

文书是监督工作中使用的具有法律效力的文书，规范的监督文书制作必须符合一些基本要求，如项目要填写齐全、实体内容要严谨、运用语言要规范、制作程序要完备等。同时制作的文书应当完整、准确、规范，符合《市场监督管理执法监督文书格式范本》（市监法〔2020〕24号）相应的要求；现场使用的文书应当按照规定的格式印制后填写，预先设定的文书栏目应当逐项填写，调查询问所作的记录应当具体准确等。

三、食品安全监督行政处罚文书的制定及举例

为规范市场监管部门行政处罚行为，保障市场监督管理部门依法履行行政处罚职责，更好适应市场监管体制改革需要，国家市场监管总局制定了《市场监督管理行政处罚文

格式范本》(以下简称《格式范本》)以及配套的《市场监督管理行政处罚文书格式范本使用指南》。《格式范本》涵盖市场监管部门实施行政处罚所涉及的立案前核查、调查取证、案件审核、处罚告知、举行听证、处理决定、文书送达、执行结案等各个环节,并对行政处罚案件的管辖、移送、审批以及立卷归档等内部程序使用的文书加以规范。

(一)《格式范本》的制定原则

《格式范本》的制定是在参照和借鉴原工商、质监、食药监、价格监管、知识产权系统等执法办案文书的基础上,紧密结合法治建设和市场监管体制改革的新形势,贯彻落实"三项制度"等推进依法行政工作的新要求,主要坚持以下三项原则。

1. 坚持程序正当 严格执行《行政处罚法》《行政强制法》和处罚程序两部规章等规定要求,切实保障当事人陈述申辩、申请回避等法律权利。《格式范本》全过程体现了保障当事人陈述申辩权,强化行政处罚决定说理性的要求。细化了现场笔录、询问笔录、实施行政强制措施、告知送达等文书要求,严格规范调查取证、执法办案行为。

2. 做到简约必要 贯彻落实处罚程序两部规章,坚持不突破规章的规定。对于明确涉及的文书种类,予以制备齐全;对于回避(不予回避)决定、先行处理物品征求意见、先行处理物品通知、中止听证通知、恢复听证通知、终止听证通知、案件调查结果告知等无明文规定的程序环节不制定格式范本。陈述申辩意见记录、陈述申辩意见复核、行政强制措施物品委托保管、涉嫌犯罪案件财物移送、行政强制执行申请等不涉及案件办理合法有效性的关键环节或者没有统一文书格式必要性的环节,不统一制定格式范本,由各地根据实际需要灵活处理。

3. 方便实践应用 文书内容详略得当,尽量贴近执法实践需求。对于《现场笔录》《询问调查笔录》《实施行政强制措施决定书》《行政处罚/行政处罚听证告知书》《行政处罚决定书》等面向当事人制定下发的重要文书,力争做到统一规范、用语准确、内容全面。完善了《行政处罚案件卷宗封面》《卷内文件目录》《卷内备考表》格式,规范案件材料立卷归档工作。

(二)《格式范本》的使用

《格式范本》为市场监管部门行政处罚文书基本格式,各省级市场监管部门可以参照《格式范本》,根据实际需要,完善有关文书格式并自行印制。在使用中,应关注以下几个问题。

1. 当事人主体身份信息记录 ①关于统一社会信用代码的使用,以往的相关文书中,当事人的主体信息一般填写相关主体资格证照名称和编码或者身份证信息。但目前按照《国家发展改革委办公厅关于在办理相关业务中使用统一社会信用代码的通知》(发改办财金〔2018〕277号)等规定,企业(包括农民专业合作社)以及机关事业单位、社会团体、基金会、民办非企业单位、基层群众性自治组织、工会等法人、非法人组织改为使用加载统一社会信用代码的登记证照,未加载统一社会信用代码的个体工商户营业执照可继续使用。因此,《格式范本》采取了以统一社会信用代码为主、其他证照信息为辅的主体信息记录方式。②关于个体工商户信息记录,以往对个体工商户一般比照自然人填写相关信息。但根据《最高人民法院关于适用〈中华人民共和国行政诉讼法〉的解释》(法释〔2018〕1号)第十五条第二款的规定,个体工商户向人民法院提起诉讼的,以营业执照上登记的经营者为原告;有字号的,以营业执照上登记的字号为原告,并应当注明该字号经营者的基本信息。因此，《格式范本》相应统一调整了个体工商户的主体信息记录方式。

2. 行政处罚决定信息的告知　　在原工商部门行政处罚程序中，行政处罚决定作出后，行政处罚信息应依法公示；原质监、原食药等部门未对此作特别要求。《市场监督管理行政处罚程序暂行规定》第五十六条规定，市场监督管理部门作出的行政处罚决定的相关信息应当按照有关规定向社会公示。为体现该规定，《格式范本》中的《行政处罚决定书》明确告知当事人行政处罚决定信息将予以公示，在尾部标注了"市场监督管理部门将依法向社会公示本行政处罚决定信息"的字样。

3. 《责令改正通知书》是否告知救济途径　　在监督检查、案件查处过程中，行政执法部门向相对人制发《责令改正通知书》，相对人是否具有复议权和诉权，对此问题存在争议；在以往的相关文书中大都没有载明救济途径，目前的《责令改正通知书》载明了当事人申请复议、提起行政诉讼的救济权利的相关表述。

（三）《现场笔录》制作范本

《现场笔录》是市场监督管理部门的执法人员对有违法嫌疑的物品或者场所进行检查，记录现场检查过程、收集现场证据时所使用的文书。《现场笔录》范本如下。

市场监督管理局
现场笔录

时间：＿＿＿年＿＿＿月＿＿＿日＿＿＿时＿＿＿分至＿＿＿年＿＿＿月＿＿＿日＿＿＿分
地点：＿＿＿＿＿＿＿＿＿＿＿＿＿＿＿＿＿＿＿＿＿＿＿＿＿＿＿＿＿＿＿＿＿＿＿＿＿
检查人员：＿＿＿＿＿＿＿＿＿＿＿＿＿＿　执法证号：＿＿＿＿＿＿＿＿＿＿＿＿＿＿
检查人员：＿＿＿＿＿＿＿＿＿＿＿＿＿＿　执法证号：＿＿＿＿＿＿＿＿＿＿＿＿＿＿
当事人：＿＿＿＿＿＿＿＿＿＿＿＿＿＿＿＿＿＿＿＿＿＿＿＿＿＿＿＿＿＿＿＿＿＿＿
主体资格证照名称：＿＿＿＿＿＿＿＿＿＿＿＿＿＿＿＿＿＿＿＿＿＿＿＿＿＿＿＿＿
统一社会信用代码（注册号）：＿＿＿＿＿＿＿＿＿＿＿＿＿＿＿＿＿＿＿＿＿＿＿＿
住所（住址）：＿＿＿＿＿＿＿＿＿＿＿＿＿＿＿＿＿＿＿＿＿＿＿＿＿＿＿＿＿＿＿
法定代表人（负责人、经营者）：＿＿＿＿＿＿＿＿＿＿＿＿＿＿＿＿＿＿＿＿＿＿＿
身份证（其他有效证件）号码：＿＿＿＿＿＿＿＿＿＿＿＿＿＿＿＿＿＿＿＿＿＿＿＿
联系电话：＿＿＿＿＿＿＿＿＿＿＿＿＿＿　其他联系方式：＿＿＿＿＿＿＿＿＿＿＿
联系地址：＿＿＿＿＿＿＿＿＿＿＿＿＿＿＿＿＿＿＿＿＿＿＿＿＿＿＿＿＿＿＿＿＿

通知当事人到场情况：＿＿＿＿＿＿＿＿＿＿＿＿＿＿＿＿＿＿＿＿＿＿＿＿＿＿＿＿

检查人员：我们是＿＿＿＿＿＿＿＿＿＿＿＿＿＿＿＿的执法人员。现向你出示我们的执法证件，你是否看清楚？
当事人：
检查人员：你有权进行陈述和申辩。你应当如实回答询问并协助调查或者检查，不得阻挠。
你认为检查人员与你（单位）有直接利害关系的，依法有申请回避的权利。你是否申请检查人员回避？
当事人：
（如实施行政强制措施，当场告知当事人采取行政强制措施的理由、依据以及依法享有的权利、救济途径情况：＿＿＿
＿＿＿＿＿＿＿＿＿＿＿＿＿＿＿＿＿＿＿＿＿＿＿＿＿＿＿＿＿＿＿＿＿＿＿＿＿＿＿
＿＿＿＿＿＿＿＿＿＿＿＿＿＿＿＿＿＿＿＿＿＿＿＿＿＿＿＿＿＿＿＿＿＿＿＿＿＿＿

当事人的陈述和申辩：＿＿＿＿＿＿＿＿＿＿＿＿＿＿＿＿＿＿＿＿＿＿＿＿＿＿＿＿
＿＿＿＿＿＿＿＿＿＿＿＿＿＿＿＿＿＿＿＿＿＿＿＿＿＿＿＿＿＿＿＿＿＿＿＿＿＿＿
＿＿＿＿＿＿＿＿＿＿＿＿＿＿＿＿＿＿＿＿＿＿＿＿＿＿＿＿＿＿＿＿＿＿＿＿＿＿＿
＿＿＿＿＿＿＿＿＿＿＿＿＿＿＿＿＿＿＿＿＿＿＿＿＿＿＿＿＿＿＿＿＿＿＿＿＿＿）

现场情况：_____
_____
_____
_____
_____

检查人员：以上是本次现场检查的情况记录，请核对/已向你宣读，如果事实属实请签名。
当事人：
当事人（签名或者盖章）：_____   年   月   日
见证人（签名或者盖章）：_____   年   月   日
检查人员：_____   年   月   日

本 章 小 结

食品安全监管体制是关于食品安全管理职责和权利分配的具体组织形式和制度形式的总称。建立责权明确、协调一致、高效运转的食品安全监管体制是提高食品安全控制水平的基础。食品安全监督是指食品安全监督行政部门行使食品安全监督权力，对特定的食品生产经营者做出的有关其权利义务的单方行为，包括食品生产许可、经营许可、食品安全监督检查、食品安全行政处罚、食品安全行政强制等。本章主要介绍了食品安全监管体制的类型、特点及我国现行的食品安全监管体制；食品安全监督的依据、手段、程序；食品安全监督的调查取证；食品安全监督文书制作的原则及规范。

复习思考题

1. 简述我国现行的食品安全监管体制。
2. 我国食品安全监督的依据和手段有哪些？
3. 食品安全监督文书制作应遵循哪些原则？

参 考 文 献

樊立华. 2014. 卫生监督学. 第 2 版. 北京：人民卫生出版社.
李泰然. 2012. 食品安全监督管理知识读本. 北京：中国法治出版社.
孙长颢. 2012. 营养与食品卫生学. 第 7 版. 北京：人民卫生出版社.

（赵秀娟）

第三章 食品安全管理基础

学习要求

掌握 食品安全管理的基本内容。
熟悉 GMP、HACCP、SSOP原则及基本内容。
了解 ISO 9000、GAP、7S的内容和要求。

食品安全从农田到餐桌受多种因素的影响。因此，保障食品安全是一项范围广泛的系统工程，需要建立一系列的食品安全保障体系。这些包括：①建立较完善的食品安全法律法规与标准体系；②建立和完善食品污染物监测与信息系统；③建立和完善食源性疾病的预警与控制系统；④建立加强食品生产经营企业自身管理的食品安全监管模式；⑤建立有效保证食品安全的卫生监督体制和技术支撑体系。其中，为提高食品生产经营企业食品安全责任意识，从源头上保证食品安全，必须加强食品企业诚信管理，全面实施食品卫生规范（good hygiene practice，GHP）或者良好生产规范（GMP），积极推行危害分析与关键控制点（HACCP）方法，以加强食品生产经营的行业及自身管理，保证食品安全。

第一节 食品安全管理概述

一、概 念

广义上讲食品安全管理包括政府食品安全监督管理相关部门对食品生产经营企业的监督管理、食品行业部门对食品生产经营企业的管理以及企业自身的管理。我国食品安全工作实行预防为主、风险管理、全程控制、社会共治措施，建立科学、严格的监督管理制度。狭义上讲食品安全管理主要指食品生产经营企业内部依据食品安全法律、法规规定的责任和义务，对其生产经营活动进行的相关管理活动。《食品安全法》明确规定，食品生产经营者对其生产的食品安全负责，是食品安全的第一责任人。

二、食品质量管理

食品质量管理是保障食品安全的有效措施。食品质量是食品的固有特性满足顾客要求的程度。食品作为产品质量特性包括：①内在特性：如产品的结构、物理性能、化学成分、纯度、安全性等；②外在特性：如形状、外观、色泽、口感、气味、包装等；③经济特性：如成本、价格等。反映食品质量的参数我国目前主要采用感官指标、理化指标、微生物指标和保质期等。食品质量管理是制定质量方针、目标和职责，并通过进行质量策划、质量控制、质量保证和质量改进等活动来实现。工作方式为调查、计划、实施、协调、控制、检查、处理及信息反馈。现代质量管理推行全面质量管理的理念，是指全体员工及有关部门同心协力，把专业技术、经营管理、数理统计和思想教育结合起来，建立起产品的研究、设计、生产、服务等全过程的质量体系,从而有效地利用人力物力、财力和信息等资源,提供出符合规定要求和用户期望的产品或服务。通过让顾客满意和企业领导、员工、合作伙伴等各方受益而达到长期成功的一种管理途径。全面质量管理的核心是提高人的素质,调动人的积极性,人人做好本职工作,通过抓好工作质量来保证和提高产品质量和服务质量。全面质量管理的工作程序分为计划(plan)、实施(do)、检查(check)、总结处理(action)。同时国际标准化组织质量管理和质量保证技术委员会发布的 ISO 9000(international organization for standardization 9000)族质量管理体系国际标准,是企业组织质量管理、实现质量目标、提高产品质量的依据。在食品安全监督管理的整个工作中,仅强调和重视监督是不够的,关键还在于企业自身对食品产品质量的管理。而在2009年颁布实施的《食品安全法》就针对食品企业自身管理强调了企业的责任,从法律的角度规范了企业的责任和义务。

三、食品安全管理内容

食品安全管理的的内容依据《食品安全法》主要包括:

1. 各级政府对食品安全工作的管理 县级以上地方人民政府对本行政区域的食品安全监督管理工作负责,统一领导、组织、协调本行政区域的食品安全监督管理工作以及食品安全突发事件应对工作,建立健全食品安全全程监督管理工作机制和信息共享机制。

2. 食品行业协会的管理 食品行业协会应当加强行业自律,按照章程建立健全行业规范和奖惩机制,提供食品安全信息、技术等服务,引导和督促食品生产经营者依法生产经营,推动行业诚信建设,宣传、普及食品安全知识。

3. 食用农产品、食品生产经营企业的自身管理

(1)食用农产品的质量安全管理,应遵守《中华人民共和国农产品质量安全法》的规定。食用农产品生产者应当按照食品安全国家标准和国家有关规定使用农药、肥料、兽药、饲料和饲料添加剂等农业投入品,严格执行农业投入品使用安全间隔期或者休药期的规定,不得使用国家明令禁止的农业投入品。禁止将剧毒、高毒农药用于蔬菜、瓜果、茶叶和中草药材等国家规定的农作物。推行无公害食品、绿色食品和有机食品认证。食用农产品在市场进行销售时应该遵守相关规定进行检验检测,保障食品无毒、无害。

(2)食品生产经营企业首先应该取得食品生产经营许可证,生产经营的食品必须无毒、无害,符合应有的营养要求,对人体健康不造成任何急性、亚急性或者慢性危害。食品生产经营过程应遵守相关的卫生规范。

(3)食品生产经营企业应当建立健全食品安全管理制度,包括从原料采购、加工、储存至销售各环节均应依法从事生产经营活动。食品生产经营企业应该努力采用卫生标准操作规程(sanitation standard operation procedures,SSOP)、实现良好生产规范(GMP)和危害分析与关键控制点(HACCP)等的要求。食品生产经营企业应当配备食品安全管理人员,加强对其培训和考核,考核不过关的取消上岗资格。

(4)食品生产经营企业应定期组织从业人员进行食品安全知识培训,学习食品安全法律法规、标准知识和相关知识,建立培训档案。建立从业人员健康管理制度,新参加工作和临时参加工作人员均要求做健康检查。从业人员做到定期体检,每日报告健康状况。患有有碍食品安全疾病的人员,不得从事接触直接入口食品的工作。

(5)食品生产经营企业应建立健全食品记录制度,在食用农产品环节应做好农用投入品的使用记录，如名称、来源、用法、用量和使用、停用日期；动物疫病、植物病虫害发生和防治情况；食用农产品收获、屠宰、捕捞日期。原料采购环节建立进货查验记录，如实记录食品原料、食品添加剂、食品相关产品的名称、规格、数量、生产日期或者生产批号、保质期、进货日期以及供货者名称、地址、联系方式等内容，并保存相关凭证。食品生产环节做好生产工序、设备、包装等生产关键环节的记录，如生产时间、设备名称、清洗消毒、关键限值等的记录。食品生产企业应当建立食品出厂检验记录制度，查验出厂食品的检验合格证和安全状况，如实记录食品的名称、规格、数量、生产日期或者生产批号、保质期、检验合格证号、销售日期以及购货者名称、地址、联系方式等内容。原料或产品的记录和凭证保存期限不得少于产品保质期满后6个月；没有明确保质期的，保存期限不得少于2年。食品生产经营者应当按照保证食品安全的要求储存食品，定期检查库存食品，及时清理变质或者超过保质期的食品。做好产品储存环节分类记录。

（6）食品生产经营者应当建立食品安全自查制度，定期对食品安全状况进行检查评价。生产经营条件发生变化，不再符合食品安全要求的，食品生产经营者应当立即采取整改措施；有发生食品安全事故潜在风险的，应当立即停止食品生产经营活动，并向所在地县级人民政府食品安全监督管理部门报告。

（7）网络食品交易第三方平台提供者对入网销售的食品负有管理责任，应当对入网食品经营者进行实名登记，明确其食品安全管理责任；依法应当取得许可证的，还应当审查其许可证。

（8）建立食品召回制度，食品生产经营者发现其生产经营的食品不符合食品安全标准或者有证据证明可能危害人体健康的，应当立即停止生产经营，召回已经上市销售的食品，通知相关生产经营者和消费者，并记录召回和通知情况。食品生产经营者应当对召回的食品采取无害化处理、销毁等措施，防止其再次流入市场。但是，对因标签、标志或者说明书不符合食品安全标准而被召回的食品，食品生产者在采取补救措施且能保证食品安全的情况下可以继续销售；销售时应当向消费者明示补救措施。

第二节　食品质量与安全管理体系

近年来，随着人们对健康的日益关注和食品安全事件的频发，食品质量与安全已成为关注的焦点问题。食品质量与安全是企业赖以生存的基石，在经济全球化的发展趋势下，优良的产品质量成为食品走向国际市场的先决条件。因此，走食品质量与安全管理的标准化、法制化和规范化道路是我国食品生产企业的必然选择，是确保食品质量的一道有力屏障，为企业的长效发展保驾护航。目前，对食品生产和经营管理过程中的质量控制体系主要包括食品生产经营卫生规范、良好生产规范、卫生标准操作规程、食品生产的危害分析与关键控制点、ISO 9000质量管理体系和ISO 22000 食品安全管理体系等。

一、食品生产经营卫生规范

《食品安全法》规定：国家对食品生产经营实行许可制度。从事食品生产、食品销售、餐饮服务，应当依法取得许可。但是，销售食用农产品，不需要取得许可。因此，对于食品生产者要依法取得食品生产的许可；对于食品销售和餐饮服务要依法取得经营许可。食品生产经营应当符合食品安全标准。

（一）食品生产

食品生产许可实行一企一证原则，即同一个食品生产者从事食品生产活动，应当取得一个食品生产许可证。国家食品安全监督管理部门按照食品的风险程度对食品生产实施分类许可；国家食品安全监督管理部门负责监督指导全国食品生产许可管理工作；县级以上地方食品安全监督管理部门负责本行政区域内的食品生产许可管理工作；省、自治区、直辖市食品安全监督管理部门可以根据食品类别和食品安全风险状况，确定市、县级食品安全监督管理部门的食品生产许可管理权限。保健食品、特殊医学用途配方食品、婴幼儿配方食品的生产许可由省、自治区、直辖市食品安全监督管理部门负责。

食品生产者对食品进行生产加工的过程要满足《食品生产通用卫生规范》（GB 14881）的相关要求。该标准是规范食品生产行为，防止食品生产过程的各种污染，生产安全且适宜食用的食品的基础性食品安全国家标准。它既是规范企业食品生产过程管理的技术措施和要求，也是监督部门开展生产过程监管与执法的重要依据。严格执行食品生产过程卫生要求标准，把监督管理的重点由检验最终产品转为控制生产环节中的潜在危害，做到关口前移，这样可以节约大量的监督检测成本和提高监管效率，更全面地保障食品安全。该标准规定了食品生产过程中原料采购、加工、包装、贮存和运输等环节的场所、设施、人员的基本要求和管理准则。

（二）食品经营

食品经营许可实行一地一证原则，即食品经营者在一个经营场所从事食品经营活动，应当取得一个食品经营许可证。食品安全监督管理部门按照食品经营主体业态和经营项目的风险程度对食品经营实施分类许可。国家食品安全监督管理部门负责监督指导全国食品经营许可管理工作，制定食品经营许可审查通则。县级以上地方食品安全监督管理部门负责本行政区域内的食品经营许可管理工作，在实施食品经营许可审查时应当遵守食品经营许可审查通则。省、自治区、直辖市食品安全监督管理部门可以根据食品类别和食品安全风险状况，确定市、县级食品安全监督管理部门的食品经营许可管理权限。

从事食品经营活动者要严格遵守《食品经营过程卫生规范》（GB 31621）中的相关规定。该标准对食品采购、运输、验收、贮存、分装与包装、销售等经营过程中食品安全的要求做出了具体的规定，但是不包括网络食品交易、餐饮服务、现制现售的食品经营活动。同时，该标准中还规定了食品经营企业要建立产品追溯和召回制度、卫生管理制度、岗位培训制度。食品经营的所有过程应进行详细记录，记录内容应完整、真实、清晰、易于识别和检索，确保所有环节都可以进行有效的追溯。

二、良好生产规范

良好生产规范（GMP），中文也称"良好作业规范"或"优良制造标准"，是一套适用于食品、制药等行业的强制性标准。GMP 特别注重在产品的制造过程中产品质量与卫生安全的自主性管理制度，它以现代科学知识和技术为基础，应用先进的管理方法，解决产品在生产中遇到的质量和安全问题。GMP 应用于食品行业，即食品 GMP。对食品企业而言，食品良好生产规范应贯穿于食品从"田间"到"餐桌"的整个过程，即包括食品原料的生产、运输、加工、贮存、销售以及使用的全过程。换而言之食品的生产企业从食品生产到使用的每个环节都应有 GMP，并形成一套可操作的作业规范，确保产品质量最终符合法规要求。因此食品 GMP 是实现食品工业现代化、科学化的必备条件，是食品优良品质和安全卫生的保障体系。

（一）GMP 的由来与现状

GMP 源于药品的生产的质量管理需求。第二次世界大战期间，由于发生了几次较大的药物灾难，人们认识到以成品抽样分析检验结果为依据的质量控制方法有一定缺陷，不能保证药的安全及质量要求。为了解决这一问题，美国食品安全监督管理局认识到必须要通过立法加强药品的生产安全。1962 年修改了《联邦食品、药品和化妆品法》，将药品质量管理和质量保证的概念以法律的形式固定下来，并于 1963 年开始正式实施 GMP。经过几年实践，证明 GMP 确有实效后，1967 年世界卫生组织在《国际药典》的附录中收录了该制度，并在 1969 年建议各成员国采用 GMP 体系作为药品生产的监督制度，1979 年 GMP 确定为世界卫生组织的法规。此后，中国、日本、英国及大部分的欧洲国家都先后建立了本国的 GMP 制度，并扩展应用于其他领域，包括食品行业。到目前为止，全世界一共有 100 多个国家颁布了有关 GMP 的法规。GMP 的诞生标志着企业全面质量管理的开始。

率先在食品行业应用 GMP 的国家是美国，1969 年美国以联邦法规的形式公布食品的 GMP 基本法《食品制造、加工、包装、储运的现行加工良好生产规范》，也称 CGMP，主要内容包括人员、厂房及地面、卫生操作、卫生设施与控制、设备与用具、加工与控制、仓库与运销等。之后，美国制定了相应的补充法规，加强 CGMP，如熏鱼加工良好生产规范、低酸性罐头食品加工良好生产规范、酸性食品加工良好生产规范等。国际食品法典委员会在食品 GMP 的基础上制定了《食品卫生通则》（CAC/PCPI—1981）以及 30 多种食品卫生实施法规。日本政府制定了《食品制造流通基准》、《卫生规范》等指导性条例，涉及食品包括食用植物油、罐头食品、腌制蔬菜、碳酸饮料、水产品、冷食、油炸食品等。

我国食品企业质量管理规范的制定工作起步于 20 世纪 80 年代中期，从 1988 年起，先后颁布了十多个食品企业卫生规范。卫生规范制定的目的主要是针对当时我国大多数食品企业卫生条件和卫生管理比较落后的现状，重点规定厂房、设备、设施的卫生要求和企业的自身卫生管理等内容，借以促进我国食品企业卫生状况的改善。这些规范的制定有与 GMP 的原则类似的地方，如将保证食品卫生质量的重点放在成品出厂前的整个生产过程的各个环节上，而不仅仅着眼于最终产品上。提出了针对食品生产全过程相应的技术要求和质量控制措施，以确保最终产品卫生质量合格。此后，随着我国食品企业生产条件和管理水平的不断提高，尤其是一些营养型、保健型和特殊人群专用的食品的生产企业迅速增加，对食品企业管理和食品安全提出了更高的要求，此时制定我国食品企业的 GMP 的时机已经成熟，1998 年卫生部发布了《保健食品良好生产规范》（GB 17405—1998）和《膨化食品良好生产规范》（GB 17404—1998），这是我国首批颁布的食品 GMP 标准。此后相继颁布了乳制品企业、蜜饯企业、饮料企业的 GMP。2009 年《食品安全法》颁布后，对所有标准进行了清理，制定新的食品安全国家标准，目前我国已经公布了《乳制品良好生产规范》（GB 12693—2010）、《粉状婴幼儿配方食品良好生产规范》（GB 23790—2010）和《特殊医学用途配方食品良好生产规范》（GB 29923—2013）等 GMP 标准。这标志着我国食品企业的管理正向高层次、国际化的方向发展。

(二) GMP 的分类及目标要素

1. GMP 的分类 按适用范围 GMP 可分为以下三大类。

(1) 具有国际性质的 GMP：如 WHO、北欧七国自由贸易联盟、东南亚国家联盟等制定的 GMP。

(2) 国家权力机构颁发的 GMP：如中华人民共和国卫生和计划生育委员会（现为国家卫生健康委员会）、国家食品药品监督管理总局；美国 FDA；英国卫生和社会保险部；日本厚生省等政府机关制定的 GMP。

(3) 工业组织制定的 GMP：如美国制药工业联合会制定的 GMP，中国医药工业公司制定的 GMP 实施指南，还包括企业自身制定的 GMP。

按制度性质 GMP 可分为两类：

(1) 将 GMP 作为法典规定：如美国、日本及中国的 GMP。

(2) 将 GMP 作为建议性的规定 对质量管理起指导性作用，如联合国 WHO 的 GMP。

按照法律效力 GMP 又可以分为强制性 GMP 和推荐性（指导性）GMP。强制性 GMP 是由有关政府部门颁布并监督实施，企业必须遵守的法律法规，如保健食品的 GMP 认证属于强制性 GMP。指导性 GMP 由国家政府、行业组织或协会等制定的供企业参考的 GMP，自愿遵守。

2. GMP 的三大目标要素 实施 GMP 的目标要素在于将人为的差错控制在最低的限度，防止对食品的污染，保证高质量产品的质量管理体系。

(1) 将人为的差错控制在最低的限度

1) 在管理方面：质量管理部门从生产管理部门独立出来；建立相互监督检查制度；指定各部门责任者；制定规范的实施细则和作业程序；各生产工序严格复核，如称量、材料储存领用等；整理和保管好记录；人员的配备、教育和管理。

2) 在装备方面：各工作间要保持宽敞，消除妨碍生产的障碍；不同品种操作必须有一定的间距，严格分开。

(2) 防止对食品的污染和降低质量

1) 在管理方面：操作室清扫和设备洗净的标准及实施；对生产人员进行严格的卫生教育；操作人员定期进行身体检查，以防止生产人员带有病菌、病毒而造成污染；限制非生产人员进入工作间等。

2) 在装备方面：要有相应的机械设备（空调净化系统等）；操作室专用化；对直接接触食品的机械设备、工具、容器，选用对食物不发生变化的材质，注意防止机械润滑油对食品的污染；定期灭菌等。

(3) 保证高质量产品的质量管理体系

1) 在管理方面：质量管理部门独立行使质量管理职责；机械设备、工具、量具定期维修校正；检查生产工序各阶段的质量，包括工程检查；有计划的、合理的质量控制；追踪食品批号，并做好记录；在适当条件下保存出厂后的产品质量检查留下的样品；收集消费者对食品的投诉情报信息，随时完善生产管理和质量管理等。

2) 在装备方面：操作室和机械设备的合理配备，采用先进的设备及合理的工艺布局；为保证质量管理的实施，配备必要的实验、检验设备和工具等。

(三) GMP 的基本原则

GMP 的实施是要建立一套文件化的质量保证体系，站在系统的高度，本着以预防为主的指导原则,对食品生产的各个环节、各个方面实施有效控制,让全员参与质量形成过程的一种质量保证体系和管理体系。GMP 从生产的全过程入手,将保证食品质量的重点放在整个生产过程的各个环节上,而不仅仅是着眼于最终产品上,从根本上保证食品质量。

GMP 对生产企业及管理人员的条件和行为实行有效控制和制约的措施,它体现如下基本原则:①食品生产企业必须有足够的资历合格的与生产的食品相适应的技术人员承担食品生产和质量管理,并清楚地了解自己的职责;②操作者应进行培训,以便正确地按照规程操作;③应保证产品采用批准的质量标准进行生产和控制;④应按每批生产任务下达书面的生产指令,不能以生产计划安排来替代生产指令;⑤所有生产加工应按批准的工艺规程进行,根据经验进行系统的检查,并证明能够按照质量要求和其规格标准生产产品;⑥确保生产厂房、环境、生产设备、卫生符合要求;⑦符合规定要求的物料、包装容器和标签;⑧合适的储存和运输设备;⑨全生产过程严密的有效的控制和管理;⑩应对生产加工的关键步骤和加工产生的重要变化进行验证;⑪合格的质量检验人员、设备和实验室;⑫生产中使用手工或记录仪进行生产记录,以证明已完成的所有生产步骤是按确定的规程和指令要求进行的,产品达到预期的数量和质量,任何出现的偏差都应记录和调查;⑬对产品的储存和销售中影响质量的危险应降至最低限度;⑭建立由销售和供应渠道可收回任何一批产品的有效系统;⑮了解市售产品的用户意见,调查质量问题的原因,提出处理措施和防止再发生的预防措施;⑯对一个新的生产过程、生产工艺及设备和物料进行验证,通过系统的验证以证明是否可以达到预期的结果。

(四) GMP 的主要内容

GMP 实际上是一种包括 4M 管理要素的质量保证制度,即选用规定要求的原料(material),以合乎标准的厂房设备(machines),由胜任的人员(man),按照既定的方法(methods),制造出品质既稳定又安全卫生的产品的一种质量保证制度。其实施的主要目的包括三方面:①降低食品制造过程中人为的错误;②防止食品在制造过程中遭受污染或品质劣变;③要求建立完善的质量管理体系。GMP 的重点是:①确认食品生产过程安全性;②防止物理、化学、生物性危害污染食品;③实施双重检验制度;④针对标签的管理、生产记录、报告的存档建立和实施完整的管理制度。

GMP 是对生产过程的各个环节、各个方面实行全面质量控制的具体技术要求,它的内容可概括为硬件和软件两部分。所谓硬件指对企业提出的厂房、设备、卫生设施等方面的技术要求,而软件则指可靠的生产工艺、规范的生产行为、完善的管理组织和严格的管理制度等规定与措施。

GMP 的主要内容包括:

1. 工厂设计与实施 生产企业应有无污染的厂房环境、合理的厂房布局、规范化的生产车间、符合标准的设备和齐全的辅助设施。

2. 工具与设备 包括食品加工设备、工具在材质、结构及安装上的要求,定期对食品用具和设备进行洗涤和消毒。

3. 食品原料采购、运输及储藏 包括食品原料、辅料的检验和验收,运输工具、储存场所的要求等。

4. 食品用水 食品企业用水按用途可以分为生活饮用水、特殊工艺用水、冷却用水等。食品企业生产用水一般用于原料的清洗、蒸煮、冷却、设备清洗等,水质要满足《生活饮用水标准》（GB 5749）。

5. 食品的生产过程　包括从原料到成品的整个过程，对食品生产的各个环节的卫生环境进行监控，提出必要的卫生要求，预防食品在加工过程中造成污染。

6. 食品包装　应设专门的食品包装间，并内设消毒、灭菌等设施，包装材料符合国家卫生标准等。

7. 食品检验　设立质量检验室，并配备经过专业培训、考察合格的检验人员，做好原始记录并妥善管理等。

8. 食品生产经营人员　包括食品生产人员的健康和卫生要求，并对人员进行的素质、教育与培训。

9. 工厂的组织与管理　建立相应的卫生管理机构，成立专门的卫生或产品质量检测部门等。

10. 工厂的卫生管理　根据 GMP 的要求，结合企业生产特点，制定适合本企业的卫生标准操作程序。

GMP 根据 FDA 的法规，分为 4 个部分：总则、建筑物与设施、设备、生产和加工控制。GMP 是适用于所有食品企业的，是常识性的生产卫生要求，GMP 基本上涉及的是与食品卫生质量有关的硬件设施的维护和人员卫生管理。符合 GMP 的要求是控制食品安全的第一步，其强调食品的生产和储运过程应避免微生物、化学性和物理性污染。我国食品卫生生产规范是在 GMP 的基础上建立起来的，并以强制性国家标准规定来实行，该规范适用于食品生产、加工的企业或工厂，并作为制定各种类食品厂的专业卫生依据。

（五）GMP 的认证

GMP 是一种自主性的质量管理制度，为了提高消费者对食品良好生产规范的认知和信赖而实施，虽然国际上暂时还没有一套通用的食品 GMP 认证法则，但每个国家进行 GMP 认证的基本程序和方法大同小异。我国自 20 世纪 80 年代开展食品企业卫生规范和 GMP 认证，目前对食品进行 GMP 认证的食品有饮料、乳制品、冷饮、面粉、糖果、茶叶、面条、食用油、水产品、肉制品等。

1. 食品 GMP 认证程序　包括：申请与登录、资料审查、现场评审、产品检验、确认、授证、追踪考核等步骤。

（1）申请和登录：申请人应取得国家工商行政管理部门或有关机构注册登记的法人资格；其生产、加工的产品或提供的服务符合中华人民共和国相关法律、法规、安全卫生标准和有关技术规范的要求；建立和实施了 GMP，产品生产工艺定型，有效运行 3 个月以上；1 年以内没有发生违反国家食品安全管理相关法规的食品安全卫生事故。

申请人提出申请时应提交如下的文件和资料：认证申请书，法律地位证明文件复印件，有关法规规定的行政许可证明文件（适用时），组织机构代码证书复印件，生产管理、质量管理文件目录及 GMP 认证要求的相关文件，组织机构图、职责说明、厂区位置图、平面图、加工车间及实验室平面图、工艺流程图、人流图、物流图等。

（2）资料审查：认证机构根据认证依据、程序等要求，在 15 个工作日对申请人提交的申请文件和资料进行评审。评审结束后，将资料审查结果通知申请厂商，副本抄送食品 GMP 现场评审小组。资料审查未通过者，认证机构应以书面形式通知申请厂商补正或驳回。资料审查通过者，由认证机构报请食品 GMP 现场评审小组办理现场评审。

（3）现场评审：由食品 GMP 现场评审小组执行，该小组由主管部门相关领导、食品 GMP 认证机构代表和行业专家共同组成。

1）现场评审作业时间，原则上每厂安排一天。

2）GMP 认证的现场评审程序见表 3-1。

表 3-1　食品 GMP 认证现场评审程序

顺序	工作项目	预计时间	人员	主要内容
1	厂方致欢迎词	5 分钟	工厂负责人	1. 厂方代表致词 2. 介绍工厂主要干部
2	评核小组致词	5 分钟	领队	1. 领队致词 2. 介绍评核委员
3	工厂概况演示文稿	20 分钟	工厂负责人	1. 公司运营状况 2. 工厂简介 3. 工厂组织和人事
4	加工流程及厂房配置演示文稿	20 分钟	生产部门等	1. 加工流程 2. 厂房及机器设备配置
5	GMP 实施现况演示文稿	90 分钟	工厂各部门	1. 卫生管理制度 2. 制造管理制度 3. 品质管理制度 4. 食品 GMP 管理制度 5. 仓储与运输管理制度 6. 员工教育训练制度 7. 食品 GMP 的建立经过 8. 现场评核路线图
6	讨论		评核委员 厂方人员	评核委员针对演示文稿及认证内容提出问题，厂方人员回答或提出说明
7	资料评审	90 分钟	评核委员 厂方人员	评审厂方提供与 GMP 有关的书面作业程序、标准、生产报表及记录报告等书面资料
8	现场评审	60~90 分钟	评核委员 厂方人员	由厂方各部门主管陪同评核委员赴现场评审 GMP 的实施情况
9	内部讨论	60 分钟	评核委员	由现场评核小组领队主持内部讨论，并请厂方人员暂时回避
10	评核总结	15 分钟	评核委员	1. 评核人员与厂方人员逐项确认评核缺点后，请厂方代表于《食品 GMP 现场评核缺点记录表》上签名 2. 现场评核小组领队宣布评核结果

3）食品 GMP 现场评核之评审结果汇总程序：首先，现场评核小组在资料评审及现场评审后，应请厂方人员回避，由领队召开小组内部讨论评核结果，并对缺点事实逐条讨论，将讨论内容列入《食品 GMP 现场评核缺点记录表》。

4）现场评核结束后，由食品 GMP 现场评审小组行文告知评核结果，并告知认证机构。

5）现场评核通过者，当天由认证机构进行产品抽样。

6）现场评核未通过者，申请厂商在改善后提出改善报告书，经食品 GMP 现场评审小组确认改善完成后，可申请复核，如超过 6 个月未申请复核者，应重新办理资料审查。

7）复核仍未通过者，申请厂商于驳回通知文之日起 3 个月后，重新提出申请，应由资料审查重新办理。

（4）产品检验：产品抽样由认证机构人员进行。抽样检验未通过者，由认证机构以书面通知改善，申请厂商应于改善后提出改善报告书，经认证机构确认改善完成后，可申请复验。复验未通过者，从申请案驳回通知文到 3 个月后才可重新申请，且应由资料审查重新办理。

（5）确认：申请认证工厂通过现场评核及产品检验，并将认证产品的包装标签样稿送请认证机构核备后，由认证机构编定认证产品编号，并将相关资料报请食品 GMP 现场评审小组确认。

（6）授证：认证机构根据现场评审和抽样验证结果，结合其他相关信息进行综合评价，做出认证决定。审核组成员不得参与认证决定。符合认证要求的，认证机构颁发认证证书。不符合要求的，认证机构应以书面的形式告知其不能通过认证的原因。

申请人如对认证决定有异议，可在 10 个工作日内向认证机构申诉，认证机构自收到申诉之日起，应在一个月内进行处理，并将结果书面通知申请人。如申请人认为认证机构行为严重侵害了自身的合法权益，可以向国家认证认可监督管理委员会投诉。

（7）追踪管理：认证机构可依据跟踪监督结果，对获证企业做出保持、暂停或撤销其认证资格的决定。

三、卫生标准操作程序

标准作业程序（standard operation procedures，SOP）是将某一事件的标准操作步骤和要求以统一的格式描述出来，用来指导和规范日常的工作。而卫生标准操作程序（SSOP）则是食品企业为了满足食品安全的要求，在卫生环境和加工要求等方面所需实施的具体程序，是食品企业明确在食品生产中如何做到清洗、消毒、卫生保持的指导性文件。

（一）SSOP 的由来

20 世纪 90 年代，美国频繁暴发食源性疾病，每年约七百万人次感染和七千人死亡。通过调查研究，表明大部分感染或死亡和肉禽产品的质量有关。这一结果促使农业部重视肉、禽产品的质量，1995 年 2 月农业部在《美国肉、禽类产品 HACCP 法规》第一次提出要求建立一种书面的常规可行的程序确保生产安全、无掺杂的食品，这种常规可行的程序即后来我们称的 SSOP。同年 12 月，FDA《美国水产品 HACCP 法规》中进一步明确了 SSOP 必须包括八个方面及验证等相关程序，从而建立了 SSOP 的完整体系。

自此，SSOP 一直作为 GMP 的基础程序和 HACCP 认证的前提。

（二）SSOP 与 GMP 的关系

GMP 是保障食品安全和质量而制定的贯穿食品生产全过程的一系列技术要求、措施和方法。它要求食品生产企业具备良好的生产设备、合理的生产过程、完善的质量管理和严格的质量检测系统，以确保最终的产品质量。GMP 规定了食品在生产、加工、储运和销售等方面的基本要求，由政府食品卫生安全主管部门用法规和强制性标准形式发布，具有强制性，其规定的硬件和软件两个方面是食品生产企业必须达到的基本要求。

SSOP 是企业为了达到 GMP 所规定的要求，所使用的企业内部作业指导性文件，指导食品在生产加工过程中如何实施清洗、消毒和卫生保持，以保证食品符合卫生要求。它不具有 GMP 的强制性，是企业的内部管理文件，其规定是具体的，负责指导卫生操作和卫生管理的具体措施。

GMP 具有原则性，是食品企业必须要达到的基本条件；SSOP 是企业内部管理性文件，是具体的，它们相辅相成。制定 SSOP 计划要以 GMP 为依据，GMP 是 SSOP 的法律基础。使企业达到 GMP 要求，生产出安全卫生的食品是制定和实行 SSOP 的最终目的。GMP 和 SSOP 共同作为 HACCP 体系建立的基础。

（三）SSOP 的主要内容

SSOP 是食品生产企业为了使其生产加工的食品符合卫生要求，而制定的指导食品加工过程中如何具体实施清洗、消毒和卫生保持的作业指导文件，一般以 SSOP 文件形式出现。它主要包括 8 项内容：①与食品接触或与食品接触物表面接触的水（冰）的安全；②与食品接触的表面（包括设备、手套、工作服）的清洁度；③防止发生交叉污染；④手的清洗与消毒，厕所设施的维护与卫生保持；⑤防止食品被污染物污染；⑥有毒化学物质的标记、储存和使用；⑦雇员的健康与卫生控制；⑧虫害的防治。

1. 与食品接触或与食品接触物表面接触的水（冰）的安全　生产用水（冰）的卫生质量是影响食品卫生的关键因素，食品生产加工企业要有充足的满足卫生要求的水源。保证水（冰）的安全是任何食品生产加工企业的首要问题。食品加工企业一个完整的 SSOP 计划，首先要考虑与食品接触或与食品接触物表面接触的水（冰）的来源与处理应符合有关规定，同时考虑非生产用水及污水处理的交叉污染问题。

（1）水源：食品生产用水、冷却水、锅炉用水等必须符合相应国家标准。

国家生活饮用水标准 GB 5749—2006：菌落总数＜100CFU/ml，大肠埃希菌、致病菌不得检出；游离余氯，水管末端不低于 0.05 mg/kg。

饮料用水标准：企业每天对水余氯进行检测，一年对所有水龙头都检测到；对水微生物至少每个月检测一次；自备水源每年至少两次。

（2）供水设施设备：供水设施要完好，管道设计要防止冷凝水集聚下滴污染裸露加工食品，防止饮用水管和非饮用水管交叉污染。

（3）废水排放：污水处理要符合国家环保部门的规定，符合防疫要求，处理池地点应远离生产车间，水流向要从清洁区到非清洁区，与外界接口要防异味、防蚊蝇。

（4）生产用冰：制冰用水必须符合饮用水标准，制冰设备应卫生、无毒、不生锈，储存、运输和存放的容器卫生、无毒、不生锈。冰必须防止由于人员走动，与地面接触造成污染，制冰机内部应检验以确保清洁并不存在交叉污染。

若发现加工用水存在问题，应终止使用，直到问题得到解决。水的监控、维护及其他问题处理都要保持记录。

2. 与食品接触的表面（包括设备、手套、工作服）**的清洁**　食品接触表面指的是"接触人类食品的表面以及在正常加工过程中会将水滴溅在食品或食品接触面上的那些面"（FDA，21CFR110.3）。保持食品接触表面的清洁度是为了防止污染食品。与食品接触表面一般包括：直接接触（加工设备、工器具和台案、加工人员的手或手套、工作服等）和间接接触（车间环境、卫生间的门把手、垃圾箱等）两种。

（1）设备必须用适于食品表面接触的材料制作：要耐腐蚀、光滑、易清洗、不生锈。多孔和难于清洁的木头等材料，不应被用作食品接触表面。食品接触表面是食品可与之接触的任意表面，若食品与墙壁相接触，墙壁需要一同设计、满足维护和清洁要求。设备的设计和安装应易于清洁。设计和安装应无粗糙焊缝、破裂和凹陷，表里如一，以防止避开清洁和消毒化合物。在不同表面接触处应具有平滑的过渡。此外，设备设计虽好，但超过它的可用期并已刮擦或坑洼不平以至于它不能被充分地清洁的设备应修理或替换掉。

（2）食品接触表面在加工前和加工后都应彻底清洁，并在必要时消毒。

1）加工设备和器具：工器具清洗消毒的几点注意事项叙述如下。固定的场所或区域；推荐使用热水；注意蒸汽排放和冷凝水；要用流动的水；注意排水问题；注意科学程序，防止清洗剂、消毒剂的残留。

加工设备和器具首先必须进行彻底清洗（除去微生物赖以生长的营养物质、确保消毒效果），再进行冲洗，然后进行消毒（如82℃以上的热水，采用消毒剂如次氯酸钠，物理方法如紫外线、臭氧等）。加工设备和器具的清洗消毒的频率：大型设备在每班加工结束之后，工器具每2~4小时，加工设备、器具（包括手）被污染之后应立即进行。对难清洗的区域和产品残渣可能出现的地方要重点监测，如加工台面下或钻在桌子表面的排水孔等是产品残渣聚集、微生物繁殖的理想场所，需要进行监测。

2）手套和工作服：手套和工作服也是食品接触表面。如使用手套，每一个食品加工厂应提供适当的清洁和消毒的程序。不得使用线手套，且不易破损。工作服应集中清洗和消毒，应有专用的洗衣房，洗衣设备、能力要与实际相适应，不同区域的工作服要分开，并每天清洗消毒。工作服储存室安装紫外线灯照射消毒，消毒时间不少于30分钟。

（3）空气消毒：清洁区域内，进行紫外灯照射对空气进行消毒，消毒时间不少于30分钟，湿度大于60%时，要延长消毒时间。每天开工前及午餐时间对加工区域进行消毒，时间不少于30分钟。

（4）监督检查：每月一次用棉拭法对经过清洗消毒的器具、盛器、设备等与食品接触面取样检测细菌总数和大肠菌群。合格标准为菌落总数<100CFU/cm^2，并做好记录。

每月对工作服及工作服存放间进行菌落总数测定，菌落总数<100CFU/cm^2。

每周一次对空气清洁度进行测试：直径9cm普通肉汤琼脂平板于空气中暴露5分钟，37℃培养24小时进行监测。平板菌落数控制清洁区<30CFU/个平板，中等清洁区30~50CFU/个平板。

随机检查消毒用热水温度及消毒液浓度，对温度和浓度不符合要求的要重新进行消毒。

在检查发现问题时应采取适当的方法及时纠正，如再清洁、消毒、检查消毒剂浓度、培训员工等。记录包括检查食品接触面状况；消毒剂浓度；表面微生物检验结果等。记录的目的是提供证据，证实工厂消毒计划充分，并已执行。

3. 交叉污染的防止　交叉污染是通过生的食品、食品加工者或食品加工环境把生物或化学的污染物转移到食品的过程。此方面涉及预防污染的人员要求、原材料和熟食产品的隔离及工厂预防污染的设计。

（1）工厂和车间的设计、布局。工厂和车间在设计和改造前与有关部门和专家进行探讨，做到加工工艺布局合理，厂区内外没有污染源。

（2）人员卫生管理：①进入车间的任何人员（员工、维修人员、参观人员等）必须穿好工作服，并带好工作帽。头发必须罩入帽子内，不能外露，帽子要经常清洗，保持卫生清洁。②注重员工的个人卫生：男员工不留长发，不允许蓄须；女员工不涂口红，不化浓妆，不带假睫毛、涂指甲、带假指甲，不允许涂带有浓烈气味的香水。所有员工不允许留长指甲。加工人员接触了不洁物，如如厕、处理赃物的设备和工具后，要按要求进行清洗和消毒。③器具、设备和包装物：加工过程中做到器具专用，高清洁区和低清洁区的器具不混用。已清洗和消毒的器具避免二次污染。包装物不允许直接放在地面上。品控部对包装物的微生物进行检测，并要求供方每年提供一次包装材料安全检测报告。④私人物品：所有生产区域和原料、包装材料、成品储存区不允许存放私人物品。

（3）废弃物的处理：加工过程中产生的废品要装在有明显标志的废品容器内，及时倾倒处理，送到垃圾存放区。加工区以外的垃圾存放容器应带有遮盖，不允许暴露存放。各种废弃物做到日产日清，垃圾存放容器和存放区域经常消毒，保持一定的清洁度。

（4）监督检查：每天检测员工的个人卫生，每周不定期对员工的手、工作服进行微生物检测，不符合规定要及时处理。

4. 手清洁、消毒和卫生间设施的维护 所有的原料和成品都直接接触员工，操作前必须要按规定程序清洗双手并进行消毒，一般的清洗方法和步骤为：清水洗手，擦洗洗手皂液，用水冲净洗手液，将手浸入消毒液（50mg/kg 的余氯）中浸泡 30 秒消毒，用清水冲洗，干手。

洗手的频率和要求：操作人员的手必须保持清洁卫生，在下列情况发生时，必须对双手进行清洗消毒：开始工作前；上厕所后；处理不干净的原材料、废料、垃圾后；清洗设备、器具，接触不干净用具之后；用手挖耳、抠鼻、手捂嘴咳嗽后；从事其他与生产无关的活动后。

洗手设施必须在车间进出口、更衣室、厕所或其他适宜位置配备，与生产人员数量相当。手的清洗台的建造需要防止再污染，水龙头以膝动式、电力自动式或脚踏式较为理想。检查时应该包括测试一部分的手清洗台以确保它能良好工作。

卫生间需要进入方便、卫生、有良好的通风和防蚊蝇设施，具有自动关闭、不能开向加工区的门，离加工车间距离在 30m 以上。卫生间的数量依生产人数而定，一般 20~30 人设立一个蹲位。厕所内设有专门的洗手设施，设专人负责卫生，及时清理并定期消毒。

监督和检查。品控部门每天检查一次洗手消毒设施的清洁和完好，定期对员工的手、工作服表面采样检验，做好检查和检验记录，不符合要求的立即纠正。

5. 防止外来污染物污染 食品加工企业经常要使用一些化学物质，如润滑剂、燃料、杀虫剂、清洁剂、消毒剂等，生产过程中还会产生一些污物和废弃物，如冷凝物和地板污物等。污染物的来源包括如下：

（1）有毒化合物：非食品级润滑油；燃料污染可能导致产品污染；只能用被允许的杀虫剂和灭鼠剂来控制工厂内害虫，并应该按照标签说明使用；不恰当的使用化学品、清洗剂和消毒剂可能会导致食品外部污染，如直接的喷洒或间接的烟雾作用。当食品、食品接触面、包装材料暴露于上述污染物时，应被移开、盖住或彻底的清洗；员工们应该警惕来自非食品区域或邻近的加工区域的有毒烟雾。

（2）因不卫生的冷凝物和死水产生的污染：被污染的水滴或冷凝物中可能含有致病菌、化学残留物和污物，导致产品被污染；缺少适当的通风会导致冷凝物或水滴滴落到产品、食品接触面和包装材料上；地面积水或池中的水可能溅到产品、产品接触面上，使得产品被污染。脚或交通工具通过积水时会产生喷溅。

水滴和冷凝水较常见,且难以控制,易形成霉变。一般采取的控制措施有:顶棚呈圆弧形;良好通风;合理用水;及时清扫;控制车间温度稳定;提前降温等。包装材料的控制方法常用的有:通风、干燥、防霉、防鼠;必要时进行消毒;内外包装分别存放。食品储存时物品不能混放,且要防霉、防鼠等。化学品的正确使用和妥善保管。

任何可能污染食品或食品接触面的掺杂物,建议在开始生产时及工作时间每 4 小时检查 1 次,并记录每日卫生控制情况。

6. 有毒化合物的处理、储存和使用　食品加工会涉及的有害有毒化合物主要包括:洗涤剂、消毒剂(如次氯酸钠)、润滑剂、试验室用药品(如氰化钾)、食品添加剂(如硝酸钠)等。它们的使用必须小心谨慎,按照产品说明书使用,做到正确标记、储存安全,否则会导致企业加工的食品被污染的风险。

所有这些物品需要适宜的标记并远离加工区域,应有主管部门批准生产、销售、使用的证明;主要成分、毒性、使用剂量和注意事项;带锁的柜子;要有清楚的标识、有效期;严格使用登记记录;自己单独的储存区域,如果可能,清洗剂和其他毒素及腐蚀性成分应储存于密储存区内;要有经过培训的人员进行管理。

监督检查:品控部门每天对化验室所使用的化学药品进行检查,每周不定期对其他部门的化学药品的储存、使用情况进行检查。各部门每天检查核对所负责的化学药品的品种、数量和标志。

7. 雇员的健康状况　食品加工者(包括检验人员)是直接接触食品的人,其身体健康及卫生状况直接影响食品卫生质量。管理好患病或有外伤或其他身体不适的员工,他们可能成为食品的微生物污染源。对员工的健康要求一般包括:

(1)不得患有有碍食品卫生的传染病(如肝炎、结核等);不能有外伤、化妆、佩戴首饰和带入个人物品;必须具备工作服、帽、口罩、鞋等,并及时洗手消毒。

(2)应持有效的健康证,制定体检计划并设员工健康档案,包括所有和加工有关的人员及管理人员,应具备良好的个人卫生习惯和卫生操作习惯。

(3)涉及有疾病、伤口或其他可能成为污染源的人员要及时隔离。

(4)食品生产企业应制定有卫生培训计划,定期对加工人员进行培训,并记录存档。

8. 害虫的灭除和控制　害虫主要包括啮齿类动物(如鼠)、鸟和昆虫等。害虫的灭除和控制包括加工厂(主要是生产区)全范围,甚至包括加工厂周围,重点是厕所、下脚料出口、垃圾箱周围、食堂、储存室等。

去除任何产生昆虫、害虫的滋生地,如废物、垃圾堆积场地、不用的设备、产品废物和未除尽的植物等是减少吸引害虫的因素。安全有效的害虫控制必须由厂外开始。厂房的窗、门和其他开口,如开的天窗、排污洞和和水泵管道周围的裂缝等能进入加工设施区。采取的主要措施包括:清除滋生地和预防进入的风幕、纱窗、门帘,适宜的挡鼠板、翻水弯等;还包括产区用的杀虫剂、车间入口用的灭蝇灯、粘鼠胶、捕鼠笼等。但不能用灭鼠药。

四、危害分析与关键控制点

HACCP 是 "hazard analysis and critical control points" 的简称,中文译为 "危害分析与

关键控制点",是国际上共同认可和接受的食品安全保证体系,主要是对食品中微生物、化学和物理危害进行安全控制,其根本目的是由企业自身通过对生产体系进行全面系统的分析和控制来预防食品安全问题的发生。

HACCP 体系是一种科学、合理、针对食品生产加工过程进行控制的预防性体系,该体系的建立和应用可保证食品危害得到有效控制,以防止发生公共危害的问题。HACCP 的定义:生产(加工)安全食品的一种控制手段;对原料、关键生产工序及影响产品安全的人为因素进行分析,确定加工过程中的关键环节,建立、完善监控程序和监控标准,采取规范的纠正措施。

(一) HACCP 的由来与发展

美国是 HACCP 体系的创立国家,也是最早应用 HACCP 原理的国家,并在食品加工中强制性实施 HACCP 的监督与立法工作。HACCP 体系的建立始于 1959 年,是由美国 Pillsbury 公司 H.Bauman 博士等与宇航局和美国陆军 Natick 研究所共同开发的,主要用于航天食品的质量控制。1971 年,Pillsbury 在美国第一次国家食品保护会议上提出了 HACCP 原理,且立即被食品安全监督管理局(FDA)接受,并决定在低酸罐头食品的 GMP 中采用,于 1974 年正式将 HACCP 原理引入低酸罐头食品的 GMP。1985 年,美国科学院就食品法规中 HACCP 有效性发表了评价结果。随后由美国农业部食品安全检验署、美国陆军 Natick 研究所、食品安全监督管理局、美国海洋渔业局四家政府机关及大学和民间机构的专家组成的美国食品微生物学基准咨询委员会于 1992 年采纳了食品生产的 HACCP 七原则。1993 年 FAO/WHO 食品法典委员会批准了《HACCP 体系应用准则》,1997 年颁发了新版法典指南《HACCP 体系及其应用准则》,该指南已被广泛地接受并得到了国际上普遍的采纳,HACCP 概念已被认可为世界范围内生产安全食品准则。

HACCP 的概念和原理一经提出,便得到了一些国家、地区和国际组织的响应和认可,并对 HACCP 体系的完善与推广做了大量工作。加拿大、英国、新西兰等国家在食品生产与加工过程中全面应用 HACCP 体系。1992 年,欧共体理事会 92/5/EEC 会议指南,针对肉产品提出应用 HACCP 原理;1993 年,欧共体理事会 93/43/EEC 会议指南,明确指出食品工程要建立以 HACCP 为基础的体系,确保食品安全。

近 10 多年,HACCP 在全球食品工业中进一步推广应用。联合国食品标准委员会将 HACCP 制度列为食品的世界性指导纲要;亚太经合组织积极推动以 HACCP 为基础的食品认证计划;欧盟要求各成员国实施 HACCP 制度,且规定进入欧盟市场的食品其生产必须通过 HACCP 认证。目前,认可并推广 HACCP 较好的国家和组织有联合国食品法典委员会、欧盟、日本、加拿大、泰国、越南、印度、澳大利亚等,这些国家和组织大部分都针对不同食品提出了相应的 HACCP 模式,制定 HACCP 法规强制性推行,并要求进口食品达到相同的要求。

HACCP 在我国的发展可分为 3 个阶段:

1. 引入阶段(1990~1997 年) 1990 年,原国家进出口商品检验局组织了含 HACCP 理念的"出口食品安全工程的研究和应用计划",水产品等十类食品列入计划,近 250 家企业自愿参加,为 HACCP 在我国的实施奠定了基础。1997 年,为了做好应对 FDA 水产品 HACCP 法规实施的准备工作,原国家进出口商品检验局举办了五期水产品 HACCP 法规及管理官员培训班,300 多人受训并取得培训资格,HACCP 正式引入我国。

2. 应用阶段（1997~2004 年）　1997 年，HACCP 在我国企业开始正式应用。1999 年，出版了《中国出口食品卫生注册管理指南》书面和音像教材，作为我国第一套 HACCP 培训教材，电教培训出口食品生产企业和检验检疫人员数十万人。2002 年，国家质检总局发布《出口食品生产企业卫生注册登记管理规定》（第 20 号令），首次强制要求罐头、水产品、肉及肉制品、速冻蔬菜、果蔬汁、速冻方便食品等六类高风险出口食品的生产企业要建立和实施 HACCP 管理体系，并实施体系的检验检疫验证和监督管理，作为出口食品生产企业卫生注册制度的组成部分。2004 年，农业部科教司把引进国外 HACCP 技术体系列为农业部 948 项目予以资助。随着项目的实施，HACCP 体系在我国种植业、水产养殖、家禽饲养等行业不断开展示范应用。

3. 发展提高阶段（2004 年至今）　随着国际贸易形式的新变化，技术壁垒措施越来越多的成为国际食品贸易的调控手段，不仅要求能够建立控制危害的体系，而且要求建立能够对食品企业进行管理的体系。国际 HACCP 理论面临新的发展。2004 年，中国国家质检总局发布了《食品安全管理体系要求》标准，提出了包含 HACCP 原理的食品安全管理原则，并将 HACCP 体系系统的发展为以 HACCP 为核心的食品安全管理体系。2006 年，国家认证认可监督管理委员会发布了《关于下发 2006 年版出口食品企业卫生注册登记评审记录表的通知》要求罐头等六类出口食品生产企业必须按照 SN/T 1443.1《食品安全管理体系要求》建立实施 HACCP 食品安全管理体系，并依据该标准实施 HACCP 食品安全管理体系的检验检疫强制性验证。2009 年 2 月 17 日发布《GB/T 27341 危害分析与关键控制点（HACCP）体系食品生产企业通用要求》，并于 2009 年 6 月 1 日开始实施。

（二）HACCP 的基本术语

FAO/WHO 食品法典委员会在《HACCP 体系及其应用准则》（Hazard Analysis Critical Control Point System and Guidelines for Its Application）中规定基本术语及定义：

1. 控制（control，动词）　采取一切必要措施，确保和维护与 HACCP 计划所制定的安全指标一致。

2. 控制（control，名词）　遵循正确的方法和达到安全指标的状态。

3. 控制措施（control measure）　用以防止或消除食品安全危害或将其降低到可接受的水平所采取的任何措施和活动。

4. 纠正措施（corrective action）　针对关键控制点的检测结果显示失控时所采取的措施。

5. 控制点（control point，CP）　指能对生物的、化学的、物理的因素实施控制的任何点、步骤或过程。

6. 关键控制点（critical control point，CCP）　指一个操作环节，通过在该环节采取、预防和控制措施，能有效防止或消除食品安全危害或将危害降低到可接受水平。

7. 关键限制（critical limit）　将可接受水平与不可接受水平区分的判定指标，是关键控制点的预防性措施必须达到的标准。

8. 偏差（deviation）　指达不到关键指标限量。

9. 流程图（flow diagram）　生产或制作特定食品所用操作顺序的系统表达。

10. CCP 判断树（CCP decision tree）　用来确定一个控制点是否是 CCP 的问题。

11. 前提计划（preliminary plans）　包括 GMPs，为 HACCP 计划提供基础的操作条件。

12. 危害分析与关键控制点计划（HACCP plan） 根据 HACCP 原理所制定的文件，系统的、必须遵守的工艺程序，能确保食品链各考虑环节中对食品有显著意义的危害予以控制。

13. 危害（hazard） 会产生潜在的对人体健康危害的生物、化学或物理因素或状态。

14. 危害分析（hazard analysis） 收集和评估导致危害和危害条件的过程，以便决定哪些对食品安全具有显著意义，从而列入 HACCP 计划中。

15. 监控（monitor） 为了确定 CCP 是否处于控制之中，对所实施的一系列预定控制参数所做的观察或测量进行评估。

16. 操作限值（operation limit，OL） 是实际操作人员在操作中为了降低偏离关键限值风险而采取的比关键限值更为严格的控制操作标准参数。

17. 步骤（step） 食品链中某个点、程序、操作或阶段，包括原材料及从初级生产到最终消费。

18. 证实（validation） 获得证据，证明 HACCP 计划的各要素是有效的过程。

19. 验证（verification） 除监控外，用以确定是否符合 HACCP 计划所采用的方法、程序、测试和其他评估方法。

（三）HACCP 的基本原理

HACCP 是一种系统的管理方法，覆盖了食品从原料到餐桌的整个生产和加工过程，并对生产加工过程的各种因素进行连续系统的分析，迄今为止人们在实践中总结出来的最有效的保障食品安全的管理方法。它的原理适用于食品生产的所有阶段，包括基础农业、食品制备与处理、食品加工、食品服务、配送体系以及消费者处理和使用。

HACCP 原理经过实际应用与修改，被食品法典委员会确认由七个方面组成：①进行危害分析；②确定关键控制点；③确定各关键控制点关键限值；④建立各关键控制点的监控程序；⑤建立当监控表明某个关键控制点失控时应采取的纠偏行动；⑥建立证明 HACCP 系统有效运行的验证程序；⑦建立关于所有适用程序和这些原理及其应用的记录系统。

原理 1——进行危害分析：危害分析与预防控制措施是 HACCP 原理的基础，也是建立 HACCP 计划的第一步。拟定工艺中各工序的流程图，确定与食品生产各阶段有关的潜在危害性及其程度，鉴定并列出有关危害并规定具体有效的控制措施。企业应根据所掌握的食品中存在的危害以及控制方法，结合工艺特点，进行详细的分析。

原理 2——确定关键控制点：在食品的生产加工过程中，许多点、步骤或工序都可以作为 CP，但 CCP 主要是那些能控制显著危害的点、步骤或工序。CP 不一定是 CCP，而 CCP 一定是 CP。与危害分析一样，确定关键控制点是 HACCP 体系的核心之一。

原理 3——确定与各关键控制点的关键限值：是确保各 CCP 处于控制下以防止显著危害发生的预防性措施，必须达到的标准。关键限值是一个数值，而不是一个数值范围，每个 CCP 都应有一个或多个关键限值，且关键限值要合理、适宜、可操作性强。

原理 4——确立各关键控制点的监控程序：监控应尽可能采用连续的理化方法，如无法连续监控，也要求有足够的间隙频率次数来观察测定每一 CCP 的变化规律，保证 HACCP 计划的制订与实施。

原理 5——建立当监控表明某个关键控制点失控时应采取的纠偏行动：当监控表明，偏离关键限值或不符合关键限值时采取的程序或行动。如有可能，纠正措施一般应是在

HACCP 计划中提前决定的。纠正措施一般包括两步：第一步：纠正或消除发生偏离 CL 的原因，重新加工控制第二步：确定在偏离期间生产的产品，并决定如何处理。采取纠正措施包括产品的处理情况时应加以记录。

原理 6——建立证明 HACCP 系统有效运行的验证程序：用来确定 HACCP 体系是否按照 HACCP 计划运转，或者计划是否需要修改，以及再被确认生效使用的方法、程序、检测及审核手段。

原理 7——建立关于所有适用程序和这些原理及其应用的记录系统：企业在实行 HACCP 体系的全过程中，须有大量的技术文件和日常的监测记录，这些记录应是全面的，记录应包括：体系文件，HACCP 体系的记录，HACCP 小组的活动记录，HACCP 前提条件的执行、监控、检查和纠正记录。

（四）HACCP 计划的制订与实施

HACCP 体系在不同的国家、不同食品生产企业的模式不同，即使在同一国家，不同管理部门对不同食品生产推行的 HACCP 体系也不全相同，同一食品生产企业针对不同食品生产建立和实施的 HACCP 体系也有差异。食品法典委员会和美国 NACMCF，以及我国推荐用 12 个步骤来建立 HACCP，而 FDA 推荐 18 个步骤进行 HACCP 体系的建立。但仅仅做这些步骤还不够，还要有提前准备和后期监督、回顾阶段。根据《GB 27341—2009 危害分析与关键控制点（HACCP）体系食品生产企业通用要求》，食品企业 HACCP 建立分为三个阶段：准备阶段，HACCP 建立和实施阶段，回顾阶段。

1. 准备阶段　为了保证 HACCP 体系的良好建立，必须要做好准备工作。在该阶段主要包括管理承诺和制定前提计划两个方面。

（1）管理承诺：管理者承诺实施 HACCP 体系并关注其利益和成本是成功实施 HACCP 的最终目标。最高管理者的决策和支持是企业启动 HACCP 体系的前提和动力。企业的最高管理者应制定本企业的食品安全方针，并做出承诺，在企业内大力宣传食品安全的重要性，同时还要给予人力、物力、财力、时间和技术支持。

（2）制定前提计划：前提计划包括人力资源保障计划，企业 GMP、SSOP 的实施，原辅料和直接接触食品的包装材料安全卫生保障制度，召回与追溯体系，设备设施维修保养计划，应急预案等。首先，企业应当制定并实施人力资源保障计划，确保从事食品安全工作的人员能够胜任。其次，落实 GMP 和 SSOP 的实行力度，GMP 和 SSOP 是 HACCP 的必备程序，是实施 HACCP 的基础。最后，做好相关计划，如维护保养计划、产品召回计划、产品识别代码计划和可追溯性、原料和辅料的接收计划、应急计划等。企业前提计划应经批准并保持记录。

2. 建立实施 HACCP 体系阶段　严格按照 HACCP 的七项基本原理，建立 HACCP 体系。建立实施 HACCP 体系包括 8 个基本步骤，其中第一个为预备步骤，后面 7 个为 HACCP 基本原理的应用。建立 HACCP 体系的基础步骤如图 3-1 所示。

步骤 1：预备步骤。

预备步骤主要包括 5 点基本内容：组建 HACCP 工作小组、产品描述、确定产品的预期用途、制定流程图、现场确认流程图。

组建 HACCP 工作小组：企业在建立 HACCP 系统时，首先要建立企业的 HACCP 工作小组。企业 HACCP 小组人员的能力应满足本企业食品生产专业技术要求，并由不同部

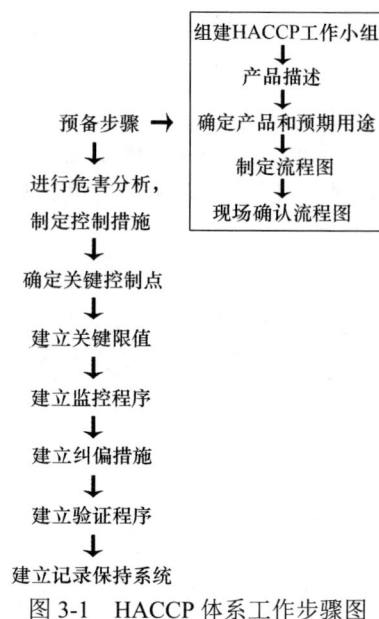

图 3-1　HACCP 体系工作步骤图

门的人员组成，包括卫生质量控制、产品研究、生产工艺技术、设备设施管理、原料采购、销售、仓储及运输部门的人员，必要时可请外部专家参与。最高管理者应指定一名 HACCP 小组组长，并赋予相应的职责和权限。

产品描述：针对产品，识别并确定进行危害分析所需要的适用信息，如原辅料、食品包装材料的名称、类别、成分等；产品的名称、类别、成分及生物、化学、物理特性；产品的加工方式；产品的包装、贮存、运输和交付方式；产品的销售方式和标志等。

确定产品的预期用途：不同用途和不同消费者对食品安全的要求是不同的，HACCP 小组要在产品描述的基础上，识别并确定进行危害分析所需的信息，如消费者对产品的消费或使用期望；产品的预期用途、储存条件和保质期；产品预期的食用或使用方式；产品预期的消费者对象；直接消费产品对易受伤害人群的适用性；食品的非预期食用或使用方式等。

制定流程图：HACCP 小组在企业产品生产的范围内，根据产品的操作要求描绘产品的工艺流程图。包括：每个步骤及其相应的操作；这些操作间的顺序及相互关系；返工点和循环点；外部的过程和外包的内容；原料、辅料和中间产品的投入点；废弃物的排放点。流程图应完整、准确、清晰。每个加工步骤的操作要求和工艺参数应在工艺描述中列出。

现场确认流程图：流程图是否准确直接影响着危害分析的准确性，因此流程图必须要得到 HACCP 小组的确认。流程图绘制完成后，应由熟悉操作工艺的 HACCP 小组人员对所有操作步骤在操作状态下进行现场核查，确认并证实与所制定的流程图是否一致，如果不一致，应将原流程图偏离的地方加以修改调整和纠正，以确保流程图的准确性、实用性和完整性。

步骤 2：进行危害分析，制定控制措施。

危害分析是 HACCP 最重要的一个环节。首先进行危害识别。HACCP 小组根据食品风险程度，不仅在要加工步骤中分析生物、化学、物理危害。同时还要考虑产品、操作和环境；消费者或顾客和法律法规对产品及原辅料、食品包装材料的安全卫生要求；产品食用、食用安全的监控和评价结果；历史上和当前的流行病学、动植物疫情或疾病统计数据和食品安全事故案例等。

然后，进行危害评估。HACCP 小组针对识别的潜在危害，评估其发生的严重性和可能性，如果这种危害在该步骤可能发生且后果严重，则应确定为显著危害。同时保持危害评估依据和结果的记录。

其次，制定控制措施。针对每种显著危害，制定相应的控制措施，并提供证实其有效性的证据；应明确显著危害与控制措施之间的对应关系。针对认为的破坏或蓄意污染造成的显著危害，要建立食品防护计划作为控制措施。当控制措施设计操作的改变时，应做出相应的变更，并修改流程图。

最后，填写危害分析工作单。HACCP 小组根据工艺流程、危害识别、危害评估、控制措施等结果提供形成文件的危害分析工作单，如表 3-2 所示。在危害分析工作单中，应描述控制措施与相应显著危害的关系，并为确定关键控制点提供依据。当危害分析结果受到任何因素影响时，对危害分析工作单做出必要的更新或修订。

表 3-2 危害分析工作单

工厂名称：　　　　　　　　　　　　　产品描述：
工厂地址：　　　　　　　　　　　　　销售和储存方法：
预期用途和消费者：　　　　　　　　　签名/日期：

1	2	3	4	5	6
配料/加工步骤	确定该步骤引入的、增加的或需要控制的潜在危害	潜在危害是否为显著危害？（是/否）	对第三栏的判断依据	防止显著危害的预防措施	该步骤是否为CCP？（是/否）
	生物危害				
	化学危害				
	物理危害				
	生物危害				
	化学危害				
	物理危害				

步骤 3：确定关键控制点。

HACCP 执行者通常采用判断树来认定 CCP，即对工艺流程图中确定的各控制点使用判断树按先后回答每一个问题，按次序进行审定，如图 3-2 所示。一种危害往往可由几个 CCP 来控制，若干种危害可以由一个 CCP 控制。

CCP 判定的一般原则：在该点或加工步骤上存在一种或一种以上不能由 SSOP 措施控制的显著危害；在该点或加工步骤上存在一项或一项以上可将存在的显著危害防止、消除或降低到可接受水平的预防控制措施；在该点或加工步骤上存在一种或一种以上的显著危害，在本步骤控制后不会在以后的加工步骤上再次出现；在该点或加工步骤上存在以后的加工步骤虽存在可以实施控制的预防控制措施，但在本步骤采用预防控制措施可以更经济、更有效地实施控制，或者必须在本步骤上实施控制，以实现后续步骤上的预防控制措施共同控制某种显著危害。

CCP 判断树是判断 CCP 的一个有效工具，如图 3-2 所示，但不是判断 CCP 的唯一工具。使用判断树时应注意如下几个问题：判断树仅仅是有助于确定 CCP 的工具，不能替代专业知识；判断树在危害分析和显著危害被确定的步骤使用；随后的加工步骤对控制危害可能更有效，可能是更应该选择的 CCP；加工中一个以上的步骤可以控制一种危害；应用的局限性，不适用于肉禽类的宰前、宰后检验，不能认为宰后肉产品合格就可以取消宰前检疫，又如不能将不卫生的原料经高压杀菌等手段后供人食用。

步骤 4：建立关键限值。

建立关键限值（CL）以是否产生危害或者产生危害是否是可接受水平为标准，建立的关键限值必须有具有可操作性。在实际操作中，一般使用比关键限值更为严格的操作限值（OL）来进行操作，保证关键限值不被突破。在连续生产过程中，对物理和化学指标的监控通常更加准确和快速，尽量不使用微生物指标作为监控数值。

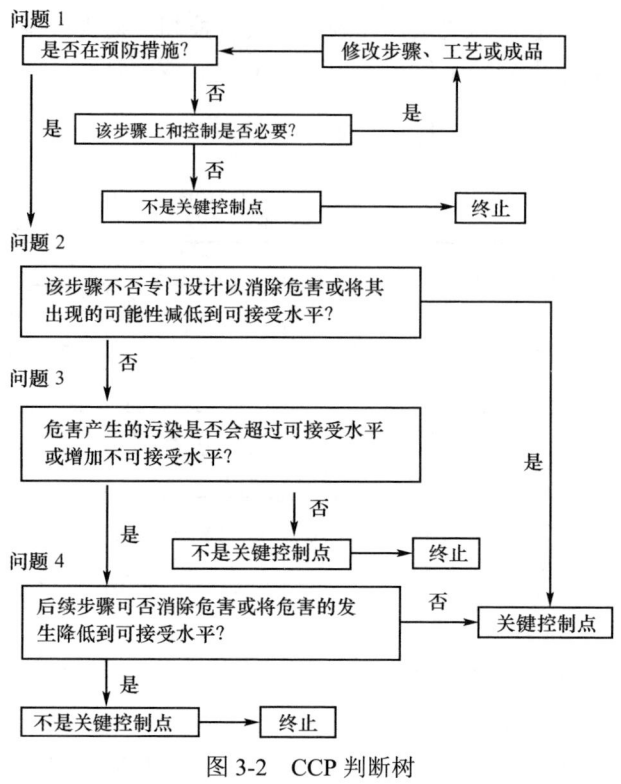

图 3-2 CCP 判断树

建立 CL 应该做到合理、适宜、使用和可操作性强。好的 CL 应该是直观、易于检测、仅基于食品安全、只出现少量被销毁产品就可以采取纠正措施，不能违背法规、不能打破常规方式，也不是 GMP 要求或 SSOP 措施。表 3-3 是关键限值的例子。

表 3-3 有关产品的 CL 值例子

危害	CCP	CL
细菌性病原体（生物的）	巴氏杀菌	杀死牛奶中的病原菌，≥72℃，≥15 分钟
细菌性病原体（生物的）	干燥箱	≥93℃，≥20 分钟，气流≥0.15m^2/m 半成品厚度≤1.27cm（水分活度≤0.85，以控制被干燥食品中的致病菌）
细菌性病原体（生物的）	酸化	产品质量≤45.4kg，浸泡时间≥8 小时，乙酸浓度≥3.5%，容积≤189L（在腌制食品中使 pH 达到小于 4.6 来防止梭状芽孢杆菌）

建立 CL 应该注意如下几点：对每个 CCP 都必须设立 CL；CL 是一个数值，而不是一个数值范围；CL 具有可操作性，多采用物理指标和化学指标；CL 应符合相关的国家标准、法律法规要求；CL 具有科学依据。

步骤 5：建立监控程序。

监控程序需要明确监控的对象、监控的方法、监控的频率和监控的人员。当生产工艺流程或有关条件改变时，监控的频率必须做相应的调整。

监控的对象：通过观察和测量产品或加工过程的特性，来评估一个 CCP 是否在关键限值内的操作。如热敏性成分是关键时，对温度进行测量；当食品是酸化食品时，则测量 pH。

监控的方法：怎样监控关键限值和预防措施。监控必须提供快速或即时的结果，微生物检测耗时长且不容易掌握，应尽量避免。一般是用物理或化学测量手段。如时间/温度、水分活度、感官检查、酸度的监控。

监控的频率：可以是连续的或非连续的。如有条件最好连续监控。非连续监控是点控制，对样品及测定点要有代表性。非连续监控要规定科学的监控频率，此频率要能反映 CCP 危害特征。

监控的人员：从事 CCP 监控的人员可以是流水线上的人员、设备操作者、监督员或质量保证人员。CCP 监控人员具备如下条件：受过 CCP 监控技术的培训；充分理解 CCP 监控的重要性；在监控的方便岗位作业；能对监控活动提供准确的报告；能即时报告 CL 偏离情况。

步骤 6：建立纠偏措施。

当关键限值出现偏离时，就有可能出现危害，这个时候需要采取纠偏措施。措施包括出现偏离的产品保存，并进行相关分析测试，评估产品的安全性，在此基础上，对不合格产品进行销毁；符合重新加工要求的，进行返工处理并达到产品的一致性；或将残次品加工成要求较低的另一种产品。

纠偏措施要解决两类问题：制定使工艺重新处于控制之中的措施，将 CCP 返到受控状态；对 CCP 失控时期生产的食品的处理办法，包括将失控生产的产品进行隔离、扣留、评估其安全性、原辅料及半成品等移做他用、重新加工或者销毁产品等。

纠偏行动过程应做记录，包括产品确认；偏离的描述；所有的纠正措施包括受影响的产品的最终处理；采取纠偏措施的负责人姓名；必要时的评估结果。

步骤 7：建立验证程序。

验证的目的：验证 HACCP 操作程序，是否适合产品，对工艺危害控制是否充分和有效；验证所拟定的监控措施和纠偏措施是否适用。

验证时需要对整个 HACCP 计划及其记录档案进行复查，具体内容包括：要求原辅料、半成品供货方提供产品的合格证明；检测仪器标准，并对仪器仪表矫正的记录进行审核；复查 HACCP 计划制定及其记录和有关文件；审查 HACCP 内容体系及工作日志与记录；复查纠偏情况记录和产品处理情况；CCP 记录及其控制是否正常；对中间产品和终产品的微生物检验；评价所制定的目标限值和操作限值，不合格产品的淘汰记录；调查市场供应中与产品有关的意想不到的卫生和腐败问题；复查已知的、假象的消费者对产品使用情况及反应记录。

验证过程可以由食品企业自行实施，也可以委托第三方实施，官方机构作为 HACCP 方法强制性实施的管理者，也可组织人员进行验证。

步骤 8：建立记录保持系统。

HACCP 必须要有完整准确的记录，具有历史可追溯性，一旦发生问题能从中查询产生问题的实际生产过程或排除某一过程产生问题的可能性。同时也提供一个有效的监控手段，使企业及时发现或调整加工工程中偏离 CCP 的趋势，防止生产过程失去控制。保存的文件有：说明 HACCP 系统的各种措施手段；用于危害分析采用的数据；与产品安全有关的所做出的决定；监控方法及记录；由操作者签名和审核者签名的监控记录；偏差与纠偏记录；审定报告等级 HACCP 计划表；危害分析工作表；HACCP 执行小组会上报告及总结。

各项记录表在归档前要严格审核，CCP 监控记录、限值偏差与纠正记录、验证记录、卫生管理记录等所有记录内容，要在规定的时间（一般在下班、交班前）内及时交给工厂管理代表审核，通过审核，审核员要在记录上签字并写上日期。所有的 HACCP 记录归档后妥善保管，自生产之日起至少保存 2 年。

3. 持续改进，回顾阶段 HACCP 方法经过一段时间运行后，有必要对整个实施过程进行回顾与总结。当发生以下情况时，需要对整个 HACCP 体系进行重新检查：原料、产品配方发生变化；加工体系发生变化；工厂布局和环境发生变化；加工设备改进；清洁和消毒方案发生变化；重复出现偏差，或出现新的危害，或有新的控制方法；包装、储存和销售体系发生变化；人员等级和职责发生变化；从市场供应商反馈的信息表明有关于产品的卫生或腐败风险。总结检查工作所形成的正确的改进措施应编入 HACCP 方法中。

五、ISO 9000

经济的全球化，需要有一个质量认证，制定一个国际标准，为不同国家和地区的顾客提供足够信任的产品。为此，1971 年国际标准化组织成立了认证委员会，1985 年改名为合格评定委员会，该组织的主要任务是研制国际可行的认证制度，促进各国质量认证制度的统一。1987 年国际标准化组织质量管理和质量保证技术委员会发布 ISO 9000 族质量管理体系国际标准，该标准的发布为组织质量管理、实现质量目标、促进市场经济与国际贸易的发展、提高产品质量、消除贸易壁垒起着重大作用。ISO 9000 族标准是目前唯一一套关于质量管理的国际标准，它集中了各国质量管理专家和众多成功企业的经验，蕴含了质量管理的精华。一经出台，就引起广泛的关注，在发达国家的企业中引起的反响很大。

（一）ISO 9000 系列标准的产生与发展

ISO 9000 族标准是在总结了各个国家在质量管理与质量保证的成功经验基础上产生的，经历了由军用到民用，由行业标准到国家标准，进而发展到国际标准的发展过程。

第二次世界大战后，美国的军事工业高速发展，与此同时质量保证技术也随着一起发展。1959 年以来，美国国防部、美国机械工程师协会、美国国家标准委员会发布了《质量保证大纲》、《承包商质量大纲评定》、《承包商检验系统评定》、《核电站质量保证大纲要求》。英国颁布了三级质量保证规范标准 BS5750。加拿大、法国、挪威、澳大利亚等国家也都制定了有关质量管理和质量保证的国家标准。这些标准、要求的制定极大程度减少了产品质量事故，保证了产品质量，为制定国际标准打下了良好的基础。

随着国际贸易的不断发展，不同国家、企业间的技术合作和贸易频繁，而每个国家质量标准的要求不同，企业为了获得更多的市场，不得不付出大代价去满足各个国家的质量标准要求。同时，有些国家为了保护本国企业，利用严格的标准和质量体系来阻挡外来商品，造成贸易壁垒。因此，许多质量工作者呼吁应建立一套国际公认的、科学的、统一的质量管理体系。在这样的背景驱动下，ISO 9000 族标准诞生了。

ISO 9000 族系列标准从 1987 年 3 月建立以来，经过多次修改，形成了 5 个版本。

1. 1987 版 ISO 9000 族标准 是首个国际化的质量标准，不够成熟。它过分强调认证，而忽视了质量改进，对制造业以外的其他行业质量管理的特殊性考虑不周，受到了一些批评。它包含 6 个标准：ISO 8402：1986《质量、词汇》，ISO 9000：1987《质量管理和质量保证标准——选择和使用指南》，ISO 9001-9003：1987 质量管理体系的三种模式和 ISO

9004：1987《质量管理和质量体系要素指南》。

2. 1994 版 ISO 9000 族标准 针对 1987 版 ISO 9000 族标准的缺陷，质量管理和质量保证技术委员会于 1994 年组织专家在保留总体结构和内容的基础上，对 1987 版的 ISO 9000 进行了补充和完善，并提出了一些新的管理概念术语，并将其定义为"ISO 9000 族"。

1994 版增加了大量的新的标准，弥补 1987 版的不足，标准总数达到 24 个。为了克服重复认证带来的负担和麻烦，对认可机构实施了同行评审，并在评审获得通过的基础上，由 17 个国家的 16 个认可机构签署了区域性多边承认协议。

3. 2000 版 ISO 族标准 1994 版的标准过多，标准间、标准的要素间协调性和相关性不好；适用范围窄，主要针对生产硬性产品；忽视了对产品的质量的保证和组织整体的业绩提高；对消费者缺乏满意和不满意信息的监视等。针对这些问题，质量管理和质量保证技术委员会对 ISO 9000 族标准规模空前的修改，于 2000 年 12 月 15 日正式发布新版的 ISO 9000 系列标准，统称为 2000 版 ISO 9000 族标准。该版本从结构、逻辑到内容实施重大修订，无论是内容结构、基本思想，还是具体要求都以新的面貌出现，使标准的适用范围更广，能适用于各种类型的组织；突出了持续改进是提高质量管理体系有效性和效率的重要手段；将顾客满意和不满意信息作为评价组织质量管理体系业绩的一种重要手段；内容上逻辑性更强，相关性更好。该版本发布后，国际标准化组织鼓励各行各业的组织采用新标准来规范组织的质量管理，并通过外部认证来达到增强客户信心和减少贸易壁垒的作用。世界各国纷纷采用或等同采用作为认证标准。我国于 2000 年 12 月 28 日发布 GB/T 19000 族标准，并于 2001 年 6 月 1 日正式实施。

2000 版 ISO 9000 族标准包括 4 项核心标准：ISO 9000《质量管理体系——基础和术语》，ISO 9001《质量管理体系——要求》，ISO 9004《质量管理体系——业绩改进指南》，ISO 19011《质量和环境管理体系审核指南》。2000 版 ISO 9000 族标准内容更加全面；更通用化，兼顾了不同行业、不同组织的特点，克服了偏重加工制造业的倾向；更加强调顾客满意及监视和测量的重要性。

4. 2008 版 ISO 9000 族标准 根据 ISO 的有关规则，所有标准都要定期进行修订，一般为 5~8 年，以确保标准的内容与思路与时俱进，能即使反映并充分体现被广泛接受的质量管理实践的科学成果与思想，以满足世界范围内标准使用者的需求。相对于 2000 版 ISO 9000 标准，2008 版对 ISO 9000《质量管理体系——基础和术语》、ISO 9001《质量管理体系——要求》、ISO 9004《质量管理体系——业绩改进指南》进行了修订。

2005 年，ISO 颁布了修订后的国际标准 ISO 9000：2005《质量管理体系——基本术语》，等同转化国家标准 GB/T 19000——2008《质量管理体系——基本术语》，并于 2009 年 5 月 1 日正式施行。

ISO 9001《质量管理体系——要求》进行修订，ISO 9001：2008 加强了标准与 ISO 14001：2004 标准的兼容性，既没有引入新的要求，也没有对 ISO 9001：2000 升级或改变 ISO 9001：2000 的意图。

2009 年 7 月，ISO 9004 修订完成。修订后的 ISO 9004：2009 标准为组织中复杂的、要求更高和不断变化的环境中获得持续成功提供了管理指南。

5. 2015 版 ISO 9000 族标准 当代社会，经济体系由工业经济转向以信息和知识为基础的服务经济。企业面对的竞争者和消费者更加广泛、企业运行虚拟化、企业的职能综合化，创新变革成为了经济发展的永恒动力。为了确保 ISO 标准对市场具有当前性和相关性，

2012年6月，在西班牙毕尔包召开ISO/TC 176/SC 2/WG 24，ISO 9001修订版的首次会议上提出ISO 9001修订版的新工作项目建议，以及设计规范草案和项目计划。2015年9月23日，ISO 9001：2015正式发布。为配合ISO标准变化，确保新版标准顺利过渡，IAF于2015年1月正式发布《ISO 9001：2015版转换实施指南》。该文件明确：IAF和CASCO已经达成一致意见，新版标准转换期限为：在ISO 9001：2015版正式发布日后3年内转换完毕，即到2018年9月，所有的ISO 9001：2008证书都将作废并且失效。

ISO 9001：2015标准相对于2008版的主要变化在于其格式变化，以及增加了风险的重要性，其主要的变化包括：更加强调构建与各个组织特定需求响应式的管理体系；要求组织中高层积极参与并承担责任，使质量管理与更广泛的业务战略保持一致；对标准进行基于风险的通盘考虑，使整个管理体系成为预防工具并鼓励持续改进；对文档化的规范要求简化；通过使用通用结构和核心文本与其他主要管理体系标准保持一致；风险管理引入标准、但不再使用预防措施；更加提升过程方法的应用；更适用于"服务"型组织。

（二）ISO 9000：2015系列标准的构成

ISO 9000：2015系列标准由四个核心标准、一个支持性标准、若干个技术报告、宣传性小册子构成。

1. 四个核心标准

（1）ISO 9000：2015质量管理体系：基础和术语：描述了质量管理体系的基本原理，并规定了质量管理体系的术语，该标准取代了ISO 9000：2008。

（2）ISO 9001：2015质量管理体系：要求：标准取代了ISO 9001：2008标准；规定了质量管理体系的要求，可用于组织证实其具有稳定地提供顾客要求和适用法律法规要求产品的能力；也可用于组织增强顾客满意；应用了以过程为基础的质量管理体系模式；提出的要求是通用的，旨在适用于各种类型、不同规模和提供不同产品的组织。

（3）ISO 9004：2009可持续性管理——质量管理方法：帮助已按ISO 9001或其他管理体系标准建立管理体系的组织，在推进组织整体持续发展方面发挥作用。关注改进一个组织的总体业绩与效率通过业绩持续改进，追求成熟的组织，ISO 9004：2009推荐了指南。在组织有意愿并在合同条件下，ISO 9004：2009可用于认证或成熟度评估。

（4）ISO 19011：2011管理体系审核指南：规定了各类管理体系的审核步骤、方法和要求，明确了审核方案的管理和审核人员的能力评价，适合内、外部审核。

2. 支持性标准　目前有的支持性文件：ISO 10012测量控制系统，ISO/TR 10006质量管理——项目管理质量指南，ISO/TR 10007质量管理——技术状态管理指南。

3. 技术报告　目前主要的技术报告有：ISO/TR 10013质量管理体系文件指南，ISO/TR 10014质量经济性管理指南，ISO/TR 10015质量管理——培训指南，ISO/TR 10017统计技术指南。

4. 宣传性小册子　质量管理原则、选择和使用指南、小型企业的应用。

（三）ISO 9000：2015系列标准的特点

相对于2008版，2015版ISO 9000尤其显著特点是适用于所有产品类别、不同规模和各种类型的组织；可根据实际需要删减某些质量管理体系要求；采用以过程为基础的质量管理体系模式，强调过程的联系和相互作用，逻辑性更强，相关性更好；强调质量管理体系是组织管理体系的一个组成部分，便于与其他管理体系相容；更注重质量管理体系的有效性和持续改进，减少了对形成文件的程序的强制性要求；将质量管理体系要求和质量管理体系业绩改进指南两个标准作为协调一致的标准使用。

（四）ISO 9000：2015 系列标准的管理原则

2015 版的 ISO 9000 族标准的管理原则由 2008 版的 8 项缩减为 7 项。

1. 以顾客为关注焦点　组织的生存与发展依赖于顾客，因此，组织应当理解顾客当前和未来的需求，满足顾客要求并争取超越顾客期望。这里的顾客指的是广义上的顾客，包括消费者、产品或服务的使用者、采购方等。要求企业要理解顾客现实与未来的需求和期望，将组织目标与顾客期望联系起来，同时将顾客的期望传达到整个组织，积极管理顾客关系以获得持续成功。

2. 领导作用　领导者确立组织统一的宗旨及方向，创造条件使全员参与实现组织的质量目标。领导是质量方针的制定者，资源的分配者。他需要将组织的使命、愿景、战略、方针和过程传达到整个组织；创建并持续共同的价值观、公平感和伦理模式，并使其体现于组织所有层级的行为上；建立信任和诚信的文化；激励、鼓励及认识到员工的贡献。

3. 全员参与　为保证全体员工都参与质量管理，就要采取必要的措施对员工进行必要的培训，使每个员工都了解自身贡献对组织的重要性，并清楚自己的职责及应具备的相应职业素质；增强整个组织的合作；促进对知识和经验的公开讨论与分享；创造员工畅所欲言的环境；启发员工积极寻找机会提高自身的能力、知识和经验。

4. 过程方法　当所有活动都能被了解并得到管理，且因相互作用而构成过程，这些过程相互关联而构成具有系统的功能，就可更有效且高效地实现一致的和可预见的结果。要做到：确定系统目标以及实现这些目标的必要的过程；建立权利、责任和义务以管理这些过程；了解组织的能力，行动前确定资源的制约因素；识别过程的相互依赖性，分析构成整体系统的单个过程的变更的后果等。

5. 持续改进　成功的组织需要专注于改进，使组织能适应外界环境变化的要求，提高竞争力。做到：使改进成为一种制度；促进组织各层级改进目标的建立；教育和培训各层级员工，使之掌握基本工具和方法的应用以实现改进目标；确保员工有能力成功推进和完成改进项目；跟踪、评审和审核改进项目的策划、实施、完成及结果；将改进的意见整合进新的或变更的产品和服务的开发及过程中等。

6. 基于证据的决策　正确的决策需要管理者用科学的方法，基于对数据和信息的分析和评估的决策才能产生比较理想的结果。这要求组织做到：能识别、测量和监视证明组织绩效的关键指标；使相关员工易于获取所有需要的数据；确保数据和信息足够精确、可信和安全；使用合适的方法分析和评价数据和信息；确保员工有能力分析和评价需要的数据；做决策和采取改进行动时应基于证据，且平衡经验和直觉。

7. 关系管理　为获得持续成功，组织应管理其与相关方的关系，如供方、顾客、投资人等。组织要做到：识别利益相关方（如供方、合作伙伴、顾客、投资人、雇员或整个社会）及其与组织的关系；识别需要管理的相关方关系并排序；建立关系以平衡短期利益和长期考虑；收集和分享与利益相关方的信息、专业知识和资源。

（五）ISO 9001：2015 标准的主要内容

2015 版 ISO 9001 更加聚焦于一个核心目的——质量管理体系（quality management system，QMS）的预期结果。2006 年 12 月 28 日，ISO 专门发表了一个审核实践指南，直接点明了结果的重要性。不管是组织在实施 ISO 9001、还是审核员在进行认证审核的时候，不能只是关注标准的每个单一条款的符合性，更加注重 QMS 整体的结果。QMS 的预期结果在标准的一开始的条款"1. 范围"中进行定义：①满足要求：包括顾客要求和适用的法律法规要求；②增强顾客满意：这是组织持续的、不断的追求。

2015 版 ISO 9001 标准更新了两个模型：即过程模型和 QMS 结构模型。

传统的过程模型只是关注输入、活动和输出，以及对这三个过程环节的监控。新的过程模型则进一步向过程的两端延伸，从而强化和确保过程的效率和有效性。包括：

（1）在输入方面，需要进一步考虑输入的来源。它可能是一个过程或几个过程，也可能是一个对象或者几个相关方。基于输入的结果和过程的有效性，组织也需要考虑对输入来源的监控。

（2）在输出方面，需要进一步考虑输出的接受者。它可能是一个过程或几个过程，也可能是一个对象或者几个相关方。为了确保输出的结果和过程的有效性，组织也需要考虑对输出的接受者的监控（图 3-3）。

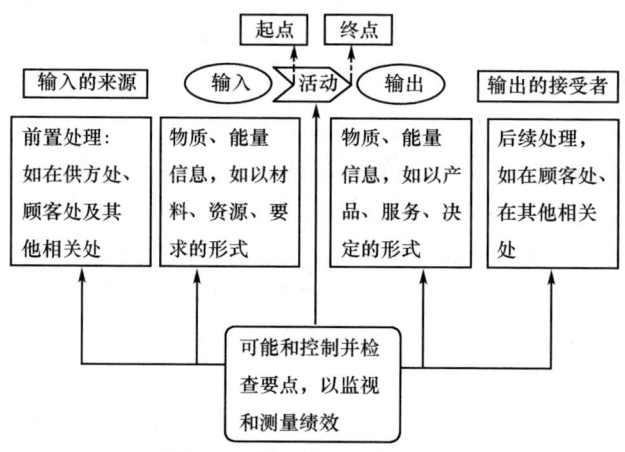

图 3-3　单一过程要素示意图

这一全新的 QMS 模型（图 3-4）蕴含很多新意，简单地说包括以下方面：

（1）QMS 现在是在领导力驱动下的 PDCA 循环。这意味着管理者特别是最高管理者需要更积极地参与和支持 QMS 的活动，标准也明确要求最高管理者对 QMS 的有效性负责。

（2）QMS 的输入依然来自于顾客的要求，但是需要进一步考虑组织环境以及相关方的要求。考虑组织环境及相关方的需求和期望，是组织实现持续成功不可缺少的环节。

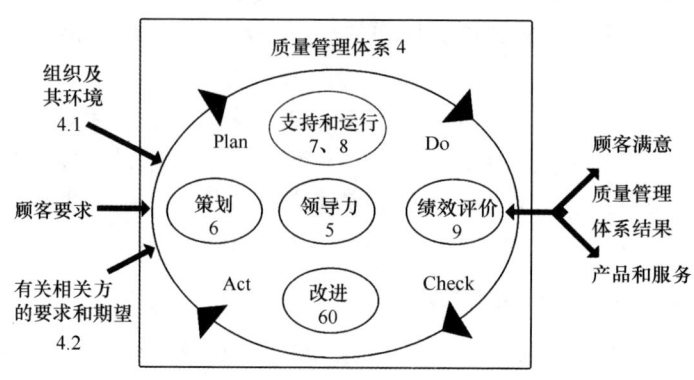

图 3-4　基于 PDCA 循环的 QMS 结构模型

(3) QMS 的输出则直接关注 QMS 的结果。这一结果包括产品和服务是否满足要求，是否导致增强顾客满意。并考虑最终是否符合组织的战略方向。

ISO 9001：2015 标准主要内容由 10 个条款构成，相对于 2008 版的结构增强了不同管理体系标准的兼容性和符合性，便于每个标准的结构框架进行整合。这并不是一个强制性的要求，组织可以自行决定是否采用新版的标准结构、标题和术语，这也是新标准更加关注 QMS 的实际结果，而不是注重形式的一个具体表现。ISO 9001：2015 的 10 个条款内容如下所示：

1. 范围　本标准为有下列需求的组织规定了质量管理体系要求：需要证实其具有稳定地提供满足顾客要求和适用法律法规要求的产品和服务的能力；通过体系的有效应用，包括体系改进的过程，以及保证符合顾客和适用的法律法规要求，旨在增强顾客满意。本标准规定的所有要求是通用的，旨在适用于各种类型、不同规模和提供不同产品和服务的组织。

2. 规范性引用文件　下列文件中的全部和部分内容在本标准中引用并在应用中不可或缺。凡是注日期的引用文件，该版本适用于本标准。凡未注日期的引用文件，引用文件的最新版本（包括修订）适用于本标准。

3. 术语和定义　采用 ISO 9000：2015《质量管理体系　基础和术语》。

4. 组织环境　组织应确定其宗旨和战略方向相关并影响其实现质量管理体系预期结果的各种外部和内部因素；组织应对这些内部和外部因素和相关信息进行监视和评审。同时要理解相关方的需求和期望，相关方包括直接顾客、最终使用者、供应链中的供方、分销商、零售商及其他、立法机构等；确定质量管理体系的范围以及质量管理体系和其过程。组织应按标准的要求建立、实施、保持和持续改进质量管理体系，包括所需的过程及其相互作用；在必要的程度上，组织应保持形成文件的信息以及支持过程运行和保留确认其过程按策划进行的形成文件的信息。

5. 领导力　最高管理者的参与和支持对于 QMS 实现预期结果、达成 QMS 有效性是至关重要的，该版标准中一方面该部分中强化了最高管理者的职责和重要性；另一方面基于 PDCA 循环的 QMS 结构模型中领导力居于核心位置。最高管理者应证实其对质量管理体系的领导作用和承诺，同时以顾客为关注焦点，应证实其以顾客为关注焦点的领导力和承诺。最高管理者应制定、实施和保持质量方针的方针政策，且应确保整个组织内相关岗位的职责、权限得到分派、沟通和理解。

6. 策划　主要包括应对风险和机遇的措施；质量目标及其实现的策划，组织应在质量管理体系所需的相关职能、层次和过程设定质量目标；变更的策划，当组织确定需要对质量管理体系进行变更时，要充分考虑到：变更目的及其潜在后果；质量管理体系的完整性；资源的可获得性；责任和权限的分配或再分配。

7. 支持　在资源上，组织应确定并提供为建立、实施、保持和持续改进质量管理体系所需的资源，包括：人员、基础设施、过程运行环境等。在人员能力上，确定其控制范围内的人员需具备相应的能力，同时可采取基于适当的教育、培训或经历，确保这些人员具备所需能力。在意识上，组织应确保其控制范围内的相关工作人员知晓：质量方针；相关的质量目标；他们对质量管理体系有效性的贡献等。最后要确定与质量管体系相关的内部和外部沟通，同时形成文件的信息。

8. 运行　组织应通过采取系列措施，策划、实施和控制满足产品和服务要求所需的过程，确定产品和服务的要求；建立过程、产品和服务的内容准则；确定符合产品和服务要求所需的资源；按照准则实施过程控制；在需要的范围和程度上，确定并保持、保留形成文件的信息等。所采取的措施主要包括：产品和服务的要求，产品和服务的设计与开发，外部提供过程、产品和服务的控制，生产和服务的提供，产品和服务的放行，不合格输出的控制等。

9. 绩效评价 组织应确定：需要监视和测量的对象；确保有效结果所需要的监视、测量、分析和评价方法；实施监视和测量的时机。组织应监视顾客对其需求和期望获得满足的程度的感受；并对分析和评价通过监视和测量获得的适宜数据和信息。

10. 改进 组织应确定并选择改进机会，采取必要措施，满足顾客要求和增强顾客满意；包括：

改进产品和服务以满足要求并关注未来的需求和期望；纠正、预防或减少不利影响；改进质量管理体系的绩效和有效性。同时对不合格采取纠正措施。组织应持续改进质量管理体系的适宜性、充分性和有效性。组织应考虑管理评审的分析、评价结果，以及管理评审的输出，确定是否存在持续改进的需求或机会。

（六）ISO 9000 质量管理体系的建立与实施

质量管理体系的建立和实施一般包括四个阶段：质量体系的建立、质量体系文件的编制、质量体系的运行和质量体系认证注册。

1. 质量体系的建立 领导决策，统一思想，达成共识，这样才能使企业通过实施 ISO 9000 质量管理体系建立起有效的质量管理体系；制定政策、组织落实、成立 ISO 9000 工作小组；制定工作计划，为使员工了解质量管理体系的内容及实施质量管理体系的意义，对各级员工进行必要的培训；制定质量方针、确立质量目标，质量目标是企业在一定时期内应达到的质量目标，包括产品质量、工作质量、质量体系等方面的目标；调查现状、找出薄弱环节；根据企业实际情况对标准进行合理剪裁；进行职能分配、确定资源配置。

2. 质量体系的编制 质量体系文件包括质量手册、程序文件、质量计划和质量记录。

（1）质量手册是开展质量活动的纲领性文件，是企业建立、实施和保证质量体系应长期遵循的文件，包括企业的质量方针；对质量有影响的相关人员的职责、权限和相互关系；质量体系程序文件和说明，以及有关质量手册本身的信息。

（2）编制程序文件最佳办法对企业现有的文件和规章制度进行整理，然后按标准的要求加以修订和补充，主要包括：程序文件的目的和范围，应该做什么，谁来做，何时何地如何去做，使用什么材料和设备，如何进行控制。

（3）质量计划是针对特定的产品、项目和合同，规定专门的质量措施、资源和活动顺序的文件。

（4）质量记录是为已完成的活动或达到的结果提供客观证据的文件，要如实地记录企业质量体系中的每一要素、过程和活动的运行状态和结果，为评价质量体系的有效性，进一步健全体系提供依据。

3. 质量体系的实施运行 质量体系的实施运行是指上指的是执行质量体系文件并达到预期目标的过程，且根本问题就是把质量体系中规定的职能和要求，按部门、按专业、按岗位落实并严格执行。

4. 质量体系认证注册 质量体系认证由第三方公开发布质量体系标准，对企业的质量体系实施评定，评定合格的颁发质量体系认证证书，并予以注册公布，证明企业在特定的产品范围内具有必要的质量保证能力。认证程序步骤：申请方持有法律地位证明文件，建立、实施和保持了文件化的质量体系提出申请，认证机构收到正式申请后，对符合规定的申请发出"受理申请通知书"，签订认证合同；认证机构成立审核小组；审核小组对企业质量文件进行审查；文件审查合格后，审查小组进行现场审核，并进行审核结论，并提出审核报告。对审核通过的由认证机构颁发质量体系认证证书并予以注册。

六、ISO 22000

随着食品安全问题的频发，顾客对食品的期望，使食品生产、操作和供应的组织认识到，应该有标准来指导操作、保障、评价食品安全管理体系。2001年，国际标准化组织计划开发一个用于审核食品安全管理体系标准。这个标准进一步确定了 HACCP 在食品安全管理体系中的作用，该标准即为 ISO 22000：200X。为了满足各方面的要求，在丹麦标准协会的倡导下，国际标准化组织协调，将相关国家标准在国际范围内进行整合，于 2005 年 9 月 1 日正式发布 ISO 22000：2005，食品安全管理体系—对食物链中任何组织的要求。我国也采用此标准，即中华人民共和国国家标准 GB/T 22000—2006/ISO 22000：2005 食品安全管理体系—食品链中各类组织的要求，2006 年 3 月 1 日发布，2006 年 7 月 1 日正式实施。

ISO 22000 是在 HACCP、GMP 和 SSOP 的基础上，同时整合了 ISO 9001：2008 的部分要求而形成的。因此它完全涵盖了 HACCP、GMP 和 SSOP 的要求，即满足 HACCP 认证的要求，但并不满足 ISO 9001 认证的要求。它的实施可以有效地识别和控制危害；降低生产成本，减少食品废弃；提高消费者的信任度，降低商业风险；确保贸易畅通，促进国际贸易的发展。

（一）ISO 22000 标准的应用范围

直接介入食品链中的一个或多个环节的组织，如饲料生产者、原料供应者、食品制造商、辅料生产者、储运经营者、经销商等。

间接介入食品链的组织，如设备供应商、包装材料和清洁剂等其他食品接触材料的供应者。

（二）ISO 22000 标准的特点

1. 标准的适用范围更广　ISO 22000 标准范围适用于食品链中所有类型的组织，表达了食品安全管理中的共性问题，而不是针对食品链中任何一类组织的特定要求。

2. 与其他标准具有很强的兼容性　ISO 22000 是在 HACCP、GMP 和 SSOP 基础上建立起来的，涵盖了这三类标准的主要内容，与他们具有很好的兼容性。同时采用 ISO 9000 标准体系结构，突出体系管理理念，将组织、资源、过程和程序都融合到体系中，体系结构与 ISO 9001 完全一致，既可单独使用，也可和 ISO 9001 质量标准体系整合使用，与 ISO 9000 兼容。

3. 体现了对遵守食品法律法规的要求　ISO 22000 在"引言"中就指出"本标准要求组织通过食品安全管理体系以满足与食品安全相关的法律法规要求"。

4. 强调交互式沟通的重要性　ISO 22000 标准在"引言"中指出，相互沟通是食品安全管理体系的关键要素。在食品链中沟通是必需的，以确保在食品链各环节中的所有相关食品危害都得到识别和充分控制。这表明组织沟通的需要，包括在食品链中与其上游和下游组织的沟通。基于系统性危害分析所进行的沟通，也有助于体现客户和供方关于可行性、需要和对最终产品影响的需求。

5. 风险控制理论 在食品安全管理体系中的体现这个标准在"应急准备和响应"中规定，最高管理者应关注有关食品安全的潜在紧急情况和事故，要能识别潜在紧急情况和事故，并组织策划应急准备和实施措施。

6. 建立可追溯性系统和对不安全产品实施撤回机制 标准提出了对不安全产品采取撤回的要求，同时要求组织建立从原料供应方到直接分销商的可追溯性系统，确保交付后的不安全产品能够及时、完全撤回，降低和消除不安全产品对消费者的伤害。

（三）ISO 22000 安全管理体系的相关术语

1. 安全支持性措施 除关键控制点外，为满足食品安全要求所实施的预防、消除或降低危害发生可能性的特定活动。

2. 更新 为确保应用最新信息而进行的即时和（或）有计划的活动。

3. 食品安全 在食物链的所有环节，保证食品的安全性和适宜性所必须具有的一切条件和措施。

4. 食品安全方针 有公司的最高管理者正式发布的公司总的食品安全宗旨和方向。

5. 食品安全性 当根据食品的用途进行烹调或食用时，食品不会对消费者带来损害的保证。

6. 食品链 从初级生产直至消费者的各个环节操作步骤，涉及食品及其辅料的生产、加工、分销、储存和处理。

7. 提前方案 在整个食品链中为保持卫生环境所必需的基本条件和活动，以适合生产、处理和提供安全终产品和人类消费的安全食品。

8. 原料 产品的构成材料，如初级产品、添加剂、加工助剂、包装材料及影响食品安全的类似材料。

9. 终产品 食品不再进一步加工或转化的产品。

（四）ISO 22000 安全管理体系的内容

ISO 22000 是一个基于 HACCP 原理，协调自愿性的国际标准；可用于审核（包括内审、第二方审核、第三方审核）的标准；在结构上与 ISO 9001 一致。它既是描述食品安全管理体系要求的使用指导标准，优势可供食品生产、操作和供应的组织认证和注册的依据。

《ISO 22000—食品安全管理体系—食品链中各类组织的要求》标准包括八个方面内容，即范围、规范性引用文件、术语和定义、食品安全管理体系、管理职责、资源管理、安全产品的策划与实现、食品安全管理体系的确认、验证和改进。

标准结构如下：

1. 范围

2. 规范性引用文件

3. 术语和定义

4. 食品安全管理体系 包括总要求和文件要求。组织应本标准的要求建立有效的食品安全管理体系，并形成文件，加以落实和保持，必要时进行更新。食品安全管理体系文件应包括形成文件的食品安全方针和相关目标的声明、标准要求的形成文件的程序和记录，以及为确保食品安全管理体系有效建立、实施和更新所需的文件。

5. 管理职责 包括管理承诺，食品安全方针，食品安全管理体系策划，职责和权限，食品安全小组组长，沟通，应急准备和响应。最高管理者应对其建立、实施食品安全管理体体系并持续改进的有效性的承诺提供证据，并以文件的形式制定食品安全方针。

6. 资源管理 包括资源提供、人力资源、基础设施、工作环境。组织应提供充足的资源，以建立、实施、保持和更新食品安全管理体系。对食品安全小组和其他从事影响食品安全活动的人员进行适当的教育和培训，使之具有适当的技能和经验。

7. 安全产品的策划和实现 包括总则，提前方案，实施危害分析的预备步骤，危害分析，操作性前提方案的建立，HACCP 计划的建立，预备信息、规定前提方案和 HACCP 计划文件的更新，验证策划，可追溯性系统，不符合控制。

8. 验证和改进 包括总则，控制措施组合的确认，监视和测量的控制，食品安全管理体系的验证，改进。食品安全小组应策划和实施对控制措施和（或）控制措施组合进行确认所需的过程，并验证和改进食品安全管理体系。

七、其 他

（一）良好农业生产规范

良好农业规范（good agricultural practice，GAP），2001 年欧洲零售商农产品工作组秘书处首次将 GAP 标准对外公开发布。该标准主要针对初级农产品生产的种植业和养殖业，鼓励减少农用化学品和药品的使用，关注动物福利、环境保护、工人的健康、安全和福利，保证初级农产品生产安全的一套规范体系。它是以 HACCP、GMP、可持续发展农业和持续改良农场体系为基础，避免在农产品生产过程中受到外来物质的严重污染和危害。

GAP 认证起源于欧洲。20 世纪 90 年代，欧洲在经历了疯牛病等事件后，消费者对食品安全格外关注。为了打消消费者对食品安全的担心，1997 年欧洲零售商协会（EuREP）的一些成员发起制定了 GAP 标准（EuREP GAP）。EUREP GAP 的目标是建立可被广泛接受的标准和 GAP 全球认证程序，因此它不仅仅是一个农民安全生产的指南，也是一个全球性标准认证的方案。在过去的十多年间，由于 EuREP GAP 理念符合全球贸易发展模式，在全球范围内越来越多的生产者和零售商加入进来，EuREP GAP 开始成为一个全球标准。考虑到 EuREP GAP 这个名字与目前的地位不相适应，在 2007 年 9 月曼谷举行的第八届全球大会上，EuREP GAP 升级更名为 GLOBAL GAP。

1. GAP 认证的原则 GAP 的建立是贯穿于减少从田地到销售全过程的生物危害。其有 8 个基本原理：①对新鲜农产品的微生物污染，其预防措施优于污染发生后采取的纠偏措施（即防范优于纠偏）；②为降低新鲜农产品的微生物危害，种植者、包装者或运输者应在他们各自控制范围内采用良好农业操作规范；③新鲜农产品在沿着农场到餐桌食品链中的任何一点，都有可能受到生物污染，主要的生物污染源是人类活动或动物粪便；④无论任何时候与农产品接触的水，其来源和质量规定了潜在的污染，应减少来自水的微生物污染；⑤生产中使用的农家肥应认真处理以降低对新鲜农产品的潜在污染；⑥在生产、采收、包装和运输中，工人的个人卫生和操作卫生在降低微生物潜在污染方面起着极为重要的作用；⑦良好农业操作规范的建立应遵守所有法律法规，或相应的操作标准；⑧各层农业（农场、包装设备、配送中心和运输操作）必须配备有资格的人员和有效的监控，以确保计划的所有要素运转正常,并有助于通过销售渠道溯源到前面的生产者。

2. GAP 在种植业中的实施要点

(1) 基地选择:对土地以前的使用情况进行评估。选择的试点基地要求包括:3~5 年没有种植棉花等植保用品用量很大的作物;以往未作为浸泡点、处理或倾倒药剂的区域;以往未作工业和军事使用;未作为垃圾掩埋或矿业用地使用;没有其他自然植被,消除可能潜藏的病虫害和杂草危害;无潜在的重金属危害。

对所选基地的土壤进行分析检测,其检测内容包括农药残留、重金属含量、微生物、基地土壤的营养成分和土壤结构进行分析等。

灌溉用水水质情况评价。要求所选基地应该有充足的水源,并考虑到对环境的影响;确保灌溉水的氮、磷、钾、电导率和 pH 是适宜的;分析灌溉水的微生物、农药残留、重金属均不超标。

所选基地的周边环境评价,包括基地附近不得有重污染型企业;距居民区较远;基地与其他非良好农业规范地块之间有足够的距离;基地有隔离措施,防止大型生物进入;基地排水通畅等要求。

对每块基地进行编号、标志,用于追溯和管理。

(2) 品种和母本的选择:包括如果母本系采购而来,应采购自经国家注册的机构,应有种子质量、品种纯度、名称、批号和销售商的"种子记录或证书";繁殖材料应有符合国家法规或行业组织规定的植物健康证明等要求;母本是由种植者自行培育留种,应对"母本作物"采取栽培技术和措施,以减少植保产品和肥料的用量,应有包括监控可见病虫害的质量控制系统。此外,母本还应尽量选择抗、耐病虫害的品种,以尽可能减少植保产品的使用量。

(3) 肥料的选择和使用:应由专业农技人员确定最近 12 个月的化学肥料使用品种,列出清单,写明成分、使用目的等。尽量选取易分解、重金属含量少的肥料。基地施用有机肥需要进行严格的风险评估和肥料检测,对可能引入的危害进行识别,对有机肥的养分和有害物质进行检测,合格后方可使用。此外,还应使用适宜的施肥机械;详细记录每次施肥情况;肥料的储存应避免交叉污染。

(4) 作物的保护:实施病虫害综合管理系统,要求由专业的农业技术人员,结合出口目的国禁用农药清单,选择经国家登记许可的植保产品。并保留其名单。试点企业根据客户需要统一确认用药种类和制药厂家,经化验确认所用农药成分后使用。采用科学方法规范用药。植保产品的用量应按照产品标签的说明准确计算、配制,用药量从高浓度开始逐渐降低浓度,每种蔬菜的几次用药减少为关键时期的一次用药。产品每次出货前均进行农残检测,确保不超过出口目的国的最高农残限量。并且不含有目的国禁用农药清单里的农药成分。

(5) 灌溉和施肥:要求未经处理的污水不能用于灌溉,施肥。处理后的灌溉用水质应符合我国有关规定。每年对灌溉水进行风险评估,风险评估应考虑各种来源的灌溉或施肥用水中潜在的微生物、化学和物理污染,尽可能考虑植物需水量、水蒸发量和降雨量,以节约用水。

(6) 采收:对采收过程中可能出现的风险进行评估,并针对相应风险制定措施;制定采收卫生规范。采收过程中严格按照卫生规范实施;对采收过程使用的工(器)具、容器进行消毒清洗处理;对车辆等运输工具进行清洗消毒。

（7）员工的健康、安全和福利：员工定期体检，确保没有传染性疾病；对员工进行全面培训；为员工配备医疗急救人员；为植保产品施用人员配备防护设备，包括防护服、口罩、眼镜、水靴、手套等。

（8）环境问题：对基地的水土流失、水资源保护等进行了规定，以达到农业可持续发展；制定野生动物和资源保护方法并实施。以维持生态平衡和生物多样性。

（9）绘制农业生产流程图，进行风险分析：选定土地并对土地进行准备（土壤、肥料、土壤熏蒸剂、除草剂等）—种植（种子、种植材料、设备）—灌溉（水）—补充农作物养分（土壤/叶面肥、水、设备）—病虫害管理（杀虫剂、农药、设备、水）—草的控制（除草剂、设备）—修剪（设备）—收割（包装容器、设备、人员）—包装、运输（车辆、人员）。

（10）可追溯体系的建立：GAP 要求试点企业必须建立有效运转的溯源管理系统。

3. GAP 操作流程

（1）模块划分。以种植业为例，首先要选定种植基地，并对基地进行编号，将种植全过程按流程划分几大块：耕地、育苗、移植、除草、施肥、农药、灌溉等。

（2）确定关键控制点。关键控制点是能进行有效控制危害的加工点、步骤或程序，通过有效地控制，防止发生危害或消除危害，使之降低到可接受水平，关键控制点是由产品加工过程的特异性决定的。如果出现基地、生产过程、仪器设备、原料供方、卫生控制和其他支持性计划及用户的改变，关键控制点都可能改变。

（3）关键控制点级别划分。根据关键控制点的重要程度，可将关键控制点划分为主要关键点，必须 100%符合所有适用的控制点；次要关键点，95%符合所有适用的控制点；推荐关键点，百分比不确定，可根据生产实际情况进行确定。

（4）关键控制点的描述及关键限值指标的确定。关键限值是非常重要的，而且应该合理、适宜、可操作性强、符合实际应用。如果关键限值过严，即使没有发生影响到农业产品的安全危害，但也要求去采取纠偏措施；如果过松，又会造成不安全的隐患，使不安全的农产品进入市场。

（5）确立关键控制点的监控程序和纠正措施。应用监控结果来调整及保持生产处于受控的状态，应制定并执行监控程序，以确定产品的质量或生产过程是否符合关键限值。如果发生不符合项或未达到符合性规范要求，纠正或消除发生偏离关键限值的原因，则要重新施以控制。

（6）记录保持程序。在实行 GAP 体系的全过程中，须有大量的技术文件和日常的监测记录，这些记录应是全面的，记录应包括：体系文件、GAP 体系的记录、GAP 小组的活动记录、GAP 前提条件的执行、监控、检查和纠正记录。

（二）7S 管理

7S 是指整理（seiri）、整顿（seiton）、清扫（seiso）、清洁（seikeetsu）、素养（shitsuke）、安全（safety）、节约（saving）的管理模式，从 5S（整理、整顿、清扫、清洁、素养）发展而来。它保证了公司优雅的生产和办公环境，良好的工作秩序和严明的工作纪律，同时也是提高工作效率，生产高质量、精密化产品，减少浪费、节约物料成本和时间成本的基本要求。

7S 管理又称区域管理方法，起源于 5S，是日本企业的一种独特的管理方法。为了保证食品安全，各国制定了一系列的法律法规和相关标准，并采取各种控制措施，包括 GMP、SSOP、HACCP、ISO 9000 等体系。而 7S 的实施是实现 GMP、SSOP、HACCP 这些要求，保证这些控制手段得以实施的方法和途径。7S 的彻底实施，使其他活动的导入变得更加容易，因为它强调的是全体员工必须遵守制定的标准，切实做好自主管理。

1. 7S 的主要内容

（1）整理：将必需品和非必需品进行区分，在岗位上只放置必需品。工作岗位堆满非必需品，将会导致必需品无处安放，可导致误用误送。一个有效的整理能使现场无杂物，过道通畅，增大作业空间，提高工作效率；防止误送、误用无关的物品、材料；保障生产安全，提高产品质量；消除空间、资金、工时和人力资源的浪费；创造良好的工作环境，保持工作场所整洁。

（2）整顿：必需品依规定位置放置整齐，并加以标记，使之能方便、快捷地找到需要的东西，最大限度缩短寻找和放回的时间。整顿能缩短寻找时间；有利于及时发现异常情况；使非作业人员也能明白相关要求和做法；使工作结果标准化；标志清楚，保证安全；消除各种原因导致的浪费和非必需作业，提高工作效率。

（3）清扫：将工作场所内看得见与看不见的地方清扫干净，保持工作场所干净、亮丽的环境，对于食品企业来说清扫还包括消毒。通过清扫能保持整理、整顿成果；保持工作环境整洁、干净，防止环境污染；稳定设备、设施和环境质量，提高产品或服务质量，达到零故障、零损耗；使员工具有一个良好的工作情绪。

（4）清洁：是维护整理、整顿和清扫的工作成果，将其标准化、持久化和制度化的过程，也可称为规范。做好整理、整顿、清扫，维持前 3S 的成果，并形成制度化、规范化，包括不清洁现象发生时的对策，以达到时刻保持清洁的状态。清洁工作的开展，有利于引导企业文化建设步入正轨。我们应该充分利用它，实现标准化操作，巩固 3S 的成果，使 7S 活动成为惯例。

（5）素养：是指通过相关宣传、教育手段，提高全体员工文明礼貌水准，促使其养成良好习惯，遵守规则，并按要求执行。企业全员严格遵守规章制度；形成良好的工作风气；铸造团队精神；使得全体员工积极、主动地贯彻执行整理、整顿、清扫制度。素养要自上而下的一致行动，领导带头重视，培养员工的责任感，营造良好的工作环境，让员工有归属感，激发员工的工作热情，成为一种自觉的行动。

（6）安全：清除安全隐患，排除险情，预防安全事故，保障员工的人身安全，保证生产的连续性，减少安全事故造成的经济损失。安全包括人、物以及工作环境的安全。创造安全、健康的工作环境；保障员工安全，使其更好地投入工作；减少或避免安全事故，保证生产顺利进行；避免伤害，减少经济损失。

（7）节约：在实际过程中存在各种各样的浪费情况，如原材料与供应品、机械设备和工具、人力、时间、空间的浪费等。针对各种类型的浪费制定相应的消除方法，同时进行节约活动的宣传。

2. 食品企业推行 7S 管理要点

（1）成立 7S 推动小组。
（2）制定 7S 推动计划、目标及时间表。
（3）实施宣传策划，开展全员培训。
（4）按照计划时间检查。
（5）将检查中的不良点通过各种方式公示。
（6）依照检查结果实施奖惩。

（7）PDCA 循环推动，持之以恒。

企业在实施 7S 活动时，最重要的是持之以恒。在食品企业实施过程中可配合进行食品卫生知识的培训，产品质量月等活动，以加强各种管理的有机结合。

本 章 小 结

民以食为天，食以安为先，食品安全涉及千家万户，提高食品的安全性是一项范围广泛的系统性工程。食品生产企业为了实现质量目标，保障食品的安全性，必须建立、健全食品质量管理体系。首先，企业必须要取到食品生产经营的许可认证，方能从事食品生产、经营工作。其次，尽量建立和完善食品生产的质量管理体系，如 GMP、HACCP、ISO 9000、ISO 22000 等。

GMP 是食品企业必须要达到的基本条件；SSOP 是企业内部管理性文件，是具体的，它们相辅相成。制定 SSOP 计划以 GMP 为依据，GMP 是 SSOP 的法律基础。GMP 和 SSOP 共同作为 HACCP 体系建立的基础。HACCP 体系由 7 项基本原理组成，所有的质量管理工作都应围绕该 7 项原则进行。积极推进企业 GMP 和 HACCP 认证是保障食品安全的一条重要途径。

ISO 9000 族标准关于质量管理的国际标准，集中了各国质量管理专家和众多成功企业的经验，蕴含了质量管理的精华，该标准的发布为组织质量管理、实现质量目标、促进市场经济与国际贸易的发展、提高产品质量、消除贸易壁垒起着重大作用。ISO 22000 是在 HACCP、GMP 和 SSOP 的基础上，同时整合了 ISO 9001：2008 的部分要求而形成的。因此它完成了 HACCP、GMP 和 SSOP 的要求。它的实施可以有效地识别和控制危害；降低生产成本，减少食品废弃；提高消费者的信任度，降低商业风险；促进国际贸易的发展。

（孙晓红　周　艳）

复习思考题

1. 简述实施 GMP 对食品质量控制的意义。
2. 简述 HACCP 体系的 7 大原理及实施 HACCP 体系的意义。
3. 试述 GMP、SSOP、HACCP 三者之间的关系。
4. 简述 2015 版 ISO 9000 标准的基本原则。

参 考 文 献

陈宗道，刘金福，陈绍军. 2012. 食品质量与安全管理. 第 2 版. 北京：中国农业大学出版社.
李威娜. 2014. 食品安全与质量管理. 上海：华东理工大学出版社.
全国人民代表大会常务委员会. 2015. 中华人民共和国食品安全法.
吴澎，赵丽芹，张淼. 2015. 食品法律法规与标准. 第 2 版. 北京：化学工业出版社.
徐平国，张莉，张艳芬. 2013. ISO 9000 族标准质量管理体系内审员实用教程. 北京：北京大学出版社.
中华人民共和国国家质量监督检验检疫总局，中国国家标准化管理委员会. 2009. GB/T27341—2009 危害分析与关键控制点（HACCP）体系食品生产企业通用要求. 北京：中国标准出版社.

第四章 食品安全性评价与风险分析

学习要求

掌握 食品安全性评价的概念、基本内容以及对不同受试物选择毒性试验的原则；食品安全风险评估的概念和步骤。

熟悉 食品安全风险评估、交流、管理、预警和食品安全事故调查处置的基本内容。

了解 国际及相关国家开展风险监测、评估以及风险预警体系建设。

自20世纪90年代以来，一些危害人类生命健康的重大食品安全事件不断发生。与此同时，食品行业的快速发展，新食品原料的不断涌现，基因工程等新技术在食品加工技术中的应用，以及传统食品加工工艺的不断改进，食品安全已成为一个日益引起关注的全球问题。食品行业急需新的食品安全管理理论予以支持与指导，食品风险分析就是针对食品安全性应运而生的一种宏观管理模式。食品安全风险分析通过风险评估、风险管理与风险交流等三个主要步骤最大限度地降低食品风险。风险分析属于管理毒理学的范畴，对食品安全进行的风险分析仅仅是这个概念下的一个具体应用领域。风险分析方法不仅能够评估人类健康和食品安全风险，确定和实施适当的风险控制措施，而且能够将风险情况及所采取的措施与利益相关者进行交流。在食品安全管理领域引入风险分析方法，将有利于控制和降低食品危害事故的发生，实现食品安全性评价以及食品安全风险预警和应急管理。

第一节 食品安全危害的种类

食品安全危害（Food safety hazards）是指食品中所含可能对人体健康造成危害、或可影响其食用价值和商品价值的生物、化学及物理性因素或状态。一旦食品含有这些危害因素或者受到这些危害因素的污染，就会成为具有潜在危害的食品（potentially hazards foods）。

一、生物性危害

常见的生物性危害包括细菌、真菌、寄生虫及病毒。

1. 细菌 按其形态，细菌可分为球菌、杆菌和螺形菌；按其致病性，细菌可分为致病菌、条件致病菌和非致病菌；按其繁殖所需要的温度，细菌又可分为嗜冷菌、嗜温菌和嗜热菌。自然界的细菌种类繁多，在食品中存在的细菌只是自然界细菌的一小部分。

食品中细菌对食品安全的危害主要表现在两个方面。

（1）引起食品腐败变质：食品腐败变质是指食品受到各种内外因素的影响，造成其原有化学性质或物理性质和感官性状发生变质，降低或失去其营养价值和商品价值的过程。食品腐败变质不仅降低食品的营养价值，使人产生厌恶感，而且还可产生各种有毒有害物质，导致食用者发生急性中毒或产生慢性毒害。常见的引起食品腐败变质的细菌有：假单胞菌属、球菌属、芽孢杆菌属、肠杆菌科各属、弧菌属、嗜盐菌属和乳杆菌属等。

（2）引起食源性疾病：若食品被致病菌污染，将会造成严重的食品安全问题。如志贺菌引起的细菌性痢疾，霍乱弧菌引起的霍乱等食源性疾病。

2. 真菌 可以破坏食品的品质，有的真菌可以产生毒素，造成严重的食品安全问题。例如，黄曲霉产生的黄曲霉素、杂色曲霉产生的杂色曲霉素、串珠镰刀菌产生的伏马菌素均可以导致肝损伤，并具有很强的致癌作用。

3. 寄生虫 畜禽、水产品是许多寄生虫的中间宿主，消费者食用了含有寄生虫的畜禽和水产品后，就可能感染寄生虫病。例如，牛、羊、猪是绦虫的中间宿主，其幼虫在猪和牛肌肉组织内形成囊尾蚴，生吃或烹调不当该类食物，会使消费者感染囊虫病。寄生虫和虫卵主要是通过患者、病畜的粪便间接通过水体或土壤污染食品或直接污染食品。

4. 病毒 除肝炎病毒及脊髓灰质炎病毒外，一般的病毒不容易在食物上繁殖，故病毒对食品的污染不像细菌那么普遍，但一旦发生污染，产生的后果将非常严重。如发生于1988年的上海甲肝大流行，就是由于食用了被甲肝病毒污染的毛蚶所致，全年35万人感染甲肝，死亡31人。

二、化学性危害

常见的化学性危害有重金属、自然毒素、农药或兽药残留（农用化学药物）、食品加工过程产生的有害物质、洗消剂及其他化学性危害。

1. 重金属 常见的重金属有汞、镉、铅、砷等，均为对食品安全有危害的金属元素。食品中的重金属主要来源于三个途径：①工业三废、农用化学物质的使用等导致的污染；②食物加工过程所使用不符合卫生要求的机械、管道、容器以及食品添加剂中含有毒金属；③食物在在种植、养殖过程中从金属含量超标的土壤或饲料中吸取了有毒重金属。

2. 自然毒素 许多食品含有自然毒素，例如，发芽的马铃薯（土豆）含有大量的龙葵毒素，可引起中毒；河豚鱼的内脏中含的河豚毒素，是自然界毒性最强的非蛋白物质之一，可高选择性和高亲和性地阻断神经细胞膜上钠离子通道，阻碍神经传导，从而引起神经麻痹而致死亡；霉变甘蔗中含3-硝基丙酸具有神经毒性，可致人死亡。自然毒素有的是食物本身就带有，有的则是细菌或真菌在食品中繁殖过程中所产生的。

3. 农业投入品 植物性食物在种植生长过程中，使用了杀虫剂、除草剂、抗菌类药物、促生长素、抗霉剂以及消毒剂等农药；动物性食物在养殖过程中使用了驱肠虫药类、生长促进剂类、抗原虫药类、灭锥虫药类、镇静剂类、β-肾上腺素能受体阻断剂等兽药。这些农业投入品的使用过程中均可造成残留，使食物具有不同程度的危害。世界各国均对农药、兽药等农业投入品的品种、使用范围以及残留量作了严格限制。如呋喃西林（furacilin）是一种人工合成的广谱抗菌药，常用于猪、鸡的饲料中预防疾病，但呋喃西林及其代谢物在动物源性食物中的残留可以通过食物链传递给人类，长期摄入会引起各种疾病，对人体有致癌、致畸等毒副作用。中国、美国、欧盟等世界许多国已明文禁止在食品工业中使用该类药物，食品中的最大允许残留量（MRL）为0。

4. 食品加工过程中产生的有害物质 食品在油炸、焙烤、烟熏、腌制等加工工艺处理后，会产生诸如多环芳烃、杂环胺、丙烯酰胺、N-亚硝基化合物等一系列的有毒有害物质。相应的食品也就存在着严重的食品安全性问题，对消费者健康将产生潜在的危害。

5. 洗消剂 是一个常被忽视的食品安全危害。常见的问题有：①使用非食品用的洗消剂，造成对食品及食品用具的污染；②不按科学方法使用洗消剂，造成洗消剂在食品及用具中的残留。例如，有些餐馆使用洗衣粉清洗餐具、蔬菜或水果，造成洗衣粉中的有毒有害物毒，如增白剂等在食品及餐具上的残留的。

6. 其他化学危害 化学性危害情况比较复杂，污染途径较多，上述的只是一些常见的、主要的化学性危害，另外，还有滥用食品添加剂、容器、包装材料及机械润化油等均可带来化学性危害。

三、物理性危害

物理性危害与化学性危害和生物性危害相比，有其特点，往往消费者看得见。因而，也是消费者经常表示不满和投诉的事由。物理性危害包括碎骨头、碎石头、铁屑、木屑、头发、蟑螂等昆虫的残体、碎玻璃、其他可见的异物及放射性物质污染。物理性危害不仅令食品造成污染，而且时常也损坏消费者的健康，尤其是放射性危害。

第二节　食品安全性毒理学评价

人类食物中的化学组分种类繁多，有许多化学物质还未被鉴别，随着分析技术和方法的灵敏性不断增进，越来越多的化学物质将被发现，它们的安全性就需进一步验证评价。

一、食品安全性评价

为确保食品安全和人体健康，需要对食品中的许多成分进行安全性评价。对食品中任何组分可能引起的危害进行科学测试、得出结论，以确定该组分究竟能否为社会或消费者接受，据此以制定相应的标准，这一过程称为食品的安全性评价。

食品安全性评价主要是阐明某种食品是否可以安全食用，食品中有关危害成分或物质的毒性及其风险大小，利用足够的毒理学资料确认物质的安全剂量，通过风险评估进行风险控制。食品安全性评价在食品安全性研究、监控和管理上具有重要的意义。

食品安全性评价除了进行传统的毒理学评价研究外，还需有食品的成分、生产工艺、卫生学、食品质量标准、人体研究、残留量研究、暴露量研究、消费水平（膳食结构）和摄入风险评价等。而食品毒理学研究是其主要的研究内容。各类危害人体健康的物质，其安全性分析是一个复杂的过程，不仅涉及食品毒理学，还涉及流行病学、临床医学、化学（分析化学、有机化学、生物化学）和生物统计等，其中食品毒理学和流行病学是较为重要的部分。从毒理试验获得的数据有限时，就要运用流行病学进行分析。食品毒理学的作用就是从毒理学的角度，研究食品中所含的内源化学物质或可能含有的外源化学物质对食用者的毒性作用机制，检验和评价食品（包括食品添加剂）的安全性或安全范围，从而确保人类的健康。现代食品毒理学着重于通过化学和生物学领域的知识找寻毒性反应的详细机制，并研究特定物质产生的特定的化学或生物学反应机制，为食品安全性评估和监督管理提供详细和确凿的理论依据。

二、食品安全性毒理学评价

无论天然食物或加工食品，其中既包括营养成分，也包括非营养成分，其对健康的影响也可能存在有利或不利的方面，而彼此之间又会互相影响。安全性毒理学评价是通过动物实验和对人群的观察，阐明食品中的某种物质（食品固有物质、添加剂或污染物）的毒性及潜在的危害，对该物质能否投入市场做出安全性的评估或提出人类安全摄入的条件，以达到最大限度地减少其危害作用、保护消费者身体健康的目的，这一研究过程称为食品安全性毒理学评价。

我国于 1985 年颁布了"食品安全性毒理学评价程序（试行）"及与之配套的各项测试方法，并在 1994 年正式作为国家标准（GB 15193.1-15193.19 食品安全性毒理学评价程序和方法）颁布，2003 年又做了修订。该评价程序将毒性试验分为四个阶段，即：

第一阶段：急性毒性试验，包括急性经口 LD_{50} 和联合急性毒性试验。

第二阶段：亚急性毒性试验，包括遗传毒性、传统致畸和 30 天喂养试验。

第三阶段：亚慢性毒性试验，包括 90 天喂养、繁殖试验和代谢试验。

第四阶段：慢性毒性试验（包括致癌试验）。

这四个阶段分别从急性毒性、亚急性毒性、亚慢性毒性、慢性毒性、生殖毒性和遗传毒性 6 个方面进行安全性测试，包括了一般毒性评价与特殊毒性评价（三致作用）。

2014 年国家对《食品安全性毒理学评价程序》进行修订，修订的标准为《GB 15193.1—2014 食品安全国家标准 食品安全性毒理学评价程序》。该标准将食品安全性毒理学评价试验的四阶段和内容改为食品安全性毒理学评价试验内容，删去四个阶段的划分，其主要内容如下：

1. 食品安全性毒理学评价的适用范围 适用于评价食品生产、加工、保藏、运输和销售过程中所涉及的可能对健康造成危害的化学、生物和物理因素的安全性，检验对象包括食品及其原料、食品添加剂、新食品原料、辐照食品、食品相关产品（用于食品的包装材料、容器、洗涤剂、消毒剂和用于食品生产经营的工具、设备）以及食品污染物。

2. 受试物的要求

（1）应提供受试物的名称、批号、含量、保存条件、原料来源、生产工艺、质量规格标准、性状、人体推荐（可能）摄入量等有关资料。

（2）对于单一成分的物质，应提供受试物（必要时包括其杂质）的物理、化学性质（包括化学结构、纯度、稳定性等）。对于混合物（包括配方产品），应提供受试物的组成，必要时应提供受试物各组成成分的物理、化学性质（包括化学名称、化学结构、纯度、稳定性、溶解度等）有关资料。

（3）若受试物是配方产品，应是规格化产品，其组成成分、比例及纯度应与实际应用的相同。若受试物是酶制剂，应该使用在加入其他复配成分以前的产品作为受试物。

3. 食品安全性毒理学评价试验的内容

（1）急性经口毒性试验。

（2）遗传毒性试验内容：细菌回复突变试验、哺乳动物红细胞微核试验、哺乳动物骨髓细胞染色体畸变试验、小鼠精原细胞或精母细胞染色体畸变试验、体外哺乳类细胞 HGPRT 基因突变试验、体外哺乳类细胞 TK 基因突变试验、体外哺乳类细胞染色体畸变试验、啮齿类动物显性致死试验、体外哺乳类细胞 DNA 损伤修复（非程序性 DNA 合成）试验、果蝇伴性隐性致死试验。

遗传毒性试验组合。一般应遵循原核细胞与真核细胞、体内试验与体外试验相结合的原则。根据受试物的特点和试验目的，推荐下列遗传毒性试验组合：

组合一：细菌回复突变试验；哺乳动物红细胞微核试验或哺乳动物骨髓细胞染色体畸变试验；小鼠精原细胞或精母细胞染色体畸变试验或啮齿类动物显性致死试验。

组合二：细菌回复突变试验；哺乳动物红细胞微核试验或哺乳动物骨髓细胞染色体畸变试验；体外 哺乳类细胞染色体畸变试验或体外哺乳类细胞 TK 基因突变试验。

其他备选遗传毒性试验：果蝇伴性隐性致死试验、体外哺乳类细胞 DNA 损伤修复（非程序性 DNA 合成）试验、体外哺乳类细胞 HGPRT 基因突变试验。

（3）28 天经口毒性试验。

（4）90 天经口毒性试验。

（5）致畸试验。

（6）生殖毒性试验和生殖发育毒性试验。

（7）毒物动力学试验。

（8）慢性毒性试验。

（9）致癌试验。

（10）慢性毒性和致癌合并试验。

4. 食品安全性毒理学评价试验对不同受试物选择毒性试验的原则

（1）凡属我国首创的物质，特别是化学结构提示有潜在慢性毒性、遗传毒性或致癌性或该受试物产量大、使用范围广、人体摄入量大，应进行系统的毒性试验，包括急性经口毒性试验、遗传毒性试验、90 天经口毒性试验、致畸试验、生殖发育毒性试验、毒物动力学试验、慢性毒性试验和致癌试验（或慢性毒性和致癌合并试验）。

（2）凡属与已知物质（指经过安全性评价并允许使用者）的化学结构基本相同的衍生物或类似物，或在部分国家和地区有安全食用历史的物质，则可先进行急性经口毒性试验、遗传毒性试验、90 天经口毒性试验和致畸试验，根据试验结果判定是否需进行毒物动力学试验、生殖毒性试验、慢性毒性试验和致癌试验等。

（3）凡属已知的或在多个国家有食用历史的物质，同时申请单位又有资料证明申报受试物的质量规格与国外产品一致，则可先进行急性经口毒性试验、遗传毒性试验和 28 天经口毒性试验，根据试验结果判断是否进行进一步的毒性试验。

（4）食品添加剂、新食品原料、食品相关产品、农药残留和兽药残留的安全性毒理学评价试验的选择。

1）食品添加剂

A. 香料

a. 凡属世界卫生组织（WHO）已建议批准使用或已制定日容许摄入量者，以及香料生产者协会（FEMA）、欧洲理事会（COE）和国际香料工业组织（IOFI）四个国际组织中的两个或两个以上允许使用的，一般不需要进行试验。

b. 凡属资料不全或只有一个国际组织批准的先进行急性毒性试验和遗传毒性试验组合中的一项，经初步评价后，再决定是否需进行进一步试验。

c. 凡属尚无资料可查、国际组织未允许使用的，先进行急性毒性试验、遗传毒性试验和 28 天经口毒性试验，经初步评价后，决定是否需进行进一步试验。

d. 凡属用动、植物可食部分提取的单一高纯度天然香料，如其化学结构及有关资料并未提示具有不安全性的，一般不要求进行毒性试验。

B. 酶制剂

a. 由具有长期安全食用历史的传统动物和植物可食部分生产的酶制剂，世界卫生组织已公布日容许摄入量或不需规定日容许摄入量者或多个国家批准使用的，在提供相关证明材料的基础上，一般不要求进行毒理学试验。

b. 对于其他来源的酶制剂，凡属毒理学资料比较完整，世界卫生组织已公布日容许摄入量或不需规定日容许摄入量者或多个国家批准使用，如果质量规格与国际质量规格标准一致，则要求进行急性经口毒性试验和遗传毒性试验。如果质量规格标准不一致，则需增加 28 天经口毒性试验，根据试验结果考虑是否进行其他相关毒理学试验。

c. 对其他来源的酶制剂，凡属新品种的，需要先进行急性经口毒性试验、遗传毒性试验、90 天经口毒性试验和致畸试验，经初步评价后，决定是否需进行进一步试验。凡属一个国家批准使用，世界卫生组织未公布日容许摄入量或资料不完整的，进行急性经口毒性试验、遗传毒性试验和 28 天经口毒性试验，根据试验结果判定是否需要进一步的试验。

d. 通过转基因方法生产的酶制剂按照国家对转基因管理的有关规定执行。

C. 其他食品添加剂

a. 凡属毒理学资料比较完整，世界卫生组织已公布日容许摄入量或不需规定日容许摄入量者或多个国家批准使用，如果质量规格与国际质量规格标准一致，则要求进行急性经口毒性试验和遗传毒性试验。如果质量规格标准不一致，则需增加 28 天经口毒性试验，根据试验结果考虑是否进行其他相关毒理学试验。

b. 凡属一个国家批准使用，世界卫生组织未公布日容许摄入量或资料不完整的，则可先进行急性经口毒性试验、遗传毒性试验、28 天经口毒性试验和致畸试验，根据试验结果判定是否需要进一步的试验。

c. 对于由动、植物或微生物制取的单一组分、高纯度的食品添加剂，凡属新品种的，需要先进行急性经口毒性试验、遗传毒性试验、90 天经口毒性试验和致畸试验，经初步评价后，决定是否需进行进一步试验。凡属国外有一个国际组织或国家已批准使用的，则进行急性经口毒性试验、遗传毒性试验和 28 天经口毒性试验，经初步评价后，决定是否需进行进一步试验。

2) 新食品原料：按照《新食品原料申报与受理规定》和《新食品原料安全性审查管理办法》（国卫食品发〔2013〕23 号）进行评价。

3) 食品相关产品：按照《食品相关产品新品种申报与受理规定》（卫监督发〔2011〕49 号）进行评价。

4) 农药残留：按照 GB 15670 进行评价。

5) 兽药残留：按照《兽药临床前毒理学评价试验指导原则》（中华人民共和国农业部公告第 1247 号）进行评价。

5. 进行食品安全性评价时需要考虑的因素

（1）试验指标的统计学意义、生物学意义和毒理学意义：对实验中某些指标的异常改变，应根据试验组与对照组指标是否有统计学差异、其有无剂量反应关系、同类指标横向比较、两种性别的一致性及与本实验室的历史性对照值范围等，综合考虑指标差异有无生物学意义，并进一步判断是否具有毒理学意义。此外，如在受试物组发现某种在对照组没有发生的肿瘤，即使与对照组比较无统计学意义，仍要给予关注。

（2）人的推荐（可能）摄入量较大的受试物：应考虑给予受试物量过大时，可能影响营养素摄入量及其生物利用率，从而导致某些毒理学表现，而非受试物的毒性作用所致。

（3）时间-毒性效应关系：对由受试物引起实验动物的毒性效应进行分析评价时，要考虑在同一剂量水平下毒性效应随时间的变化情况。

（4）特殊人群和易感人群：对孕妇、乳母或儿童食用的食品，应特别注意其胚胎毒性或生殖发育毒性、神经毒性和免疫毒性等。

（5）人群资料：由于存在着动物与人之间的物种差异，在评价食品的安全性时，应尽可能收集人群接触受试物后的反应资料，如职业性接触和意外事故接触等。在确保安全的条件下，可以考虑遵照有关规定进行人体试食试验，并且志愿受试者的毒物动力学或代谢资料对于将动物试验结果推论到人具有很重要的意义。

（6）动物毒性试验和体外试验资料：本标准所列的各项动物毒性试验和体外试验系统是目前管理（法规）毒理学评价水平下所得到的最重要的资料，也是进行安全性评价的主要依据，在试验得到阳性结果，而且结果的判定涉及受试物能否应用于食品时，需要考虑结果的重复性和剂量-反应关系。

（7）不确定系数：即安全系数。将动物毒性试验结果外推到人时，鉴于动物与人的物种和个体之间的生物学差异，不确定系数通常为100，但可根据受试物的原料来源、理化性质、毒性大小、代谢特点、蓄积性、接触的人群范围、食品中的使用量和人的可能摄入量、使用范围及功能等因素来综合考虑其安全系数的大小。

（8）毒物动力学试验的资料：毒物动力学试验是对化学物质进行毒理学评价的一个重要方面，因为不同化学物质、剂量大小，在毒物动力学或代谢方面的差别往往对毒性作用影响很大。在毒性试验中，原则上应尽量使用与人具有相同毒物动力学或代谢模式的动物种系来进行试验。研究受试物在实验动物和人体内吸收、分布、排泄和生物转化方面的差别，对于将动物试验结果外推到人和降低不确定性具有重要意义。

（9）综合评价：在进行综合评价时，应全面考虑受试物的理化性质、结构、毒性大小、代谢特点、蓄积性、接触的人群范围、食品中的使用量与使用范围、人的推荐（可能）摄入量等因素，对于已在食品中应用了相当长时间的物质，对接触人群进行流行病学调查具有重大意义，但往往难以获得剂量-反应关系方面的可靠资料；对于新的受试物质，则只能依靠动物试验和其他试验研究资料。然而，即使有了完整和详尽的动物试验资料和一部分人类接触的流行病学研究资料，由于人类的种族和个体差异，也很难做出能保证每个人都安全的评价。所谓绝对的食品安全实际上是不存在的。在受试物可能对人体健康造成的危害以及其可能的有益作用之间进行权衡，以食用安全为前提，安全性评价的依据不仅仅是安全性毒理学试验的结果，而且与当时的科学水平、技术条件以及社会经济、文化因素有关。因此，随着时间的推移，社会经济的发展、科学技术的进步，有必要对已通过评价的受试物进行重新评价。

第三节 食品安全风险监测

我国颁布的《食品安全法》将食品安全风险监测确立为一项重要的法律制度，对食源性疾病、食品污染以及食品中的有害因素进行监测。国务院卫生行政部门会同国务院食品安全监督管理部门，制定、实施国家食品安全风险监测计划。《食品安全法》在借鉴国内外先进经验的基础上，首次在我国明确了食品安全风险检测制度。食品安全风险监测制度是有关食品安全风险监测管理部门、检测机构、检测内容、监测计划、检测范围、监测效果等制度的总称。

一、风险监测的概念和目的

食品安全风险监测是指通过系统和持续地收集食源性疾病、食品污染以及食品中有害因素的监测数据及相关信息，并进行综合分析和及时通报的活动。这个定义明确了风险监测的范围，即食源性疾病、食品污染以及食品中的有害因素三个方面；明确了监测是个系统和持续的过程；明确了监测结果的可利用性。食品安全风险监测是针对某种食品的食用安全性展开的评价、预警和检测，是对食品安全风险进行评估的基础和前提，也是风险评估阶段的数据来源。

食品安全风险监测的目的：①了解我国食品安全整体状况，科学评价食源性疾病、食品污染和食品中有害因素对我国居民健康带来的危害及其造成的经济负担，为有效制定食品安全管理政策提供技术依据；②了解国家或地区特定食品及特定污染物的水平，掌握污染物的变化趋势，为食品安全风险评估、风险预警、食品安全标准的制定和修订，以及采取有针对性监管措施提供科学依据；③从一个侧面反映一个地区食品安全监管工作的水平，指导确定监督抽检重点领域，评价干预措施效果，为政府食品安全监管提供科学信息；④指导科学发布食品安全预警信息，客观评价并发布食品安全客观情况，科学宣传食品安全知识，维护人民群众的知情权，指导消费，增强国内消费者信心，促进国际食品贸易发展。因此食品安全风险监测是食品安全科学监管的重要手段，监测获得的数据也是制定食品安全标准的重要依据。

二、国际及相关国家开展风险监测概况

1. 国际组织 1976年，世界卫生组织、联合国粮农组织和联合国环境规划署共同设立了全球环境监测系统/食品项目（GEMS/FOOD），旨在掌握各成员国食品污染状况，了解食品污染物的摄入量，保护人体健康，促进贸易发展。目前参与GEMS/FOOD这个体系的国家和组织达到了70多个，每个国家都依据本国的情况制定并执行独立的食品污染物的监测计划，我国于20世纪80年代加入该体系，由中国疾病预防控制中心营养与食品安全所牵头工作。GEMS/FOOD体系要求每个会员国依据本国国情进行食品污染物的监测工作，收集相关的污染水平数据，并通过电子网页或者电子文档的形式上报给GEMS/FOOD相关组织，进行污染物数据的收集和整理，从而了解和掌握国际的食品污染物污染状况和水平。目前GEMS/FOOD采用两种形式进行污染物的监测工作，一种为食品污染物的长期的滚动监测项目；另外一种即目前发达国家普遍采用并推广到发展中国家的总膳食调查方式，从而得到膳食水平中污染物的污染状况，更精准地进行污染物的暴露评估工作。总膳食调查和长期的食品污染物监测是相辅相成，互为补充的。

世界卫生组织全球沙门菌监测网（WHO Global Salm-Surv，WHO GSS）建立于2000年，是WHO为加强其成员对食源性疾病及食源性病原菌耐药性的监控能力的全球合作项目，成员来自148个国家的129个公共卫生机构及近八百名专业人员。主要进行技术培训、实验室间的质量控制，提供实验室和流行病学的培训手册、参比实验室等技术信息和技术支持。已经建立了4个区域性中心和5个国家级中心。

2. 美国 美国的食品污染物监测工作包括农药残留、兽药残留的监测,总膳食调查和其他相关污染物的长期监测。农药残留监测工作主要由食品与药品管理局、美国农业部共同执行。FDA 主要负责农副产品中农药残留量的监测工作和总膳食的调查,并且对超标的农副产品具备处罚权。美国农业部的食品安全局和动植物检验局分别负责畜禽食品安全和农产品进口检验检疫工作,开展了兽药残留的监测,同时美国农业部的农业市场服务部为了对食品进行暴露评估开展了农药残留监测项目。

美国的疾病监测是以"国家-州-地方"三级公共卫生部门为基本架构的。美国卫生部对地方卫生部门的疾病监测能力有很具体的要求,使其成为国家监测网络的一部分。地方(州、县、市)的高效的监测能力是国家监测的基础,在此基础上国家一级监测网络有 100 多个,如全国医院传染病监控系统、全国法定报告疾病监控系统、食源性疾病主动监测网、水源性疾病主动监测网、公共卫生信息系统、国家肠道细菌耐药性检测系统、细菌分子分型国家电子网络、边境传染病监视项目、全国医疗工作者监控系统(监控医疗职业感染)、全球新发传染病监测网、实验室快速应答网络等。这些网络既有分工,也能有机地连接、交流和合作。

3. 欧盟 欧盟已经将残留监控的技术规范转变为污染物监控方面的指令和执行法令,监测包括动物源残留物质的监测、农药残留监测及其他监测方案,上述监测方案均开展于 1996 年。欧盟监测体系与 GEMS/FOOD-EROPEAN 监测组织是相互协调的,均是要求每个国家将监测数据上报给该组织,以便更好地了解欧洲地区的食品中污染物污染状况。欧洲的 17 个国家在欧洲共同体的资助下共同组建了沙门菌、产志贺样毒素的大肠杆菌监测网(Enter-Net),主要进行沙门菌和产志贺毒素的大肠杆菌 O_{157} 及其耐药性的国际性监测。在欧洲集中协调沙门菌血清分型和噬菌体分型,建立即时的沙门菌国际数据库。通过对暴发事件的识别和调查,在不同国家的专家之间及时交换信息,使得欧洲及其他地方的公共卫生行动更为有效。在过去的几年里 Enter-Net 发现数起跨国发生的疾病暴发事件,对暴发事件进行了调查和干预。Enter-Net 提供了监测工作的一个模式,即如何将各种专业的公共卫生人员组织起来,建立感染性疾病的国际监测系统,在国际间的食源性疾病暴发事件中发挥作用。加拿大、澳大利亚、新西兰、日本和南非也加入了这个网络。

三、风险监测与监督抽检的区别

风险监测和监督抽检的总体目的都是发现问题,以保护消费者饮食安全,但各自又有具体的目的。风险监测的主要目的是收集数据以制定或修订食品安全国家标准(发现实际状况),而监督抽检的主要目的是发现不符合现有的食品安全国家标准的产品(合法性审核),简言之,一个是为了制定规则,一个是为了符合规则,两者的理念不能混淆。两者也有相同之处,即均是食品安全管理的重要技术保障,两者均为对食品进行检验检测的活动,均由政府部门或权威机构组织制定,并形成相应的计划,通过对抽样开展相关检验后获得信息和数据。监测和监督抽检数据分析都可以一定程度反映食品安全状况,发现食品安全隐患。

四、我国食品安全风险监测情况

一般而言,国际食品安全风险监测项目主要是针对食品污染和食源性疾病。食品污染监测主要包括如下几部分:食品中各类化学污染物的监测,如铅、砷、镉、汞等来自食品种植养殖环境中不可避免的重金属污染物，黄曲霉毒素等植物生长过程中污染的真菌毒素；各类农业投入品的监测，如农药残留、兽药残留等；食品中各类生物污染物的监测，如各类食源性致病菌、寄生虫等。食源性疾病的监测需要了解监测点地区在一个时间段内因食用食品导致急性、亚急性疾病案例的数量，同时了解导致病例的食品、污染因素、发病时间、潜伏期、临床表现等信息。必要时，还需要通过对可疑食品的采样检测确定病原菌的分子分型。

我国在上述监测范围的基础上，增加了对食品中有害因素的监测，主要内容为各类非法添加物的监测。尽管这类监测并非国际上常规监测的内容，但已经成为我国食品安全管理的一个重点内容。

另外，三聚氰胺污染婴幼儿奶粉事件发生之后，我国卫生部将非法添加物导致的慢性食源性疾病也纳入了监测范围中，目前已建立异常疾病或健康事件的临床报告和预警机制，及时启动流行病学调查及实验室检测分析，早期发现具有潜在公共卫生意义的各类健康损伤和疾病。当临床医生发现符合定义的事件和病例时，经科室医师会诊后，及时填写制定的调查表格，通过在目前网络直报系统中增加的模块进行网络直报。各级疾控机构定期浏览上报信息，及时启动流行病学调查，查明病因及传播方式，并定期进行数据分析，对报告病例/事件进行综合评估，判断其是否为食源性疾病或其他疾病，将监测信息及时上报上级疾控机构、同级卫生行政机构和食品安全监督管理部门。

目前，我国食品安全风险监测的对象包括食品、食品添加剂和食品包装材料以及食源性疾病。由于资源的有限性，针对产品开展的监测应遵循优先选择原则，将以下情况作为优先监测的内容：健康危害较大、风险程度较高以及污染水平呈上升趋势的；易于对婴幼儿、孕产妇、老年人、患者造成健康影响的；涉及的食品流通范围广、消费量大的；以往在国内导致食品安全事故或者受到消费者关注的；已在国外导致健康危害并有证据表明可能在国内存在的。

《国家食品安全监管体系"十二五"规划》提出健全国家食品安全风险监测体系，食品安全风险监测覆盖全国县级行政区域，并逐步延伸到社区、乡村，覆盖从农田到餐桌全过程。2013年全国卫生行政系统在31个省（市、自治区）和新疆生产建设兵团疾控中心加挂"国家食品安全风险监测（省级）中心"，指定北京市疾病预防控制中心等6家具备条件的省级疾病预防控制中心为"国家食品安全风险监测参比实验室"。

第四节　食品安全风险分析

食品安全风险是指由于食品中的某种危害而导致的有害于人群健康的可能性和副作用的严重性。在食品安全管理中运用风险分析就是根据食品风险程度采取相应的风险管理措施去控制或者降低风险的发生。风险评估仅仅是风险分析框架中的一个重要组成部分，在我国已升至法律地位，本节重点阐述风险评估。

一、食品安全风险分析

食品安全风险分析（risk analysis）将贯穿食物链（从原料生产、采集到终产品加工、储藏、运输等）各环节的危害列入风险评估的范围，定性或定量描述风险特征，考虑评估

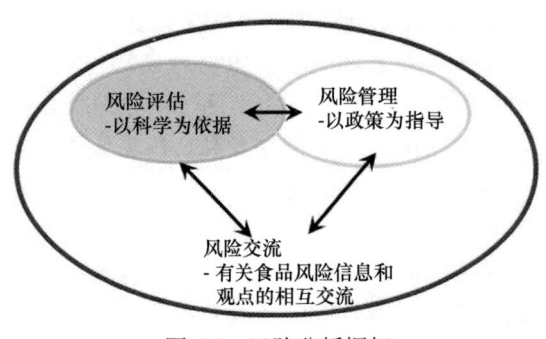

图 4-1 风险分析框架

过程的不确定性,权衡风险与管理措施的成本效益,不断监测管理措施的效果并及时利用各种发现信息进行交流,做出相应调整。风险分析框架中,风险评估、风险管理和风险交流三个部分是有机结合的,如图4-1所示。

风险评估是一个专家行为,基于科学。风险管理是一个纯政府行为,基于政策。政府接到专家的评估报告以后,根据当时当地的政治、经济、文化、饮食习惯等因素来制定政府的管理措施,如国家的法律、法规、标准、检验技术、进出口口岸把关等。风险交流就是把所有的管理信息和评估信息都告诉与食品安全相关的利益集团和个人。风险分析的框架必须要由这三个部分紧密地结合,然后整合起来进行,缺一不可,科学家、政府、媒体、消费者都在其中起到不可替代的重要作用。这是解决当前面临的食品安全的诸多复杂问题的一个基本准则。

1991年FAO/WHO率先提出食品风险分析概念,1995年形成《风险分析在食品标准中的应用》,1997年提出《风险管理与食品安全》报告,1998年在罗马召开的FAO/WHO联合专家咨询会上《风险情况交流在食品标准和安全问题上的应用》报告的出世,标志着食品安全风险分析的理论框架初具。我国于20世纪90年代中后期,开始开展食品安全风险分析,我国的食品安全风险分析理论主要是参考美国食品风险分析和监管的模式。2001年将食品安全风险分析引入到农产品安全领域。2006年11月1日起施行的《中华人民共和国农产品质量安全法》对农产品质量安全风险评估作了明文规定。2009年6月1日起施行的《中华人民共和国食品安全法》对食品安全风险评估及其结果利用做出了明确规定,这表明建立食品安全风险评估制度已经上升为国家需要,并把风险评估纳入法制轨道,用法律的形式来保证风险评估的实施。

二、食品安全风险评估

食品安全风险评估(risk assessment)是指运用科学方法,根据食品安全风险监测信息、科学数据以及有关信息,对食品、食品添加剂、食品相关产品中生物性、化学性和物理性危害因素对人体健康可能造成的不良影响所进行的科学评估,它是风险分析的基础。

(一)食品安全风险评估的主要内容

世界贸易组织《SPS协定》(Agreement On The Application Of Sanitary And Phytosanitary Measures,SPS)明确规定成员国应确保其卫生和植物卫生措施是采用有关国际组织制定的风险评估方法,根据本国具体条件,对人、动物或植物的生命或健康进行风险评估的结果所制定的。在《SPS协定》附录里对风险评估给了一个定义,即进口国根据可能采用的SPS措施,对其领土上某些害虫或疾病的进入、存在或传播的可能性,以及对潜在的生物学和经济影响进行评价,或食品、饮料和饲料中的添加剂、污染物、毒素或致病菌的存在对人体和动物的健康可能造成的不良作用进行评估。

风险评估的基本内容包括危害识别(hazard identification)、危害特征描述(hazard

characterization)、暴露评估(exposure assessment)和风险特征描述(risk characterization),这四个步骤是一个体系。

危害识别就是确定人体摄入化学物后的潜在不良作用,这种不良作用产生的可能性,以及产生这种不良作用的确定性和不确定性。一般根据流行病学、动物试验、体外试验、结构-活性关系等科学数据和文献信息确定人体暴露于某种危害后是否会对健康造成不良影响、造成不良影响的可能性,以及通过食品确定这些危害是否是存在、可能处于风险之中的人群和范围。

危害特征描述,即对与危害相关的不良健康作用进行定性或定量描述。可以利用动物试验、临床研究以及流行病学研究确定危害与各种不良健康作用之间的剂量-反应关系、作用机制等,对于毒性作用有阈值的危害,应建立人体安全摄入限量水平。

危害确立以后除了进行特征描述外,还要进行暴露评估。描述危害进入人体的途径,估算不同人群摄入危害的水平。根据危害在膳食中的水平和人群膳食消费量,初步估算危害的膳食总摄入量,同时考虑其他非膳食进入人体的途径,估算人体总摄入量并与安全摄入量进行比较。

风险特征描述就是在危害识别、危害特征描述和暴露评估的基础上,综合分析危害对人群健康产生不良作用的风险及其程度,同时应当描述和解释风险评估过程中的不确定性。

根据采用的评估方法,风险评估一般可分为确定性评估(deterministic assessment)和概率性评估(probabilistic assessment)两种方法。与确定性评估相比,概率性评估程序相对复杂,但评估结果能够为风险管理决策提供更多信息。在开展风险评估前,应根据数据可及性和评估目的,遵循避繁就简的原则选择合适方法。根据结果的产出形式,风险评估可分为定性评估(qualitative assessment)和定量评估(quantitative assessment)。定性评估是用高、中、低等描述性词语来表示风险;而定量评估是以量化的数值表示风险大小及其伴随的不确定性。

食品安全风险评估以食品安全风险监测和监督管理信息、科学数据以及其他有关信息为基础,遵循科学、透明和个案处理的原则进行。国家食品安全风险评估专家委员会独立进行风险评估,保证风险评估结果的科学、客观和公正。

(二)国内外食品安全风险评估运行机制

联合国粮农组织/世界卫生组织(FAO/WHO)共同成立了3个常设的关于食品安全风险评估的专家组织,即食品添加剂联合专家委员会(JECFA)、农药残留联席会议(JMPR)和微生物风险评估联合专家委员会(JEMRA)。JECFA于20世纪50年代末成立,专门评估食品添加剂、污染物和兽药残留。以后成立了JMPR,专门评估农药残留的。近几年,又成立了JEMRA,评估致病性微生物。这些专家组织所有的专家是以个人的身份被世界卫生组织或联合国粮农组织的总干事聘请,并接受食品法典委员会的领导。他们所发布的评估报告是作为制定国际食品标准以及各国制定国家食品标准非常重要的依据。

风险评估是一个单纯的科学技术,评价结果适用于任何国家和社会,而风险管理要受不同政治、文化、经济因素的影响。例如,食品安全标准的制定,尽管有国际食品标准、CAC标准,但是每个国家都有自己的国家标准,这是因为各个国家的政治、文化、经济状况有差异。风险评估也是一个动态过程,不是一次评估就定终身,随着新的数据和信息的不断出现,FAO/WHO有关专家组织就会组织专家进行重新的评估。

世界各地都在纷纷设立风险评估机构，如欧盟成立了欧洲食品安全局（EFSA），专门作风险评估，不参与制定标准，更不涉及监督管理。从成立到现在已经在欧洲甚至于全世界建立了一个非常权威的风险评估机构。美国食品安全监督管理局（FDA）没有独立的评估机构，但在 FDA 的下面，有一些专家是专门作风险评估，不涉及标准、添加剂的审批以及其他监督管理方面的工作。

我国于 2007 年 5 月成立了国家农产品质量安全风险评估专家委员会，负责农产品质量安全风险评估工作。2009 年 11 月成立了由医学、农业、食品、营养、生物、环境等方面的 42 位专家组成的食品安全风险评估专家委员会进行食品安全风险评估。2011 年 10 月成立了国家食品安全风险评估中心[China National Center for Food Safety Risk Assessment（CFSA）]负责食品安全风险评估工作。我国的风险评估工作采用理事会的方式，成立了多部门的理事会，对风险评估中心进行管理，日常管理工作则由卫生行政部门履行。主要职责如下。

（1）开展食品安全风险监测、风险评估、标准管理等相关工作，为政府制定相关的法律、法规、部门规章和技术规范等提供技术咨询及政策建议。

（2）拟订国家食品安全风险监测计划；开展食品安全风险监测工作，按规定报送监测数据和分析结果。

（3）拟订食品安全风险评估技术规范；承担食品安全风险评估相关工作，对食品、食品添加剂、食品相关产品中生物性、化学性和物理性危害因素进行风险评估，向国家卫生和计划生育委员会报告食品安全风险评估结果等信息。

（4）开展食品安全风险评估相关科学研究、成果转化、检测服务、信息化建设、技术培训和科普宣教工作。

（5）承担食品安全风险评估、食品安全标准等信息的风险交流工作。

（6）承担食品安全标准的技术管理工作。

（7）开展食品安全风险评估领域的国际合作与交流。

（8）承担国家食品安全风险评估专家委员会、食品安全国家标准审评委员会等机构秘书处工作。

（9）承办国家卫生行政部门交办的其他事项。

（三）食品安全风险评估的启动

有下列情形之一的，由卫生行政部门审核同意后向国家食品安全风险评估专家委员会下达食品安全风险评估任务：

（1）通过食品安全风险监测或者接到举报发现食品、食品添加剂、食品相关产品可能存在安全隐患的。

（2）为制定或者修订食品安全国家标准提供科学依据需要进行风险评估的。

（3）为确定监督管理的重点领域、重点品种需要进行风险评估的。

（4）发现新的可能危害食品安全因素的。

（5）需要判断某一因素是否构成食品安全隐患的。

（6）国务院卫生行政部门认为需要进行风险评估的其他情形。

发生下列情形之一，卫生行政部门可以要求国家食品安全风险评估专家委员会立即研究分析，对需要开展风险评估的事项，国家食品安全风险评估专家委员会应当立即成立临时工作组，制定应急评估方案。

（1）处理重大食品安全事故需要的。

（2）公众高度关注的食品安全问题需要尽快解答的。

（3）国务院有关部门监督管理工作需要并提出应急评估建议的。

（4）处理与食品安全相关的国际贸易争端需要的。

对于下列情形之一的，卫生行政部门可以做出不予评估的决定：

（1）通过现有的监督管理措施可以解决的。

（2）通过检验和产品安全性评估可以得出结论的。

（3）国际政府组织有明确资料对风险进行了科学描述且适于我国膳食暴露模式的。

对做出不予评估决定和因缺乏数据信息难以做出评估结论的，国家卫生行政部门应当向有关方面说明原因和依据；如果国际组织已有评估结论的，应一并通报相关部门。

国家卫生行政部门依法向社会公布食品安全风险评估结果。风险评估结果由国家食品安全风险评估专家委员会负责解释。

三、食品安全风险管理

1. 风险管理的定义 风险管理（risk management）是指根据风险评估的结果，对减少或降低所评估的风险以及选择恰当实施方法的政策进行权衡的过程。风险管理的首要目标是通过选择和实施适当的措施，尽可能有效地控制食品风险，从而保障公众健康。具体措施包括制定有害物质的最高限量、食品标准标签，实施公众教育计划，通过实施生产规范等以最大限度地避免不安全的因素影响食品安全，影响消费者健康。食品安全风险监测与风险评估制度是实施食品安全风险管理，降低食品安全事故发生概率并尽可能减轻事故危害程度的重要措施，同时也是食品安全风险管理的法律制度。

风险管理可以分为四个部分：风险评价（risk evaluation）、风险管理选择评估（option assessment）、执行评估（implementation assessment）、监控和回顾（monitoring and review）。风险评价的基本内容包括确认食品安全问题、描述风险概况、就风险评估和风险管理的优先性对危害进行排序、制定风险评估政策、实施风险评估、风险评估结果审议；风险管理选择评估的内容，包括确定现有的管理选项、选择最佳的管理选项（包括考虑一个合适的安全标准）以及最终的管理决定；执行管理决定时应把保护人体健康作为首先考虑的因素，同时可适当考虑其他因素（如经济费用、效益、技术可行性、对风险的认知程度等），进行费用-效益分析；监控和审查指的是对实施措施的有效性进行评估，以及在必要时对风险管理和评估进行审查。

2. 食品安全风险管理的一般原则

（1）当有证据显示食品中存在对人体健康的风险，但科学研究数据不充分或不全面时，不应着手制定限量标准，应考虑制定指导性技术文件。在就现有的风险管理备选方案提出最终建议或决策之前，尤其是在制定标准或最大限量时，需确保风险评估结果已提交。

（2）在取得一致结果的过程中，风险管理应考虑整个食品链中使用的相关生产、储存和处理工艺（包括传统工艺），分析、取样和检验方法，执法和遵守的可行性，以及特定不良健康影响的普遍性。

（3）风险管理过程应透明、协调一致和详细记录。风险管理方面的决策和建议都应予以记录，条件具备时在各项食品标准和指导性技术文件中明确规定，从而促进所有利益相关方面更广泛地认识风险管理过程。

（4）初步风险管理活动和风险评估结果应与现有风险管理备选方案的评估相结合，以便对该风险的管理做出决策。

（5）对风险管理备选方案进行评估应根据风险分析的范围、目的及方案对消费者健康的保护程度，同时也应考虑不采取任何行动的情况。

（6）为了避免贸易壁垒，应确保风险管理决策过程的透明性和一致性。对所有风险管理备选方案的评估应尽可能考虑其潜在的利弊。在对同样能够有效保护消费者健康的不同风险管理方案中做出选择时，应考虑这些措施对食品贸易所产生的潜在影响，并避免选择产生不必要贸易限制的措施。

（7）风险管理应考虑风险管理备选方案的经济性及可行性。在制定标准、准则和提出其他建议时，风险管理还应考虑替代性备选方案的必要性，所有方案在保护消费者健康的程度方面是一致的。

（8）风险管理和风险评估应在职能上分离。为了确保风险评估过程的科学完整性，减少风险评估和风险管理之间的利益冲突，有必要保持风险管理和风险评估两者职责的分离。但是，风险分析是一个持续改进的过程，所以在实际应用过程中，风险管理者和风险评估者之间的相互联系是至关重要的。

（9）决策应当考虑风险评估结果的不确定性。风险的估计应包括有关风险不确定性的量化分析，并且以易于理解的形式提交给风险管理人员，以便他们在决策时能充分考虑不确定性的范围。如果风险评估的不确定性高，风险管理决策就应更加谨慎。

（10）风险管理应是一个持续的过程。在对风险管理决策进行评估和审查时，应考虑新收集的所有数据。应对食品标准和指导性技术文件进行定期审查，并在必要时予以更新，从而反映出最新的科学知识和与风险分析的其他信息。

四、食品安全风险交流

1. 风险交流的概念及基本原则 风险交流（risk communication）是指各利益相关方就食品安全风险、风险所涉及的因素和风险认知相互交换信息和意见的过程。风险情况交流不仅只是信息的传播，更重要的作用是把有效进行风险管理的信息纳入政府的决策过程中，同时对公众进行宣传、引导和培训。风险交流是食品安全风险分析的三大组成部分之一（见图 4-1），贯穿于整个风险分析的过程之中，也是食品安全管理的重要内容和目的所在。

《食品安全法》要求县级以上人民政府食品安全监督管理部门和其他有关部门、食品安全风险评估专家委员会及其技术机构，应当按照科学、客观、及时、公开的原则，组织食品生产经营者、食品检验机构、认证机构、食品行业协会、消费者协会及新闻媒体等，就食品安全风险评估信息和食品安全监督管理信息进行交流沟通。

2. 食品安全风险交流的要素

（1）风险的性质：包括危害的特征和重要性，风险的大小和严重程度，情况的紧迫性，风险的变化趋势，危害暴露的可能性，暴露的分布，能够构成显著风险的暴露量，风险人群的性质和规模，最高风险人群。

（2）利益的性质：包括与每种风险有关的实际或者预期利益，受益者和受益方式，风险和利益的平衡点，利益的大小和重要性，所有受影响人群的全部利益。

（3）风险评估的不确定性：包括评估风险的方法，每种不确定性的重要性，所得资料的缺点或不准确度，估计所依据的假设，估计对假设变化的敏感度，有关风险管理决定的估计变化的效果。

（4）风险管理的选择：包括控制或管理风险的行动，可能减少个人风险的个人行动，选择一个特定风险管理选项的理由，特定选择的有效性，特定选择的利益，风险管理的费用和来源，执行风险管理选择后仍然存在的风险。

3. 食品安全风险交流的基本策略

（1）了解利益相关方需求：食品安全风险交流中的利益相关方包括食品生产经营者、食品安全监管部门、食品行业协会、相关研究机构、学者、消费者、媒体和其他社会团体等。应当根据不同的利益相关方的不同需求，采取不同的风险交流策略，以提高针对性、有效性。

（2）制订计划和预案：制定风险交流年度计划，并为重点风险交流活动配套具体实施方案。针对食品安全事件应当制定相应的风险交流预案，并进行预案演练。主管行政部门统筹协调所属食品安全相关机构的风险交流活动。

（3）加强内外部协作：建立健全机构内以及与上下级机构的信息通报与协作机制，与有关机构或部门建立信息交换和配合联动机制，通过有效的沟通协调达成共识，提高风险交流有效性。

（4）加强信息管理：建立通畅的信息发布和反馈渠道，完善信息管理制度。明确信息公开的范围与内容，明确信息发布的人员、权限以及发布形式，确保信息发布的准确性、一致性。

第五节 食品安全风险预警

目前我国在食品安全领域面临严峻挑战，数次重大食品安全事故让政府、企业和消费者的食品安全风险防范意识不断增强，相关部门应对食品安全事故的能力逐渐提高，预警研究和预警系统建设得到各方面的高度重视，并得到相应发展。《食品安全法》也进一步明确了对风险预警的规定。

一、食品安全风险预警的概念与作用

安全预警最早起源于德国的 Vorsorge 法则，其核心是强调公众通过前期的有效规划准备，减少或避免出现潜在的有害行为，从而降低或避免对环境的破坏。此后，这一法则在其他领域逐步应用。随着食品安全问题逐渐成为全世界共同关注的焦点，预警思想也被运用到食品安全领域。食品安全风险预警或者食品安全预警是指专门针对食品安全状况进行的"预先告警"，通过食品安全相关信息的收集、评估和通报，对潜在的食品安全问题及时发出警报，从而达到早期预防和控制食品安全事件，最大限度地降低损失，变事后处理为事先预警的目的。有效的预警系统除了能够防止损害消费者健康的食品安全事故发生外，还可以提高食品安全监督管理的针对性，增强食品安全信息透明度，增强公众对监管系统的信任，促进食品消费和食品行业健康发展。

食品安全风险预警在食品安全管理中具有以下意义：①更加体现了食品安全监管是为了保护公众健康的目的；②有利于食品生产经营者和消费者提前预防可以预见的潜在危害；③以实施食品安全风险预警为目标，可以更好地实现各部门监管信息的综合分析和综合利用能力；④有利于提高食品安全监管的针对性，与投入大量资源开展常规指标检测相比，食品安全风险预警是食品安全管理中经济有效的方法。

二、食品安全风险预警体系现况

食品安全风险预警体系是指通过对食品安全风险进行监测、追踪、量化分析、信息通报及预报等，而建立起的一套完整的针对食品安全风险的功能系统，以避免危害在信息或准备不足的情况下发生，从而最大程度降低危害所带来的影响。建立完善的食品安全风险预警体系可以监控食品的种植、养殖、生产、加工、流通和消费各环节的安全状况，对潜在的食品安全风险发出预警，从而防止发生影响消费者人身安全的重大食品安全事故。

新中国成立以来，卫生系统长期承担全国食品卫生监督管理工作，根据有关法律法规要求，积极开展食品卫生知识宣传，提高消费者防范意识和自我保护能力。2003年原卫生部印发了《食品安全行动计划》，其中行动目标之一就涉及风险预警。主要工作内容有：①加强风险预警能力建设；②收集用于风险预警的信息；③按三类级别设定预警；④建立预警风险评估程序方法；⑤预警信息的发布与处理。在以上预警系统基础上，先后向社会发布了蓖麻籽、霉变甘蔗、河鲀鱼、生食水产品、毒蘑菇等10余项预防食源性疾病的预警信息，对消费者及时提高自我保护意识，采取预防措施起到一定的效果。2007年原国家质检总局组织开发了"食品安全快速预警与快速反应系统"（RARSFS），该系统实施数据动态采集机制，初步实现国家和省级监督数据信息的资源共享，构建质检部门的动态监测和趋势预测网络。另外，质检总局还建立了进出口食品预警系统，开展进口食品安全风险评估，并依据评估结果，制定和调整相关产品的检验检疫监管措施。原国家食品药品监督管理总局于2005年制定了《食品安全信息体系框架指南》，2007年建成了由信息基础数据库、信息报送系统、预警发布平台等组成的全国食品安全分析预警系统。2005年北京奥运会组织委员会和北京市食品安全委员会联合组建了北京奥运食品安全专家委员会，在食品安全预警方面发挥了重要的决策支持作用。但限于历史和体制上的原因，原几个部门的信息系统未做到信息互联互通，力量难以整合，以至于2008年在"三鹿奶粉事件"发生后，无论是三聚氰胺污染奶粉问题还是后来引起的婴幼儿肾结石事件，各部门的预警系统都没有发挥有效作用。《食品安全法》要求利用食品安全风险评估结果和食品安全监督管理信息，对食品安全状况进行综合分析，对经综合分析表明可能具有较高程度安全风险的食品应当及时提出食品安全风险警示，并向社会公布。该法同时对出入境检验检疫部门负责监管的进出口食品也规定了及时采取风险预警或者控制措施的规定。还规定，风险警示信息可以由国务院主管部门统一公布。对于影响限于特定区域的，也可以由有关省、自治区、直辖市人民政府主管部门公布。

世界各国均很重视食品安全预警方面的研究，并在实际应用中积累了丰富的经验，形成各自独具特色的警报系统。如国际著名的风险预警系统，国际食品安全当局网络（INFOSAN）和欧盟食品和饲料快速预警系统（RASFF）。INFOSAN是世界卫生组织（WHO）

与联合国粮农组织（FAO）依据《国际卫生条例（2005）》和《全球食品安全战略（2003）》合作建立的连接世界各国食品安全当局的全球预警网络系统，由 WHO 食品安全、人畜共患病和食源性疾病司运行和管理。旨在：促进食品安全信息交流；增进国家一级和国际一级食品安全当局之间的合作。《国际卫生条例（2005）》规定，WHO 应该通过其监测活动收集有关事件的信息，并评估事件引起疾病国际传播和干扰国际交通的可能性。RASFF 是欧盟根据欧盟指令第 178/2002 号，于 2002 年建立的信息预警网络。它连接欧盟各成员国的食品与饲料安全主管机构、欧盟委员会健康和消费者保护总署、欧洲食品安全管理局等，主要目标是保护消费者免受不安全食品和饲料危害，体现了欧洲食品安全高科技大系统的现代预警特征。美国食品安全监督管理局（FDA）则是利用全国性的电信系统将全国各级食品安全系统和媒体联系起来，组成巨大网络发布紧急食品风险警告，还在 2000 年参与 Food Net 网络活动，保障和强化了美国食品安全的紧急反应能力。

三、食品安全风险预警体系的建设

食品安全风险预警的基础是风险评估，而风险评估需要依据科学信息进行，因而开展食品安全预警的条件是必须具备对相关危害的健康影响、监管信息和相关食源性疾病危害信息的系统把握基础上，并结合人群消费特点等信息进行综合评估。因此，预警的能力同时体现出对食品安全问题的综合管理和掌控的水平，在政府食品安全监管资源相对不足、违法行为难以控制的情况下，加强风险预警能力有助于提高食品安全监督管理的针对性，是一个比较经济和科学的方法。根据风险预警的特点，开展风险预警应当满足以下要求：①应当以风险评估结果为基础；②必须在风险评估结果基础上，综合分析相关的风险管理信息；③必须以健康保护为必要性前提，即分析表明可能具有较高程度安全风险；④职责法定：即预警的公布是区别于日常监管信息，应由法律授权的部门发布。任何组织、个人和媒体不得自行制作发布预警信息。

一个良好的食品安全风险预警系统应建立在一个大规模和灵敏的食品监测检验体系、大量的基础数据资料和高效运转的上报、分析系统的基础上。一般应包括基础数据库、信息报送系统、食品安全分析预警、信息预警平台等基本内容。食品安全风险分析和预警指在综合不同时间段的相关食品的监测监督数据资料的基础上，运用综合分析和风险评估等技术，对目前或未来某一时间段的相关食品安全做出科学的评估和危害鉴定。食品安全预警信息还应按风险大小分、危害影响的区域范围和人群资料，综合评估后为不同的预警等级，一般分为提示性预警、警示性预警和措施性预警三级。预警内容有：预警食品的特征；潜在危害物的特征；可能影响的地区范围和人群；要求消费者、食品生产经营者、食品安全监督管理机构和卫生行政部门分别应当采取的措施和对策。

食品安全风险预警系统的框架结构是建立预警系统的前体条件。而预警系统框架的构建必须运用系统分析方法。系统分析方法是指把系统的观点和思想引入管理的方法之中，运用科学和数学的方法对系统中事件进行研究和分析。其特点就是在解决管理问题时要从全局出发，进行分析和研究，制定出正确的决策。系统分析要求运用系统理论的范畴、原理，全面分析和研究组织的管理活动和管理过程，重视对组织结构和模式的分析，并建立系统模型以便分析。

根据系统管理理论，食品安全风险预警系统是由人、物质、设备、信息和其他资源在保证食品安全的目标下组成的一体化系统，他的成长和发展同时受到这些组成要素的影响，在这些要素的相互关系中，人是主体，其他要素则是被动的。完整的食品安全风险预警系统框架结构至少要包括层级结构、子系统结构、分析系统结构等框架。预警系统的层级结构从上到下可以分为国家、省（进出口食品安全预警系统与省级并列）、地市及县（区）级食品安全风险预警系统。此系统下还可设子系统，如初级农产品环节、动物性食品环节、食品生产加工经营环节和进出口食品环节食品安全风险预警系统。初级农产品环节由农业部门负责，动物性食品由畜牧水产部门负责，进出口食品环节由国家出入境检验检疫部门负责，食品生产加工经营环节由食品安全监督管理部门负责。

食品安全风险预警系统一般可分为三个体系模块，即食品安全风险信息源系统、食品安全风险预警分析系统和食品安全反应系统。

1. 信息源系统　是预警分析的信息来源，是收集监测检测数据的数据库系统，是整个预警机制得以准确分析、快速做出反应的前提。没有即时、准确、完整的数据来源，预警分析就无法启动。

（1）农业农村部门对于初级农产品的相关信息收集可通过以下途径进行：对水果蔬菜的农药残留进行定期或不定期的抽检，建立果蔬农药残留监测监控网络体系；对农资市场的储存、运输和加工等各环节进行动态检测；对土壤肥力进行调查和监测；对无公害农产品产地进行监督管理；建立初级农产品安全预警信息网络平台。

对动物性食品养殖环节相关信息收集可通过以下途径进行：对养殖场（户）定期或不定期的监督检查，检查其兽药及违禁药物的使用情况以及时对动物性食品的兽药残留进行抽检；对畜禽屠宰厂屠宰的畜禽及饲养情况进行监控，并检查屠宰前的用药记录、屠宰后的畜禽产品兽药残留；按照国家有关法规和标准严格检验检疫，完善畜禽产品质量追溯制度。

（2）国家出入境检验检疫部门对进出口食品相关信息收集可通过以下途径进行：检验检疫机构对进出口食品实施检验检疫发现的食品安全信息；行业协会、消费者反映的进口食品安全信息；国际组织、境外政府机构发布的食品安全信息、风险预警信息，以及境外行业协会等组织、消费者反映的食品安全信息；其他食品安全信息。

（3）食品安全监督管理部门对食品生产加工经营信息收集可通过以下途径进行：实行食品生产经营企业（包括餐饮业和食堂）巡回、回访、年检、监督抽检相结合的监督制度；对流通食品进行定期和不定期的抽检；对新食品原料、食品添加剂和食品相关产品等进行重点检查；对重点食品实行市场准入制和严格的食品安全检测；建立农副产品批发市场农药残留快速检测中心；建立食品生产加工和流通过程食品安全信息网络平台。

2. 预警分析体系　是整个预警体系的关键与核心部分，它是把来源于信息源系统的检测数据通过一定的预警分析方法，为预警反应系统提供判断依据，在整个预警机制中起到承前启后的作用。预警分析系统应包括食品安全应急处理专家库。系统在收到食品安全突发事件和食品安全隐患信息后，应及向有关部门报告，并立即组织有关人员和专家对突发事件和食品安全隐患对危害、影响范围、发展趋势进行分析评估，根据评估结果提出是否发布预警警报及预警级别，并及时向同级人民政府汇报。预警分析的方法有很多种，对于食品中危害物、污染物的检测方法可利用控制图来分析。控制图包括污染物和危害物的超标率控制图、检出率控制图、平均值-标准偏差控制图等。

通过对食品安全隐患信息和食品安全突发事件的分析评估，根据其性质、严重程度、可控制性和影响范围等因素，把食品安全风险预警警报分为三级：提示性预警（黄色）、警示性预警（橙色）、措施性预警（红色）。

3. 反应系统　是依据预警分析得出的结果对预警机制做出反应的系统。预警反应系统包括通报制度和信息发布制度。根据通报层级关系可分为从下往上的预警。

在收到食品安全风险预警警报后，应立即启动食品安全突发事件快速反应机制，根据情况采取以下措施：

（1）调查评估：要针对预警警报中提到的问题，尽快组织对辖区内的相关食品流通领域、生产加工、餐饮消费以及种植和养殖、包装、仓储、运输、消费等环节的生产经营单位进行调查，查清食品原料来源、产品市场流向等信息，科学评估预警警报中涉及的食品质量安全问题的危害，并按要求尽快上报调查评估结果。

（2）发生食品安全事故的，要同时启动《食品安全事故应急预案》。

（3）执法检查：针对发布的食品安全风险预警警报，要制定整治方案，对辖区内可能存在问题的食品流通领域、生产加工、餐饮消费以及种植、养殖、包装、仓储、运输、消费等环节的产品生产加工单位进行拉网式检查。对检查中发现的问题产品，要立即封存，对有关生产加工企业依法采取责令停止生产、停止销售、责令召回等措施。

（4）预警解除：在食品突发事件或预警警报的食品安全问题得到缓解、控制，食品安全问题对群众饮食安全和健康的威胁已经消除，由发布预警警报的单位负责解除预警警报。预警警报解除后要认真分析和总结工作，以便为今后对类似事件的防范和处置提供借鉴。

食品安全监管部门作为食品安全的主管部门，应对食品安全预警机制进行宏观调控、综合监督管理和维护。

第六节　食品安全事故调查处置

按照《食品安全法》的要求，县级以上地方人民政府应当根据有关法律、法规的规定和上级人民政府的食品安全事故应急预案以及本行政区域的实际情况，制定本行政区域的食品安全事故应急预案，食品生产经营企业也应当制定食品安全事故处置方案。食品安全事故应急预案应当对食品安全事故分级、事故处置组织指挥体系与职责、预防预警机制、处置程序、应急保障措施等做出规定。

一、食品安全事故的概念、分级和响应标准

食品安全事故是指食物中毒、食源性疾病、食品污染等源于食品，对人体健康有危害或者可能有危害的事故。

按食品安全事故的性质、危害程度和涉及范围，将食品安全事故分为：特别重大食品安全事故（Ⅰ级）；重大食品安全事故（Ⅱ级）；较大食品安全事故（Ⅲ级）；一般食品安全事故（Ⅳ级）（表4-1）。

表 4-1 食品安全事故的分级、响应标准

事故分级	评估指标	应急响应	启动级别
Ⅰ级	符合以下情形之一的为特别重大食品安全事故： 1. 事故危害特别严重，对 2 个以上省份造成严重威胁并有进一步扩散趋势的 2. 跨地区（香港、澳门、台湾）或跨国食品安全事故，造成特别严重社会影响的 3. 国务院认定的其他特别重大食品安全事故	Ⅰ级响应	国家级
Ⅱ级	符合以下情形之一的为重大食品安全事故： 1. 事故危害严重，影响范围涉及省内 2 个以上市（州）行政区域的 2. 超出事发地市（州）政府应急处置能力水平的 3. 造成食物中毒人数 100 人以上并出现死亡病例的 4. 造成 10 例以上死亡病例的 5. 需要由省政府或其授权有关部门负责处置的其他重大食品安全事故	Ⅱ级响应	省级
Ⅲ级	符合以下情形之一的为较大食品安全事故： 1. 事故影响范围涉及市（州）内 2 个以上县（区）级行政区域，给公众饮食安全带来严重危害的 2. 造成食物中毒人数 100 人以上，或者造成病食物中毒人数 100 人以下但出现死亡病例的 3. 市（州）政府认定的其他较大食品安全事故	Ⅲ级响应	地（市）级
Ⅳ级	符合以下情形之一的为一般食品安全事故： 1. 事故影响范围涉及县（区）级行政区域内 2 个以上乡镇，给公众饮食安全带来严重危害的 2. 造成食物中毒人数 30～99 人，未出现死亡病例的 3. 县（区）政府认定的其他一般食品安全事故	Ⅳ级响应	县（区）级

二、职 责 分 工

食品安全事故发生后，按照相关法律法规和预案规定根据事故级别成立相应的食品安全事故应急指挥部（以下简称"应急指挥部"）。应急指挥部成员单位根据事故的性质、分级和应急处置工作的需要确定。应急指挥部成员单位主要包括食品安全监督管理、卫生行政等相关部门。应急指挥部负责统一领导事故应急处置工作，指挥部下设应急指挥部办公室负责日常办事机构。应急指挥部成立后，应急指挥部办公室工作立即启动。

根据事故处置需要，应急指挥部可下设若干工作组，分别开展相关工作。各工作组在应急指挥部的统一指挥下开展工作，并随时向应急指挥部办公室报告工作开展情况。

1. 综合协调组 由事故发生地食品安全监管部门负责。综合协调食品安全事故应急处置工作和牵头进行事故调查处理。负责汇总信息，报告、通报情况，分析事故进展以及对外宣传等，并配合应急指挥部办公室做好相关工作。

2. 事故调查组 由事故发生地卫生行政部门牵头，会同公安厅、监察厅及相关部门负责调查事故发生原因，评估事故影响，尽快查明致病原因，做出调查结论，提出事故防范意见；对涉嫌犯罪的，由公安厅负责，督促、指导涉案地公安机关立案侦办，查清事实，依法追究刑事责任；对监管部门及其他机关工作人员的失职、渎职等行为进行调查。根据

实际需要，事故调查组可以设置在事故发生地或派出部分人员赴现场开展事故调查。

3. 医疗救治组 由事故发生地卫生行政部门负责。结合事故调查组的调查情况，制定最佳救治方案，迅速组织开展应急救援工作，对健康受到危害的人员进行医疗救治。

4. 维护稳定组 由事故发生地公安机关牵头，加强治安管理，维护社会稳定。

5. 新闻宣传组 由事故发生地新闻宣传主管部门牵头，会同卫生行政部门等组织事故处置的新闻发布、宣传报道和舆论引导工作；组织并承担新闻发布，制定新闻宣传报道方案，统一对外宣传口径并组织起草新闻通告；负责接待新闻媒体采访，跟踪搜集相关舆情信息。

医疗机构、疾病预防控制中心以及各有关部门的食品安全相关技术机构作为食品安全事故应急处置专业技术机构，应在卫生行政部门及有关食品安全监管部门组织领导下开展应急处置相关工作。

三、应急处置

食品安全事故发生后，事发地医疗卫生机构、事故发生单位、技术机构、团体和个人应当按有关规定及时向当地食品安全监管部门提供相关信息和资料，由食品安全监管部门统一组织开展食品安全突发事件评估。经初步评估为食品安全事故的，食品安全监管部门应当按预案规定向当地人民政府及上级食品安全监管部门报告，并按规定启动相应级别的应急响应。一般或较大食品安全事故处置：按照相关法律法规和预案规定，一般或较大食品安全事故分别由县、市级人民政府成立事故应急指挥机构统一指挥处置。所在省级食品安全监督管理部门加强指导、协调和督促；重大食品安全事故处置：按照相关法律法规和预案规定，重大食品安全事故由省级人民政府成立事故应急处置指挥机构统一指挥处置。国家食品安全监督管理部门加强指导、协调和督促；特别重大食品安全事故处置：发生特别重大食品安全事故时，在国务院应急指挥部统一领导下，开展应急处置工作。指挥部下设的个专业工作组按照上述的各自职责，开展应急处置工作。

四、食品安全事故调查

1. 事故调查原则 调查食品安全事故，应当坚持实事求是、尊重科学的原则，及时、准确查清事故性质和原因，认定事故责任，提出整改措施。食品安全事故调查，除了查明事故单位的责任，还应当查明有关监督管理部门、食品检验机构、认证机构及其工作人员的责任。

2. 事故调查程序 食品安全监管部门接到食品安全事故的报告后，应当立即会同卫生行政部门、农业等部门进行调查处理，其基本工作流程参考《食品安全事故现场调查工作流程图》进行（图 4-2）。并采取下列措施，减轻或者防止社会危害：①开展应急救援工作，组织救治因食品安全事故导致人身伤害的人员；②封存可能导致食品安全事故的食品及其原料，并立即进行检验；对确认属于被污染的食品及其原料，责令食品生产经营者召回或者停止经营；③封存被污染的食品相关产品，并责令进行清洗消毒；④做好信息发布工作，依法对食品安全事故及其处理情况进行发布，并对可能产生的危害加以解释、说明。

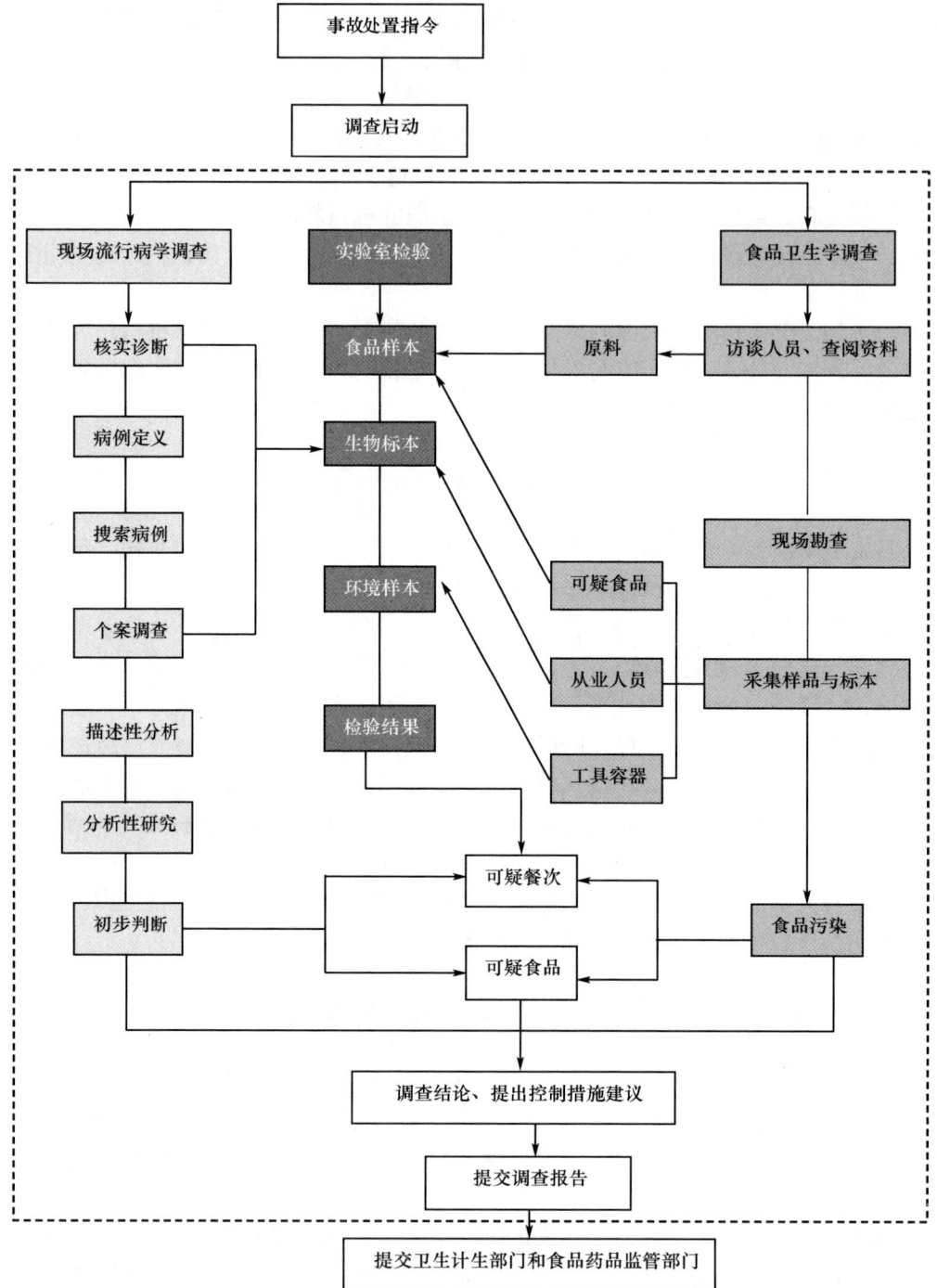

图 4-2 食品安全事故现场调查工作流程图

(1) 现场流行病学调查：根据《中华人民国食品安全法》规定，食品安全事故现场流行病学调查由事发地县（区）级以上疾病预防控制机构进行，有关部门予以协助。现场流行病学调查一般包括核实诊断、制定疾病定义、病例搜索、个案调查、描述性流行病学分析、分析性流行病学研究等内容。可参照《食品安全事故流行病学调查工作规范》进行。

(2) 食品卫生学调查（危害因素调查）：食品卫生学调查不同于日常监督检查，应针对可疑食品污染来源、途径及其影响因素，对相关食品种植、养殖、生产、加工、储存、运输、销售等各环节开展卫生学调查，以验证现场流行病学调查结果，为查明事故原因、采取预防控制措施提供依据。食品卫生学调查应在发现可疑食品线索后尽早开展。调查方法包括访谈相关人员，查阅相关记录，现场勘察、样本采集等。

（3）调查结论和行政处罚：食品安全事故的调查结论由食品安全监管部门结合各项调查结果以及专家意见做出。调查结论包括是否定性为食品安全事故以及事故范围、发病人数、致病因子、污染食品及污染原因等。

1) 做出调查结论的依据：在确定致病因子、致病食品或污染原因等时，应当参照相关诊断标准或规范，并参考以下推论原则。①现场流行病学调查结果、食品卫生学调查结果和实验室检验结果相互支持的，调查组可以做出调查结论；②现场流行病学调查结果得到食品卫生学调查或实验室检验结果之一支持的，如结果具有合理性且能够解释大部分病例的，调查组可以做出调查结论；③现场流行病学调查结果未得到食品卫生学调查或实验室检验结果支持，但现场流行病学调查结果可以判定致病因子范围、致病餐次或致病食品，经调查机构专家组 3 名以上具有高级职称的专家审定，可以做出调查结论；④现场流行病学调查、食品卫生学调查和实验室检验结果不能支持事故定性的，应当做出相应调查结论并说明原因。

2) 行政处罚：对造成食物中毒事故的单位或个人，由食品安全监管部门按照《食品安全法》的有关规定予以行政处罚。对造成严重食品安全事故构成犯罪的或者有投毒等犯罪嫌疑的，应移送司法机关处理。

3) 撰写处置报告：根据疾病预防控制机构的流行病学调查报告向同级的食品安全监管部门提交对本次事故的处置报告。撰写处置报告应注意以下事项：①按照先后次序介绍事故调查内容、结果汇总和分析等调查情况，并根据调查情况提出调查结论和建议，事故调查范围之外的事项一般不纳入报告内容；②调查报告的内容必须客观、准确、科学，报告中有关事实的认定和证据要符合有关法律、标准和规范的要求，防止主观臆断；③调查报告要客观反映调查过程中遇到的问题和困难，以及相关部门的支持配合情况和相关改进建议等。

对于符合突发公共卫生事件报告要求的事故，应按相关规定进行报告。

4) 工作总结和评估：事故处置结束后，食品安全监管部门应对调查情况进行工作总结和自我评估，总结经验，分析不足，以更好地应对类似事故的调查。总结评估的重点内容包括：①处置实施情况。日常准备是否充分，调查是否及时、全面地开展，调查方法有哪些需要改进，调查资料是否完整，事故结论是否科学、合理；②协调配合情况。调查是否得到有关部门的支持和配合，调查人员之间的沟通是否畅通，信息报告是否及时、准确；③处置中的经验和不足，需要向有关部门反映的问题和意见等。

5) 案卷归档：食品安全监管部门应当将相关的文书、资料和表格原件整理、存档。

本 章 小 结

人类食物中的化学组分种类繁多，有许多化学物质还未被鉴别，随着分析技术和方法的灵敏性不断增进，越来越多的化学物质将被发现，它们的安全性就需进一步验证评价。食品的安全性评价就是为确保食品安全和人体健康，对食品中的各种成分进行安全性评价的一种方法或程序。食品安全风险监测和评估已被《食品安全法》确立为一项重要的法律制度。本章主要介绍本章主要介绍了食品安全性评价的概念、适用范围、内容以及食品安全性毒理学评价试验对不同受试物选择毒性试验的原则和需要考虑的因素；食品安全风险监测的概念、目的、开展概况；风险分析、食品安全评估的概念，风险评估的步骤、运行机制、启动；食品安全风险管理和交流的基本原则；食品安全风险预警的概念和运行；食品安全事故调查处置的基本步骤。

复习思考题

1. 如何进行食品安全性评价？
2. 风险监测与监督抽检有何异同？
3. 食品安全风险分析框架及食品风险评估步骤？
4. 食品安全风险交流的基本策略有哪些？

参 考 文 献

第十二届全国人民代表大会常务委员会. 2015. 中华人民共和国食品安全法.
风险管理：概念与实践. 2010. 2010 年国际食品安全论坛（IFOFS2010）会议指南.
付文丽，孙赫阳，杨大进，等. 2015. 完善中国食品安全风险预警体系. 中国公共卫生管理，31（3）：310-312.
刘为军，魏益民，郭波莉，等. 2011. 食品安全风险管理基本理论探析. 中国食物与营养，17（7）：8-10.
卫生部，工业和信息化部，工商行政管理总局. 2010. 卫生督发〔2010〕17 号 食品安全风险监测管理规定（试行）.
中华人民共和国国家卫生和计划生育委员会. 2014. 食品安全风险交流工作技术指南.
中华人民共和国国家质量监督检验检疫总局，中国国家标准化管理委员会. 2009. GB／T 23811—2009 中华人民共和国国家标准 食品安全风险分析工作原则.
中华人民共和国国家卫生和计划生育委员会. 2014. GB 15193.1—2014 中华人民共和国国家标准 食品安全国家标准 食品安全性毒理学评价程序.

（李 云）

第五章 食品安全法律法规

学习要求

掌握 食品安全法律法规和食品安全法律体系的概念、我国食品安全法律体系的构成及现行重要食品安全法律法规的基本内容。

熟悉 法律法规的基本概念和特征、法律渊源与法律体系、法律位阶与冲突适用原则、我国重要食品安全法律法规的基本内容制定与修订的背景及其意义、发达国家现行食品安全法律体系主要内容。

了解 中国特色的社会主义法律体系及其特色、食品安全法律法规调整的法律关系及其内容、国际组织食品安全相关协议与标准、发达国家现行食品安全法律体系的历史沿革。

食品作为人类赖以生存的物质基础，民以食为天，食以安为先，食品安全事关国计民生。吃得放心、吃得安全、吃得健康，是公众的强烈愿望和共同诉求，也是社会文明进步的要求和表现。对食品安全的保证，是防止食源性疾病的发生，是构建和谐社会、维护安全稳定的重要措施，保障公众健康和整个社会延续、健康和持续发展的重要基础。然而，食品安全隐患可发生于原料生产、采收与食品加工、储存、运输、销售等各个环节。随着食品产业链的不断拉长以及经济全球化、贸易自由化的不断深入，食品安全形势日趋严峻。无论是在亚洲、非洲等广大发展中国家，还是欧洲、美洲等发达国家，食品安全事件均在不同程度地频发，严重危及消费者的身心健康。食品安全问题已成为全球公众关注的热点，建立健全的食品安全法律法规体系，实施强力、有效的监督管理，是保障食品安全和公众健康的根本措施。

第一节 概 述

法律法规是解决问题的重要依据，小到民事纠纷，大到国际争端，在各个领域出现的问题，无不依赖法律法规加以解决。食品法律法规在规范食品的生产、经营及监督管理，保证食品安全，保障公众身体健康和生命安全等方面具有重要意义。

一、法律法规的基本概念和特征

1. 法律法规的基本概念 法律法规是国家制定或认可并由国家强制力保证实施的规范性文件总称。法律由享有立法权的立法机关（在我国是全国人民代表大会及其常务委员会），依照法定程序制定或认可，并由国家强制力（主要是司法机关）保证实施，反映由特定物质生活条件所决定的统治阶级意志，以规定当事人权利和义务为内容，以确认、保护和发展统治阶级所期望的社会关系和社会秩序为目的，对全体社会成员具有普遍约束力的一种特殊社会行为规范。

法规是指国务院及其行政部门依据职权或被授权制定、颁布的法令、条例、规则、章程等法定规范文件的总称，如国务院颁布的行政法规（常以法令的形式出现）、省级人民代表大会及其常设机构颁布的地方法规、自治机构权力机关颁布的自治法规、国务院行政部门及省市人民政府颁布的部门规章和地方规章等。

法律与法规一经颁布实施，即具有法律效力，任何组织和个人，均应遵守。需要说明的是，广义的法律包含各种法规，同样，广义的法规也包含各项法律。因此，法律法规通常简称为法律。

2. 法律法规的基本特征 在阶级社会，法律法规集中反映统治阶级根本的、共同的、整体的愿望和利益要求，具有如下基本特征。

（1）法律法规是调整人们行为或社会关系的一种特殊社会规范：社会规范有很多种，按内容可分为思想规范、政治规范、法律规范、道德规范、生活规范、工作规范与学习规范等。法律法规作为一种特殊的社会规范，在形式上具有规范性、一般性和概括性特征，其适用对象不是特定的某一个人或某一类人，而是一般的人；其适用不是一次性，而是在其生效期内反复适用即一般适用。

（2）法律法规由国家制定或认可：社会规范只有经过国家的制定或认可，才有可能成为法律法规。制定法律法规是指国家有权制定法律法规的权力机关依照法定程序制定不同法律效力的规范性文件，表现为成文法；认可是指国家根据需要，对社会上早已存在且符合统治阶级根本利益的风俗习惯、社会道德、宗教伦理等行为规范加以确认，并赋予一定的法律效力，表现为习惯法。

（3）法律法规由国家强制力保证实施：法律法规由国家强制力保证实施，其强制性表现为通过国家机关的法律适用活动，强制适用对象履行法定义务，对违法行为予以制裁，以维护法律法规的权威性。

（4）法律法规是权利和义务的有机统一：法律法规通过规定人们的权利和义务来调整社会关系，不同于社会道德只以义务来调整社会关系。公民在法律面前一律平等，任何公民在享有宪法和法律法规规定的权利的同时，也必须履行其规定的法定义务。

二、法律渊源与法律体系

1. 法律渊源 是指法律规范的来源，即法律法规的外部表现形式和根本来源，简称法源。从法理上看，法律渊源包括实质渊源、效力渊源、形式渊源等，但一般指效力渊源，即由特定国家机关制定或认可，通过不同方式创立并具有不同效力或位阶的法律外在表现形式。我国法律的渊源主要有如下几种形式：

（1）宪法：集中反映统治阶级的意志和利益，规定国家制度、社会制度的基本原则，是国家公共事务的总宪章，其主要功能是制约和平衡国家权力，保障公民权利。《中华人民共和国宪法》（以下简称《宪法》）是由我国最高权力机关——全国人民代表大会依照特别程序制定的具有最高法律地位和法律效力的根本大法，在全部法律法规体系中居于最高的、核心的地位，是最高的法律渊源，其他任何法律法规都不得与之相抵触或违背。我国宪法要求保障公民健康，因此，宪法不仅是食品安全法律法规的最高和首要渊源，也是食品安全立法的重要依据。

（2）法律：是由全国人民代表大会制定的、调整国家和社会生活中带有普遍性的社会关系的基本法，如民法、刑法及三大诉讼法（刑事、民事与行政诉讼法），以及由全国人民代表大会常务委员会制定的、调整国家和社会生活中某种具体社会关系或其中某一方面内容的专门法或一般法，如食品安全法、农产品质量安全法、进出口商品检验法、国境卫生检疫法等规范性文件，即狭义的法律，其法律效力仅次于宪法。

（3）法规：包括行政法规和地方性法规。前者是指由国家最高行政机关——国务院根据宪法和法律就有关执行法律和履行行政管理职权的问题，以及全国人大的特别授权制定，由国务院总理签署后以国务院令形式发布的规范性文件。地方性法规是由依法拥有地方立法权的地方人民代表大会及其常务委员会就地方性事务以及根据本地区实际情况执行法律、行政法规的需要制定的规范性文件。有权制定地方性法规的地方人大及其常委会包括省、自治区、直辖市人大及其常委会、较大的市的人大及其常委会。较大的市包括省、自治区人民政府所在地的市，经济特区所在地的市和经国务院批准的较大市。法规的法律效力低于宪法和法律，其中行政法规高于一般地方性法规，效力范围及于全国，而地方性法规只在本辖区内有效。

（4）规章：国务院各部委和具有行政管理职能的直属机构，以及拥有地方立法权的地方人民政府制定的规范性文件，包括国务院部门规章和地方政府规章，内容限于执行法律、行政法规，地方法规的规定，以及相关的具体行政管理事项。规章的法律效力低于宪法、法律和法规，其中国务院部门规章高于地方政府规章，前者效力范围覆盖全国，后者仅在本辖区内有效。

（5）民族自治法规：根据《宪法》、《中华人民共和国民族区域自治法》等法律的规定，民族自治法规是由民族自治地方包括自治区、自治州、自治县的人大根据当地民族的政治、经济、文化特点而制定的有关管理自治地方事务的自治条例和针对某一方面具体问题的单行条例的总称，其适用范围是该民族自治区域。

（6）国际条约和行政协定：国际条约指国家间缔结、参加、签订、加入、承认的双边或多边的条约、协定和其他具有条约性质的文件（如公约、盟约、议定书、宪章、换文、联合宣言等）。行政协定指两个或两个以上的政府相互之间签订的有关政治、经济、贸易、法律、文件和军事等方面内容的协议。国际条约与行政协定不属于国内法的范畴，但一旦签署生效，即与国内法一样对国内的机关、组织和公民具有相应的约束力（声明保留的条款除外），所以也是法律的渊源之一。

除以上法律渊源外，我国还有一些特殊形式的法律渊源，如中央军事委员会制定的军事法规和规章、港澳特别行政区等依法制定的各种法律规范性文件。此外，判例、习惯、道德规范和正义观念、法律学说等可以作为法律的非正式渊源。但法律解释一般不能作为法律渊源。

2. 法律体系 即法律法规体系，是比较法中用来对各种法律进行划分的概念，是指具有相同或相近的传统、原则、制度和特征等要素的一类法律制度的总和，即由一国现行的全部法律法规，按照不同的法律部门分类组合而形成的一个呈体系化的有机联系的统一整体。法律法规按其渊源分为宪法、法律、法规、规章、自治法规等，不同的法律法规在法律体系中扮演着不同的角色，其作用、地位与效力具有一定的差异和层级。法律部门是按照法律法规自身的不同的性质、调整社会关系的不同领域和不同方法等所划分的不同法律规范的总和。法律体系是一个庞杂的系统，系统各个部分之间彼此独立又相互关联，需要根据法律法规的性质和类别进行梳理和分类，通过各自的部门如宪法相关部门、民商法相关部门、行政法相关部门、刑法相关部门、经济法相关部门、社会法相关部门以及诉讼法相关部门进行管理，以保证法律的强制效力。

（1）法律体系的特点：作为"有机联系统一整体"的法律体系，具有如下特点。①法律体系是一个主权国家全部现行法律构成的有机整体：法律体系是一个国家现行有效的法律规范按照不同法律部门的分类整合，是该国社会、经济、政治和文化等条件和要求的综合性的法律体现，更是国家主权的象征和表现，该体系不含已经废止不再有效的法律（如《食品卫生法》）和尚未制定或已制定尚未生效的法律。②法律体系是一个由各个法律部门分类组合而成的体系化有机整体：法律部门是法律体系的内部构成要素，是法律规范按照一定的标准分类整合为法律体系的重要桥梁。③理想的法律体系要求门类齐全、结构严谨、内在协调：门类齐全要求在一个具体的法律体系中，在宪法的统摄之下，具备调整各种社会关系的各种基本的法律部门，而不应有任何缺漏；结构严谨不仅要求法律体系的层级有严密的结构，而且具体到每一个法律部门都有一个从基本法律到配套法规和实施细则等的层级体系；内在协调则要求所有的法律法规按照位阶效力协调一致，在宪法的统摄之下协调维护部门内和不同部门间的整体利益，不得相互抵触。

（2）中国特色的社会主义法律体系：我国最高立法机关在九届全国人民代表大会上将中国特色社会主义法律体系划分为七个法律部门，即宪法及宪法相关法、民法商法、行政法、经济法、社会法、刑法、诉讼法与非诉讼程序法。这标志着一个立足于我国社会主义初级阶段基本国情、与社会主义根本任务相一致、适应改革开放和社会主义现代化建设需要、集中体现党和人民意志，以宪法为统帅，以宪法相关法、民法、商法等多个法律部门的法律为主干，由法律、法规、规章、自治法规等多个层次的法律规范构成的部门齐全、结构严谨、内部协调、体例科学的中国特色社会主义法律体系已经形成。

中国特色的社会主义法律体系，是保证我们国家沿着建设有中国特色社会主义道路前进的各项法律制度的有机统一整体，使国家经济、政治、文化、社会以及生态文明建设的各个方面做到有法可依。中国特色的社会主义法律体系是中国特色社会主义永葆本色的法制根基，是中国特色社会主义创新实践的法制体现，是中国特色社会主义兴旺发达的法制保障，在中国的民主法制建设史上具有重要的里程碑意义，体现了改革开放和社会主义现代化建设的伟大成果。

中国特色社会主义法律体系，相较于其他法律体系，无论其形成过程，还是体系本身，都有着鲜明的"中国特色"：

1）体现了中国特色社会主义的本质要求：一个国家的法律体系是由这个国家的国体所决定的。我国是工人阶级领导的、以工农联盟为基础的人民民主专政的社会主义国家，我们所走的道路是具有中国特色的社会主义道路。国家性质决定了中国特色社会主义法律体系所包括的全部法律规范、所确立的各项法律制度，必须是一个符合人民利益和愿望、保障人民当家做主、能够推动现代化建设事业向前发展的一种法律体系。

2）体现了改革开放和社会主义现代化建设的时代要求：一方面，改革开放和现代化建设为法律体系的建构提供了内在的需求和动力；另一方面，法律体系的构建对改革开放和现代化建设提供了法治的保障，发挥了促进、规范、指引和保障的作用。社会主义法律体系建构于社会实践之上，反过来又指导、保障社会实践。

3）内在结构统一而富有层次：中国特色社会主义法律体系，有宪法、法律、法规、规章等多个层次。其中，宪法是核心和统帅，法律是骨干，法规与规章等则是重要补充。

4）继承中国法制文化优秀传统的同时充分借鉴人类法治文明成果：中国特色社会主义法律体系从中国的历史文化传统和社会主义初级阶段的现实国情出发，充分吸收了人类法治文明的积极成果。

5）体现了动态、开放、与时俱进的发展要求：中国特色社会主义法律体系适应了改革开放和社会主义现代化建设的需求，伴随着社会主义现代化建设和改革开放产生、发展和不断完善，具有鲜明的时代特征。

三、法律位阶与冲突适用原则

1. 法律位阶 法律法规因制定主体、程序、时间、适用范围等因素等不同而具有不同的等级，法律体系是一个由不同等级诸多规范组成的统一体，整个法律体系呈阶梯状。法律位阶，是指不同国家机关制定的法律规范在法律体系中所处的效力位置和等级。在法律体系中处于不同位置和等级的法律，其效力也是不同的。因此，法律位阶表明的是在一个法律体系内部一个法律规范同其他法律规范之间的联系，是从法律体系的角度说明法律法规的等级地位。

根据位阶的不同，可以将法律分为上位法、下位法和同位法。上位法是指相对于其他规范性文件，在法的位阶中处于较高效力位置和等级的规范性文件。下位法是指相对于其他规范性文件，在法的位阶中处于较低效力位置和等级的规范性文件。同位法是指在法的位阶中处于同一效力位置和等级的规范性文件。

2. 冲突适用原则 对于众多不同位阶及制定与执法主体的法律法规，相互间的冲突或不一致在所难免。根据《中华人民共和国立法法》的规定，不同法律法规发生冲突时，适用以下原则：

（1）上位法优于下位法：宪法具有最高的法律效力，一切法律、行政法规、地方性法规、自治条例和单行条例、规章都不得同宪法相抵触；法律的效力仅次于宪法，高于法规、和规章；行政法规的效力高于地方性法规和各类规章；地方性法规的效力高于本级和下级地方政府规章；省、自治区的人民政府制定的规章的效力高于本行政区域内拥有立法权的市级人民政府制定的规章。

（2）同位阶的法律法规具有同等的法律效力：国务院各部门规章之间，以及部门规章与省、自治区、直辖市人民政府规章之间具有同等效力，但前提是在各自的权限范围内施行。

（3）特别法优于一般法：同一机关制定的法律、行政法规、地方性法规、自治条例和单行条例、规章，特别规定与一般规定不一致的，适用特别规定。对于由同一机关制定的各种规范性文件，优先适用特别规定而不是一般规定，是因为：一般规定是对普遍的、通常的问题进行规定的，而特别规定是对具体的特定的问题进行规定，有明确的针对性，所以当它们处于同一位阶时，当然应当优先适用特别法。

（4）新法优于旧法：同一机关制定的法律、行政法规、地方性法规、自治条例和单行条例、规章，新的规定与旧的规定不一致的，适用新的规定。这是因为当同一机关就同一问题进行了新的规定，也就意味着对旧的规定进行了修改或补充，当然应当适用新法。

（5）不溯及既往：法律的溯及力，即法律溯及既往的效力，是指法律颁布后对它生效以前的行为和时间是否适用的问题。法不溯及既往原则意为任何法律规则不得适用其生效之前的行为，它与确定性原则一样，是得到世界各法系普遍承认的一项法律原则。

第二节　食品安全法律体系

食品安全法律法规（laws and regulations of food safety）是针对食品安全问题而制定的一系列法律法规，是食品生产经营及其监督管理等所有食品相关活动的重要法律依据。食品安全法律法规通常以法律或政令的形式颁布，对全社会具有普遍的约束力，其制定与实施对于保障食品安全、促进公众健康具有重要意义。

食品安全法律体系（legal system of food safety）是由国家权力机关或立法机关及各级政府制定、实施的事关食品安全现行法律法规的整合，是食品"从农田到餐桌"全程中食品与初级农产品，以及各种原料、添加剂和相关产品的生产、经营、抽样、检测、监管等所有现行法律、法规和规章及相应的产品质量（安全）与监督检验标准等构成的彼此分工协调、有机联系的法律法规体系，也称为食品安全法律法规体系。食品安全法律体系为规范食品链全程监督管理、维系食品生产与经营安全提供了极其重要的法律依据，是世界各国食品安全体系的重要保障。

本节在重点剖析我国的食品安全法律体系的构成的基础上，分析其调整的法律关系的主体、客体和内容。发达国家基本上都已构建了较为完备的食品安全法律体系和相应的监管制度，将在第三节予以简要介绍。

一、食品安全法律体系的构成

自改革开放以来，我国各级立法机关先后出台了一系列食品安全法律法规，有关部门也依法制定了许多规章制度及生产标准。据不完全统计，在我国现行的与食品安全相关的法律法规中，全国人大制定的法律 21 部、国务院制定的行政法规 40 部、各部委制定的部门规章 150 部，再加上拥有地方立法权的地方人大和地方政府制定的相关规范性文件，基本形成了我国特色的食品安全法律体系，奠定了我国食品安全监管的法律基础。我国食品安全法律体系构成如下：

1. 食品安全法律（laws of food safety）　《中华人民共和国食品安全法》（以下简称《食品安全法》）与《中华人民共和国农产品质量安全法》（以下简称《农产品质量安全法》），作为我国食品安全领域两部最重要的法律，构筑了我国从农田到餐桌"两段式监管模式：《农产品质量安全法》强调源头，即种植与养殖的要求与管理；《食品安全法》着重于源头之后生产、经营等过程的要求管理，是食品安全相关法律的核心。除上述两大主体法律外，食品安全相关法律还包括《中华人民共和国动物防疫法》、《中华人民共和国国境卫生检疫法》、《中华人民共和国进出境动植物检疫法》、《中华人民共和国进出口商品检验法》等检验、检疫方面的法律，以及《中华人民共和国产品质量法》、《中华人民共和国农业法》、《中华人民共和国消费者权益保护法》等相关法律。

《食品安全法》是 2009 年 2 月 28 日第十一届全国人民代表大会常务委员会第七次会议通过并颁布、2015 年 4 月 24 日第十二届全国人民代表大会常务委员会第十四次会议修订的，2018 年 12 月 29 日第十三届全国人大常委会第七次会议修正。作为食品安全方面的专门法，它是我国食品安全法律体系中法律效力层级最高的规范性文件，是制定食品安全配套法规、规章及其他规范性文件的重要依据。《食品安全法》要求从事食品生产、加工、销售、储存、运输和餐饮服务，以及食品添加剂与食品相关产品的生产经营与使用、食品安全管理等活动，必须遵守。《食品安全法》赋予国务院食品安全监督管理部门依法对食品生产经营活动实施监督管理。

作为食品原料的初级产品——食用农产品，即在农业活动中获得的植物、动物、微生物及其产品，其质量安全以及农业投入品的使用等，必须符合2006年4月29日第十届全国人民代表大会常务委员会第二十一次会议通过，并在2018年10月26日第十三届全国人民代表大会常务委员会第六次会议修正的《农产品质量安全法》。国务院农业行政主管部门负责农产品质量安全的监督管理工作。

2. 食品安全法规（regulations of food safety） 包括由国务院制定的与食品安全相关的行政法规，以及拥有地方立法权的地方人民代表大会及其常务委员会制定的地方性法规。

国务院行政法规包括《中华人民共和国食品安全法实施条例》《国务院关于加强食品等产品安全监督管理的特别规定》《中华人民共和国国境卫生检疫法实施细则》《中华人民共和国进出口商品检验法实施条例》《中华人民共和国进出境动植物检疫法实施条例》《中华人民共和国兽药管理条例》《中华人民共和国农药管理条例》《中华人民共和国工业产品生产许可证管理条例》《中华人民共和国认证认可条例》《中华人民共和国进出口货物原产地条例》《中华人民共和国标准化法实施条例》《无证无照经营查处办法》《饲料和饲料添加剂管理条例》《农业转基因生物安全管理条例》《中华人民共和国濒危野生动植物进出口管理条例》《突发公共卫生事件应急条例》《乳品质量安全监督管理条例》《食盐专营办法》《食盐加碘消除碘缺乏危害管理条例》等。

地方法规是指由地方（省、自治区、直辖市、省会城市和"计划单列市"）人民代表大会及其常务委员会根据国家法律法规并结合当地实际制定地方性食品安全法规，如《广东省食品安全条例》《北京市食品安全条例》《上海市清真食品管理条例》《江苏省农产品质量安全条例》《江苏省食品小作坊和食品摊贩管理条例》《成都市食用农产品质量安全条例》《湖北省畜牧条例》《湖北省植物保护条例》《辽宁省畜禽产品质量安全管理条例》《重庆市动物防疫条例》《河北省食品小作坊小餐饮小摊点管理条例》等。

3. 食品安全规章（rules of food safety） 包括国务院各部门根据法律和国务院的行政法规，在本部门的权限内制定的规定、办法、实施细则、规则等规范文件（即部门规章），以及拥有地方立法权的地方人民政府根据法律和行政法规，制定的适用于本地区行政管理工作的规定、办法、实施细则、规则等规范性文件（地方规章）。

2018年4月10日正式挂牌负责食品安全监督管理与综合协调的国家市场监督管理总局发布的食品安全相关的部门规章有：《保健食品原料目录与保健功能目录管理办法》《食品安全抽样检验管理办法》《药品、医疗器械、保健食品、特殊医学用途配方食品广告审查管理暂行办法》《食盐质量安全监督管理办法》《食品生产许可管理办法》《强制性国家标准管理办法》等，同时联合教育部、国家卫生健康委员会发布了《学校食品安全与营养健康管理规定》。

原国家食品药品监督管理总局曾作为最主要的监管主体发布且仍现行有效的食品安全相关的部门规章有：《国家食品药品监督管理总局行政复议办法》《食品药品监督管理统计管理办法》《食品召回管理办法》《食品经营许可管理办法》《食用农产品市场销售质量安全监督管理办法》《食品药品投诉举报管理办法》《保健食品注册与备案管理办法》《食品生产经营日常监督检查管理办法》《特殊医学用途配方食品注册管理办法》《婴幼儿配方乳粉产品配方注册管理办法》《网络食品安全违法行为查处办法》《网络餐饮服务食品安全

监督管理办法》等。

国家卫生部门发布的食品安全相关规章有:《消毒管理办法》《食品添加剂新品种管理办法》《食品安全国家标准管理办法》《新食品原料安全性审查管理办法》等。

国家质量监督检验检疫总局发布的食品安全相关部门规章有:《进境动植物检疫审批管理办法》《出入境口岸食品卫生监督管理规定》《出境水生动物检验检疫监督管理办法》《食品标识管理规定》《进出口商品数量重量检验鉴定管理办法》《进出口乳品检验检疫监督管理办法》《中华人民共和国工业产品生产许可证管理条例实施办法》《进出境粮食检验检疫监督管理办法》等。

国家农业部门发布的相关规章有:《农药限制使用管理规定》《农药登记管理办法》《食用菌菌种管理办法》《农产品包装和标识管理办法》《饲料和饲料添加剂生产许可管理办法》《绿色食品标志管理办法》《农产品质量安全监测管理办法》等。

地方政府制定的食品安全相关规章有《湖北省食品经营许可管理实施办法(试行)》《湖北省集体用餐配送食品安全管理规定(试行)》《西安市流通环节自动售货机食品安全管理暂行规定》《北京市药品医疗器械保健食品化妆品监督抽验管理的暂行规定》《衢州检验检疫局出口食品检验检疫合格评定管理规定(试行)》《新疆维吾尔自治区食品生产企业约谈规定(试行)》等。

4. 食品安全标准(standards of food safety) 食品安全法律规范具有很强的技术性,常常需要有与其配套的食品安全标准。虽然食品安全标准不同于食品安全法律、法规和规章,其性质是属于技术规范,但《食品安全法》规定"食品安全标准是强制执行的标准",故也是食品法律体系中不可缺少的部分。有关食品安全标准方面的内容详见第六章。

二、我国食品安全法律体系的主要特点

由上可见,我国已经形成了以《食品安全法》和《农产品质量法》两部法律为基本框架,以《产品质量法》、《动物防疫法》、《消费者权益保护法》、《刑法》等为辅助或保障,以国务院与相关部门以及地方各级人大、地方政府制定或者颁布的法规、规章为重要组成部分,以有关食品安全技术标准等为重要补充和技术支撑的相对完整的食品安全法律体系。这一体系具有如下特点:

1. 法律渊源与效力层次丰富、多样 我国食品法律体系涵盖了《中华人民共和国立法法》中规定的法律、法规和规章三个层次的立法形式,以及食品安全强制性标准,构筑出我国较为完备、严密的食品安全法律体系。

2. 主次分明,结构较为合理 我国食品安全法律体系以《食品安全法》和《农产品质量法》为核心,拥有一个正在日趋充实和完善的食品安全法律法规群,基本保证了我国食品安全各领域有法可依,同时也减少了不同法律法规之间的冲突,增强了法律体系内部的协调。

3. 涉及多个法律部门 我国食品安全法律体系,按法律部门主要涉及行政法和经济法,以及一些民法和刑法的内容。例如,我国食品安全法律体系中,有大量关于规定政府食品安全监管部门职责与权限方面的内容与条款,具有典型行政部门法的特点,国家强制有力地保障了相关法律的实施和食品安全的维系。《食品安全法》中关于食品生产经营者是食品安全的第一责任人的规定,体现了经济部门法的精神,而相关的法律责任则表现出

民法和刑法等部门法的相关特点。

三、食品安全法律法规调整的法律关系

任何法律均有其各自调整的法律关系。食品安全法调整的法律关系是各级政府卫生行政部门和其他授权部门在食品安全监督管理活动中与行政管理相对人产生的权利和义务关系，由食品安全法律关系的主体、客体和内容三个要素构成。

1. 主体（subject） 法律关系的主体即法律关系的参加者或当事人，它是指在行政法律关系中一定权利的享有者和相应义务的承担者，一般以法律、法规授权处于管理地位的机构作为执法主体，处于被管理地位的守法者作为管理相对人或守法主体。根据《食品安全法》规定：食品安全法律关系中执法主体是食品安全监督管理部门（监督管理食品的生产经营活动）和农业行政主管部门（负责农产品质量安全）；而管理相对人作为守法主体，是在中华人民共和国境内从事食品、食品添加剂、食品相关产品的生产经营，食品生产经营者使用食品添加剂、食品相关产品以及对食品、食品添加剂和食品相关产品的安全管理等活动的法人、公民和其他组织。管理相对人在食品生产经营活动中，如违反食品安全法律法规，应承担相应的法律责任。执法主体和守法主体双方在食品安全法律关系中是一种监督与被监督的关系，是监督主体单方面做出行政行为，不需要征得管理相对人的同意。

2. 客体（object） 法律关系的客体是指法律关系主体的权利和义务所指向的标的或对象，包括物质、行为和精神等，即一定利益的法律形式。法律关系建立的目的是为了保护、获取、分配或转移某种利益，法律关系客体所承载的利益本身就是法律关系权利和义务的中介。食品安全法制定与实施的目的是为了保证食品安全，保障公众身体健康和生命安全，因此，公众的生命健康权利是食品安全法律关系最高层次的客体，其次才是行为和物，其中行为是最普遍的客体。作为食品安全法律关系客体的物和行为，包括一切食品、食品添加剂、食品容器和包装材料、容器、洗涤剂、消毒剂和用于食品生产经营的工具、设备及食品的生产经营场所、设施、有关环境以及食品生产经营者为保证食品安全而履行的行为。

3. 内容（substance） 任何法律关系都是在法律关系主体间形成的权利和义务的对应关系，亦即法律关系的内容。食品安全法律关系的内容是食品安全法律关系主体依法享有的权利和应承担的义务。《食品安全法》规定："国务院食品安全监督管理部门依照本法和国务院规定的职责，对食品生产经营活动实施监督管理"；"县级以上人民政府食品安全监督管理部门和其他有关部门应当加强沟通、密切配合，按照各自职责分工，依法行使职权，承担责任"；"食品生产经营者对其生产经营食品的安全负责，应当依照法律、法规和食品安全标准从事生产经营活动，保证食品安全，诚信自律，对社会和公众负责，接受社会监督，承担社会责任"；"任何组织或者个人有权举报食品安全违法行为，依法向有关部门了解食品安全信息，对食品安全监督管理工作提出意见和建议"。由此可见，食品安全法律关系中执法主体与守法主体的双方，均享有一定的权利，以负有相应的义务，体现出权利与义务的相对性和统一性。

第三节 国际组织与发达国家食品安全法律体系

为保障本国食品安全、维护公众健康，世界各国根据自己的政治、经济与文化条件，纷

纷制定了本国特色的法律法规体系，使得不同国家对食品安全监督管理采纳的法律内容和具体的卫生质量标准可能有着较大的不同，导致国际食品贸易纠纷不断，对广大发展中国民尤为不利。为避免和消除贸易技术壁垒，促进食品贸易自由化，联合国粮农组织（FAO）和世界卫生组织（WHO）于 1963 年建立了协调食品标准与贸易的国际政府间组织，旨在通过建立统一的食品标准体系，在保护消费者健康的同时，确保食品贸易的公平、公正和平等。

一、国际组织食品安全相关协议与标准

世界贸易组织（WTO）前身"关税与贸易总协定（GATT）"于 1986~1988 年乌拉圭回合多边贸易谈判促成了技术性贸易壁垒协定（TBT 协定）和卫生和植物卫生措施协定（SPS 协定），并明确规定国际食品法典委员会（Codex Alimentarius Commission，CAC）的食品法典在国际食品贸易中的准绳作用。需要说明的是，尽管上述协议和标准旨在消除和减少不必要的贸易技术壁垒，但其本身的达成以美洲、欧洲发达国家为主导，已形成了相对于发展中国家事实上的贸易技术壁垒。

1. WTO/TBT 协定　WTO/TBT 的宗旨是为使国际贸易自由化和便利化，在技术法规、标准、合格评定程序以及标签、标志制度等技术要求方面开展国际协调，遏制以带有歧视性的技术要求为主要表现形式的贸易保护主义，最大限度地减少和消除国际贸易中的技术壁垒，为世界经济全球化服务。在 WTO 的众多协议中，WTO/TBT 是一个帮助各成员国减少和消除贸易技术壁垒的重要协调文件，是唯一一项专门协调各成员国在制定、发布和实施技术法规、标准和合格评定程序等方面行为的国际准则。TBT 协定管辖范围主要是工业品和农产品的技术性贸易壁垒，不适用政府采购和 SPS 协定的有关措施。TBT 协定对成员在标准、技术法规和合格评定程序三方面的措施加以规范，包括正文和三个附件。正文主要规定了透明度要求、采用国际标准和对贸易不得造成不必要障碍（必要性测试）等方面的内容。协定附件主要规定了标准、技术法规和合格评定程序的定义、关于标准制定的良好行为规范等内容。

2. WTO/SPS 协定　WTO/SPS 协定的宗旨是避免各成员国的卫生与植物卫生措施给国际贸易带来不必要的障碍，使国际贸易自由化和便利化，在卫生与植物卫生措施的制定方面以食品法典委员会（CAC）、国际兽疫局（OIE）和国际植物保护公约的标准为基础开展国际协调，促进货物贸易中卫生与植物卫生检疫措施的标准化和国际化，遏制以带有歧视性的卫生与植物卫生措施为主要表现形式的贸易保护主义，最大限度地减少和消除国际贸易中的技术性壁垒，为世界经济全球化服务。作为乌拉圭回合成立世界贸易组织一揽子协定的组成部分，在《WTO/SPS 协定》中也体现了世界贸易组织的基本原则，如非歧视原则、透明度原则、协调原则和等效原则等。SPS 协定的管辖范围是食品和动植物领域的检验检疫措施。协定包括正文和 3 个附件，正文主要规定了非歧视、科学依据、风险评估、最小贸易限制、协调、临时措施、非疫区和透明度等内容。附件主要规定了卫生与植物卫生措施的定义、透明度具体要求以及控制、检查和批准程序等内容。

3. CAC 食品法典标准　国际食品法典委员会（Codex Alimentarius Commission，CAC）是由联合国粮农组织（FAO）和世界卫生组织（WHO）共同建立，通过制定国际食品标准以保障消费者的健康和确保食品贸易公平为宗旨的政府间组织。

食品法典以统一的形式提出并汇集了国际已采用的全部食品标准，包括所有向消费者销售的加工、半加工食品或食品原料的标准以及有关食品卫生、食品添加剂、农药与兽药残留、污染物、标签及说明、采样与分析方法等方面的通用条款及准则。此外，食品法典还包括了食品加工的卫生规范（codes of practice）和其他推荐性措施等指导性条款。

CAC 指出国际食品贸易应遵守的原则是所有消费者都有权获得安全、完好的食品，而且应免受非公平贸易的影响。国际食品贸易中的食品不得：①含有或掺有可达到有毒、有害或有损健康水平的任何成分；②在全部或部分产品中含有不洁、变质、腐败、腐烂或致病的物质及异物或其他不适于人类食用的成分；③掺假；④标识上的内容有错、误导欺骗消费者；⑤在不卫生的条件下进行销售、制备、包装、储存及运输。

由于 TBT 和 SPS 均鼓励采用协调一致的国际食品法典标准，使其成为在乌拉圭回合协议法律框架内衡量一个国家食品措施和法规是否一致的基准。目前，食品法典已成为全球消费者、食品生产和加工者、各国食品管理机构和国际食品贸易重要的基本参照标准，对食品生产、加工者的观念以及消费者的意识已产生了巨大影响，并对保护公众健康和维护公平食品贸易做出了不可估量的贡献。

二、美国的食品安全法律体系

美国是世界公认的食品安全监管法律体系最完善的国家之一，在建国之初就开始了食品安全方面的立法。这些法律法规覆盖了所有食品，为食品安全制定了非常具体而且严格的标准以及监管程序，对进口食品的包装、认证、标识及检测、检验方法作了详细的规定，织造了一张严密的食品安全保护法网。

1. 美国主要食品安全法律历史沿革 美国关于食品安全的第一部综合性和全国性法律是 1906 年颁布的《纯净食品和药品法（Pure Food and Drug Act，PFDA）》，同年颁布的《联邦肉类产品检验法（Federal Meat Inspection Act，FMIA）》标志着美国食品安全监管走上了法制化道路。美国国会将食品安全监管的职责交给了农业部，农业部将 PFDA 的执行权交给了化学局，将 FMIA 的执行权交给了畜牧工业局。1957 年和 1970 年美国国会分别颁布实施了《禽类产品检验法（Poultry Products Inspection Act，PPIA）》和《蛋类产品检验法（Egg Products Inspection Act，EPIA）》，并授权农业部下属的食品安全监督服务局（Food safety and Inspection Service，FSIS）负责管理畜肉、禽肉和蛋品的安全，并延续至今。

PFDA 及 FMIA 的出台，并没有有效防止食品安全事件的频频发生。为此，1938 年美国国会通过了《联邦食品、药品和化妆品法（Federal Food Drug and Cosmetic Act，FFDCA）》，取代 PFDA 成为美国食品安全监管领域的基本法，赋予联邦卫生与人类服务部（Department of Health and Human Services）下属的食品药品监督管理局（Food and Drug Administration，FDA）除 FSIS 监管以外的大部分食品的安全。为弥补法律实施过程中发现的漏洞和不足，美国在之后的 70 多年里通过颁布修正案的方式不断完善 FFDCA，如 1958 年的《食品添加剂修正案》和 1960 年的《色素添加剂修正案》。2007 年布什总统签署的《联邦食品药品与化妆品法》修正案，进一步强化了食品安全的风险管理。

然而，FFDCA 的一次次修正，仍然没有有效地缓解美国国内与国际严峻的食品安全形势。为进一步强化食品安全监管，2011 年 1 月 4 日，奥巴马总统签署了《FDA 食品安全现代化法（Food safety modernization act，FSMA）》，成为美国第 111 届国会第 353 号法律（Public Law No：111－353）。FSMA 对 FFDCA 进行了全面修订，并创新了许多制度，使之成为美国食品安全监管体系 70 多年来改革力度最大的一次调整和变革。由于 FSMA 牵涉面广，复杂性高，FDA 相继出台了一系列配套法规促进 FSMA 的实施，包括农产品安全标准、食品与饲料预防控制条例、海外供应商验证条例等。

2. 美国食品安全法律体系 现行美国食品安全法律体系主要由如前所述的 FSMA、FMIA、PPIA、EPIA、《食品质量保障法（Food Quality Protection Act，FQPA）》（1996）、《联邦杀虫剂、杀真菌剂和灭鼠剂法（Federal Insecticide，Fungicide，and Rodenticide Act，FIFRA）》（1972）、《公众卫生服务法（Public Health Service Act，PHSA）》（1944）、《安全饮水法（Safe Drinking Water Act，SDWA）》（1974）共 8 部法律及其系列修正案和配套法规组成。这些食品安全法律的精髓大多来自 1938 年的 FFDCA。根据这些法律，设立了食品药品安全监管机构，并授权监管机构进行监管的权力及明确相互之间的权限。1998 年美国组织农业部、商业部、卫生与人类部、环境保护署等部门的负责人和专家成立"总统食品安全管理委员会"，主要协调各食品安全监管机构的工作，避免分类监管中出现的"真空"。

（1）FDA 食品安全现代化法（FSMA）：对 FDA 的权限进行了重新整合和制度创新，赋予 FDA 拥有实施更多保证食品安全的预防性措施及监管职权。①FDA 首次获得法律授权在食品供应方面拥有广泛的、预防性控制措施：FSMA 将危害分析和风险预防控制措施的理念、方法以法律形式强制应用于食品链的所有企业和所有环节，要求在食品供应链的所有环节建立全面的、基于科学的预防控制机制。食品企业的所有者、经营者或负责人，必须对其所生产、加工、包装或存储食品可能造成的危害及影响进行评估，并采取预防措施将危害的产生降至最低或避免发生，FDA 负责监控上述控制措施的实施，并留存监控记录。②加强 FDA 对食品生产企业的检查、执法权：FDA 应当不断提高对所有食品生产企业设施进行检查的频率，要求 FDA 致力于以基于风险的原则分配其检测资源，同时采取创新的检测方式，主要检查、监测企业食品安全风险，让食品生产企业对其生产的食品安全卫生真正承担起责任。③加强 FDA 确保进口食品安全权：为确保进口食品达到美国标准，FSMA 首次授权 FDA 有权对进口食品制定更为严格的安全标准；首次要求美国国内食品进口商必须确保外国食品供应商拥有符合要求的预防性控制措施；许可 FDA 授权给第三方（稽查机构或人士）证明外国进口食品生产企业的设备、设施完全达到美国的食品安全标准。④加强 FDA 对问题食品及时强制召回权：首次授权 FDA 可以直接下令强制召回存在安全隐患的所有食品，并有权向违规生产、进口商收取召回所涉及的相关费用。

（2）联邦肉类产品检验法（FACA）、禽类产品检验法（PPIA）、蛋类产品检验法（EPIA）：要求肉、禽、蛋类安全危险性较高的产品及其制品，从农场到餐桌的各个环节的安全控制，都必须接受农业部食品安全监督服务局（FSIS）的严格监管，并进行正确的标记、标识和包装。FSIS 负责制定畜、禽、蛋类养殖、屠宰与加工各个环节严格的工厂卫生标准，并通过兽医师屠宰驻场卫生检验检疫制度、病原管制系统、危害分析与关键控制点（HACCP）系统等措施保障畜、禽、蛋类食品的卫生质量安全。FSIS 还对负责对进口的畜、禽、蛋类食品的管理，被要求派官员到进口相关产品的企业进行现场检查，以确保其达到美国的相关标准与要求。

（3）联邦杀虫剂、杀真菌剂和灭鼠剂法（FIFRA）：规定杀虫剂、杀真菌剂和灭鼠剂残留的卫生标准，并授权国家环境保护署（US Environmental Protection Agency，EPA）对杀虫剂、杀真菌剂和灭鼠剂的审批权。FIFRA 要求 EPA 规定食品中最高残留限量（容许量），保证人们在工作生活中使用或接触杀虫剂、食品清洁剂和消毒杀菌剂时是安全的，避免环境中的其他化学物质、空气和水中的细菌污染物威胁食品的安全。

（4）食品质量保障法（FQPA）：主要对农业及食品中的农药残留进行规定，对应用于所有食品的全部杀虫剂制定了一个单一的、以健康为基础的标准，要求定期对杀虫剂的注册和容许量重新进行评估，以确保杀虫剂注册的数据不过时。对安全性提高的杀虫剂可进行快速批准，但必须为婴儿和儿童提供了特殊的保护。

（5）公共卫生服务法（PHSA）：又称《美国检疫法》，是美国关于防范传染病的联邦法律，该法明确了严重传染病的界定程序，制定传染病控制条例，规定检疫官员的职责，同时对来自特定地区的人员、货物、有关检疫站、检疫场所与港口、民航与民航飞机的检疫等均做出了详尽规定，此外还对战争时期的特殊检疫进行了规范。

（6）安全饮水法（SDWA）：通过规范美国公共饮用水供水系统的管理，要求采取必要措施保护饮用水及其水源，以确保公众的健康。SDWA 授权 EPA 建立基于保证人体健康的国家饮用水标准（包括每种特定污染物的限量标准），以防止饮用水中的自然的和人为的污染危及人类健康。

美国与食品安全相关的其他法律还包括《公平包装与标签法》、《食品质量保障法》、《膳食补充与健康教育法》、《营养标签与教育法》、《食品卫生运输法》等。

美国现行的法律法规全部汇编入众议院公布的《联邦法典（Code of Federal Regulations，CFR）》。与食品有关的主要是第 7 卷（农业）、第 9 卷（动物与植物产品）和第 21 卷（食品与药品）。美国 FDA 和农业部依据有关法规，在科学性与实用性的基础上，负责制定《食品法典》，以指导食品管理机构监控食品服务机构的食品安全状况以及零售业（如餐馆、超市）和疗养院等机构预防食源性疾病。地方、州和联邦的食品法规以《食品法典》为基础。

三、欧盟食品安全法律体系

自共同农业政策时起，欧共体主要致力于战后经济恢复及粮食与食品的生产与加工，并开始关注食品安全的管理工作，着手制定食品方面的法规。近年来，欧盟进行改革，制定了一系列法律，进一步完善了食品安全法律体系，加强对食品安全的监管，确保食品"从农田到餐桌"的全程安全。

1. 欧盟食品安全法律法规的历史沿革　欧盟前身欧洲经济共同体成立之初，在粮食与食品方面主要关注的是生产而非安全。口蹄疫、禽流感等疫情的出现，促使欧盟开始制定一些法规确保动物的健康以避免感染疾病。1964 年，欧盟针对鲜肉颁布了第一部食品卫生法规，随后，鸡蛋、乳制品、禽肉、鱼类产品和野味等的卫生法规也相继制定。进入 70 年代，欧盟农业得到长足发展，但农药、化肥与化学添加剂的大量使用，为食品安全带来新的隐患。1976 年欧盟制定了第一部关于杀虫剂的法规，1987 年《单一欧洲法令》开始关注环境保护，但各成员国具体的食品安全政策和法律法规并没有得到统一。由于养殖与食品加工的集约化和动物废物如骨粉、下水的无序使用，终于导致疯牛病、二噁英等恶性食品安全事件在 90 年代相继暴发。为挽回食品安全信誉，欧盟于 1997 年和 2000 年相继出台《食品安全绿皮书》和《食品安全白皮书》，要求食品安全立法需要纵贯整个食物链，横跨所有食品部门。

根据《绿皮书》和《白皮书》的决议，欧盟于 2002 年颁布了欧盟第 178/2002 号法规即著名的食品安全方面的纲领性法规《基本食品法》，依法成立欧洲食品安全局（European Food Safety Authority，EFSA），成立欧盟食物链及动物健康常务委员会（Standing Committee on the Food Chain and Animal Health），以协调各会员国执行上述法规有关食品的可追溯性、防止有害食品进入市场、食品从业者的义务以及对进出口商的要求等一般原则及基本规范的要求。为贯彻《通用食品法》，欧盟于2004年4月公布了4个补充法规，即欧盟第852/2004号法规"食品卫生条例"、第853/2004号法规"供人类消费的动物源性食品特殊卫生条例"、第854/2004号法规"动物源性食品的官方控制组织条例"和第882/2004号法规"欧盟食品安全与动植物健康监管条例"。2005年3月欧盟出台《食品及饲料安全管理法规》。此外，欧盟通过法规（regulation）、指令（directive）或决议（decision）的形式，分别在饲料卫生、饲料添加剂、食品污染物、动物用药残留、农药残留、食品添加剂、食品标签、食品接触物质、渔产品检疫、肉类加工产品、酒类产品、转基因食品、动物副产品等方面制定了具体的规定和要求。短短几年时间，欧盟形成了以"食品安全绿皮书"为基本框架，以"食品安全白皮书"为核心，《通用食品法》为基本法的"伞状"食品安全法律体系。然而，2013年年初席卷全欧的"马肉危机（horsemeat scandal）"，暴露出欧洲食品安全法律体系庞大而陈旧、食品安全跨国监管不力、对各成员国个性差异重视不够等问题。

2. 欧盟食品安全法律体系 为应对"马肉危机"，2013年5月6日欧盟紧急通过旨在进一步加强食品安全的一揽子立法提案，将目前欧盟涉及食品安全的约70%的散于各成员或各个领域的语言多样，甚至相互抵触的法律法规，整合为政府监管、动物类、植物类、种子类和经费控制五部分内容，全面覆盖了食品及相关产品从生产到消费的全过程，为更加简洁、系统、科学和便利的监管提供了直接的法律支撑。

在分类整合的基础上，一揽子提案对欧盟食品安全法律制度和法律内容进行了重大调整，在纵向上包括了食品自生产到消费的全过程，从横向上包含了所有直接或者间接与食品相关的产品，实现了内部的协调与整合，突出表现在：①将食品安全的适用范围从传统的食品本身扩大到食品安全相关产品，并考虑到动物福利和整个欧盟的农作物安全；②着重扩大进出口货物食品安全监管范围：要求对进出口环节尤其是食品及食品原材料制造、流通等每一个环节进行监管和风险防控；③提高食品安全的标准和要求：通过对动植物制品的详细分类，建立起集动植物疾病与其他安全问题的发现、风险预防与控制、食品安全风险治理于一体，且欧盟各成员国间能够有效协作的食品安全风险控制系统；④建立超国家食品安全集中监管制度：对内赋予欧盟食品安全局跨国集中监管的权力，将所有可能与食品安全相关的内容与活动全部纳入到欧盟食品安全局的监管之中，实现对不同成员食品生产、流通的跨境直接监管；对外则由成员边境控制BCP（Border Control Posts）取代动物检验检疫的BIP（Border Inspection Posts）、植物检验检疫的DEPs（Designated Points of Entry）和种子类检疫的PE（Points of Entry），实现统一且更为严格的检验检疫。

四、日本食品安全法律体系

战后初期，日本粮食短缺，流通管理混乱，食物中毒频频发生。为此，日本在1947年制定《食品卫生法》，成为日本控制食品质量安全与卫生的重要法典，并以1956年、1972年进行了多次修订，在此基础上建立了一套比较完善的食品安全监管体系。

2001 年以来，日本国内相继发生了雪印牛乳事件，大肠杆菌 O_{157} 中毒事件、疯牛病、"禽流感"等食品安全事件，引发食品安全监管的信任危机。2003 年日本对《食品卫生法》予以再次修订。修订后的《食品卫生法》针对食品从种植、生产、加工、储存、容器包装规格、流通到销售的全过程的管理制定规格标准；规定了食品添加剂的标准和成分规格以及容器包装、农药残留与有毒有害物质和微生物污染限量标准、食品的标识和广告、进口食品的监控指导计划、进口食品监督检查等内容，同时还规定了国内食品生产、加工、流通、销售商的设施监督检查程序及相关的处罚条例。2011 年，日本接连经历了地震、海啸和福岛核泄漏等事故，食品安全问题再度被推到了风口浪尖。为此，日本对《食品卫生法》及相关实施条例进行修改，确定一般食品、婴幼儿用品、牛乳和饮用水等食品的放射性元素铯的新标准值，并定期对食品中的放射性元素进行检查，形成调查报告并进行通报。

2003 年，为与国际接轨，日本颁布《食品安全基本法》。该法确立了食品的全过程风险分析和管理理念；明确了在食品安全监管方面，国家、地方公共团体、食品相关经营者以及消费者的责任和义务；确立了通过食品及其原料从生产到消费的全程风险管理而非通过最终产品的检验分析判断食品是否安全的理念；强调对食品安全的风险预测能力，然后根据科学分析和风险预测结果采取必要的管理措施，向食品风险管理机构提出政策建议；建立风险交流机制，评价风险管理机构及其管理政策的效果，提出应对食品安全突发事件和重大事件的应对措施。作为日本专业的、独立的食品风险评估机构，食品安全委员会依法同年如期成立，以便从中立和科学视角评估食品对人身健康的影响并进行危害性分析，提出对策、建议和措施劝告，评价风险管理政策效果，与政府、业者、消费者建立信息交流和协调机制，确保风险评估工作在全社会的监督下展开。

为了预防和控制发生家畜传染病及其蔓延，日本制定了《家畜传染病与方法》。为维持屠畜场的卫生和规范经营，日本在 1953 年就制定了《屠畜场法》。近年来，为了正确处理食用禽类，日本厚生劳动省和农林水产省联合制定了《食用禽类处理法》。为了规范农药、肥料和饲料的合理使用，同时加强与有关农业监管部门的合作交流，设立合理的农业安全标准，日本农林水产省制定了《农药取缔法》、《肥料取缔法》、《饲料安全法》等。《农畜产业振兴机构法案》、《渔业法》、《水产资源保护法》、《食品循环资源再生利用促进法》等为畜牧产业、渔业的监管和相关产品的生产经营制定了基本规则。《农林物资规格化法》和《食品标识法》禁止对食品进行虚假标识和夸大其作用的标识。2013 年，日本基于《食品卫生法》和《农林物资规格化法》等法律的基础上对《食品标识法》进行了修订，颁布了《新食品标识法》，对食品标识进行统一管理。为了规范特定保健食品的生产和使用规则，日本制定了《健康增进法》，禁止对保持、促进健康效果做虚假或夸大的广告。《特定商取缔法》和《消费者契约法》则对食品的流通和销售的管理做出具体规定，以维护食品的公平贸易。

由此可见，日本食品安全法律体系以《食品安全基本法》和《食品卫生法》两大基本法律为主体、以《健康增进法》等食品安全相关法律为支撑、以食品安全政令相关和几百部地方食品安全管理条例为补充的食品安全法律体系。日本食品安全法律体系充分体现了食品安全监管重心由食品卫生向食品安全转变及国民健康至上、全程监控、重视科技等理念。为贯彻上述理念，日本通过对原有法律法规的不断完善，形成了以维护食品安全和保护民众健康为宗旨，以控制食品卫生安全、控制农产品质量为核心内容的覆盖面广、法律门类齐全、关联性强的食品安全监管体系。

第四节　中国食品安全相关法律

如前所述，我国已经形成了以《食品安全法》和《农产品质量法》两部法律为基本框架，以《产品质量法》、《进出口商品检验法》等为辅助或保障，以国务院与相关部门以及地方各级人大、地方政府制定或者颁布的法规、规章为重要组成部分，以有关食品安全技术标准等为重要补充和技术支撑的相对完整的食品安全法律体系。本节主要介绍我国涉及食品安全的主要法律，其配套法规、规章、标准等具体内容将在相应章节中详加说明。

一、食品安全法

1. 立法与修订背景　作为我国食品卫生法制建设的重要里程碑，《中华人民共和国食品卫生法（试行）》1982 年颁布，1995 年修订，标志着我国食品卫生监督与管理工作开始真正走上法制化轨道，对保证食品安全，预防和控制食源性疾病，保障人民群众身体健康发挥了积极作用。但在《中华人民共和国食品卫生法》（以下简称《食品卫生法》）实施的十多年间，正值我国社会转型和改革开放的关键时期，食品卫生工做出现了一些新情况、新问题，我国食品安全事件频发，反映出食品安全监管工作中存在诸多问题和缺陷，如监管部门监管不力、执法不严，部门间职责交叉、权责不明以及食品卫生标准政出多门、标准缺失、标准"打架"等乱象。更为突出的是，《食品卫生法》所调整的范围过于狭窄，仅对食品生产、经营阶段发生的食品安全卫生问题进行规定，没有涵盖从农田到餐桌的全过程。

2004 年阜阳"大头娃娃劣质奶粉"事件，是《食品卫生法》"修法"的直接动因。2008 年的"三鹿奶粉事件"终于促成了《食品安全法》新法的出台（2009 年第十一届全国人民代表大会常务委员会通过）。尽管《食品安全法》（2009）篇幅缩减近 2/3，但与原法相比，扩大了法律调整范围，对涉及食品安全的相关问题做出了更为全面的规定，确立了食品安全风险监测和风险评估制度、食品安全标准制度、食品生产经营行为的基本准则、索证索票制度、不安全食品召回制度、食品安全信息发布制度，明确了分工负责与统一协调相结合的食品安全监管体制，体现了预防为主、科学管理、明确责任、综合治理的食品安全工作指导思想，标志着我国食品安全立法与监管理念从传统的"食品卫生"发展到全面的"食品安全"，立法角度、深度与广度均有了长足的进步。由于《食品安全法》（2009）规定国务院质量监督、工商行政管理和国家食品药品监督管理部门分别对食品生产、食品流通、餐饮服务活动实施监督管理，国务院卫生行政部门综合协调，并负责食品安全风险评估、食品安全标准制定、食品安全信息公布、食品检验机构的资质认定条件和检验规范的制定，组织查处食品安全重大事故。这种"卫生行政部门综合协调、多部门分段监管"模式在具体实施过程中，导致监管多头重叠、交叉分散、权责不清、缺位越位等问题一度甚为突出，监管协调困难、惩治力度不够、缺乏长效机制与监管部门问责机制不健全，以及监管体制、手段和制度等不能完全适应食品安全需要，法律责任偏轻、重典治乱威慑作用没有得到充分发挥，导致食品安全形势依然严峻。

党的十八大以来，党中央、国务院进一步改革完善我国食品安全监管体制，着力建立更为严格和完善的食品安全监管制度，积极推进食品安全社会共治格局，解决当前食品安全领域存在的突出问题，以法治方式维护食品安全，《食品安全法》修订被提上日程。2013 年 10 月 10 日，国家食品药品监督管理总局向国务院报送的《食品安全法（修订草案送审稿)》，从落实监管体制改革和政府职能转变、强化企业主体责任、强化地方政府责任、创新监管机制、完善食品安全社会共治、严惩重处违法违规行为6个方面对现行法律作了修改、补充，增加了食品网络交易监管制度、食品安全责任强制保险制度、禁止婴幼儿配方食品委托贴牌生产等规定和责任约谈、突击性检查等监管方式，以及食品安全管理人员职业资格和保健食品产品注册备案两项行政许可制度。2014年5月14日，国务院常务会议在广泛征求社会意见的基础上，讨论《食品安全法（修订草案）》，并对生产经营等各环节的全程监管（强化生产经营者主体责任，完善追溯制度）、加大对违法行为处罚力度和对地方政府负责人和监管人员的问责力度、健全风险管理和食品安全标准制度、增设责任约谈、建立有奖举报和责任保险制度等方面进行了重点完善。随后在全国人大常委会一审和二审过程中，《食品安全法（修订草案）》在非食品生产经营者从事食品储运的规定、食用农产品市场流通、转基因食品标识、食品中农药的使用、保健食品原料用量要求、媒体编造散布虚假食品安全信息的法律责任、对食品中添加药品的处罚等方面进行了进一步完善。2015年4月24日，最终修订的《食品安全法》（2015）经全国人大常委会两次审议和三易其稿后，终获第十二届全国人民代表大会常务委员会第十四次会议修订通过，并于同年10月1日起正式施行。2018年经第十三届全国人民代表大会常务委员会第七次会议修正了部分内容。

2. 新法基本内容 新法共10章，即总则、食品安全风险监测和评估、食品安全标准、食品生产经营、食品检验、食品进出口、食品安全事故处置、监督管理、法律责任和附则，共154条。新法基本内容如下。

（1）立法宗旨：新法第一章第一条规定："为了保证食品安全，保障公众身体健康和生命安全，制定本法。"在修订过程中，如何从食品链的各个环节和各个方面保证食品安全、保障公众身体健康和生命安全成为该法的立法宗旨所在。

（2）适用范围：新法第一章第二条规定，在中华人民共和国境内从事下列活动，应当遵守本法。①食品生产和加工（以下称食品生产），食品销售和餐饮服务（以下称食品经营）；②食品添加剂的生产经营；③用于食品的包装材料、容器、洗涤剂、消毒剂和用于食品生产经营的工具、设备（以下称食品相关产品）的生产经营；④食品生产经营者使用食品添加剂、食品相关产品；⑤食品的储存和运输；⑥对食品、食品添加剂、食品相关产品的安全管理。供食用的源于农业的初级产品（以下称食用农产品）的质量安全管理，遵守《农产品质量安全法》的规定。但是，食用农产品的市场销售、有关质量安全标准的制定、有关安全信息的公布和该法对农业投入品做出规定的，应当遵守《食品安全法》的规定。

国务院设立食品安全委员会。国务院食品安全监督管理部门对食品生产经营活动实施监督管理；国务院卫生行政部门依照本法和国务院规定的职责，组织开展食品安全风险监测和风险评估，会同国务院食品安全监督管理部门制定并公布食品安全国家标准；国务院其他有关部门依照该法和国务院规定的职责，承担有关食品安全工作。

县级以上地方人民政府对本行政区域的食品安全监督管理工作负责，统一领导、组织、协调本行政区域的食品安全监督管理工作以及食品安全突发事件应对工作，建立健全食品安全全程监督管理工作机制和信息共享机制，确定本级食品安全监督管理、卫生行政部门和其他有关部门的职责。

（3）食品安全风险监测和评估：国家建立食品安全风险监测制度，对食源性疾病、食品污染以及食品中的有害因素进行监测。国务院卫生行政部门会同国务院食品安全监督管理部门，制定、实施国家食品安全风险监测计划。国务院食品安全监督管理部门和其他有关部门获知有关食品安全风险信息后，立即核实并向国务院卫生行政部门通报，国务院卫生行政部门会同国务院有关部门分析研究，必要时及时调整国家食品安全风险监测计划。承担食品安全风险监测工作的技术机构根据食品安全风险监测计划和监测方案开展监测工作，保证监测数据真实、准确，并按要求报送监测数据和分析结果。

国家建立食品安全风险评估制度，运用科学方法，根据食品安全风险监测信息、科学数据以及有关信息，对食品、食品添加剂、食品相关产品中生物性、化学性和物理性危害因素进行风险评估。国务院卫生行政部门负责组织食品安全风险评估工作，成立由医学、农业、食品、营养、生物、环境等方面的专家组成的食品安全风险评估专家委员会进行食品安全风险评估，结果由国务院卫生行政部门公布。新法第十八条规定需要进行风险评估的情形如下：①通过食品安全风险监测或者接到举报发现食品、食品添加剂、食品相关产品可能存在安全隐患的；②为制定或者修订食品安全国家标准提供科学依据需要进行风险评估的；③为确定监督管理的重点领域、重点品种需要进行风险评估的；④发现新的可能危害食品安全因素的；⑤需要判断某一因素是否构成食品安全隐患的；⑥国务院卫生行政部门认为需要进行风险评估的其他情形。

（4）食品安全标准：《食品安全法》（2015）第二十四条规定，食品安全标准是强制执行的标准；除食品安全标准外，不得制定其他食品强制性标准。第二十五条规定标准的内容包括：①食品、食品添加剂、食品相关产品中的致病性微生物，农药残留、兽药残留、生物毒素、重金属等污染物质以及其他危害人体健康物质的限量规定；②食品添加剂的品种、使用范围、用量；③专供婴幼儿和其他特定人群的主辅食品的营养成分要求；④对与卫生、营养等食品安全要求有关的标签、标志、说明书的要求；⑤食品生产经营过程的卫生要求；⑥与食品安全有关的质量要求；⑦与食品安全有关的食品检验方法与规程；⑧其他需要制定为食品安全标准的内容。

制定食品安全国家标准，应当依据食品安全风险评估结果并充分考虑食用农产品安全风险评估结果，参照相关的国际标准和国际食品安全风险评估结果，并将食品安全国家标准草案向社会公布，广泛听取食品生产经营者、消费者、有关部门等方面的意见。对地方特色食品，没有食品安全国家标准的，省、自治区、直辖市人民政府卫生行政部门可以制定并公布食品安全地方标准，报国务院卫生行政部门备案。鼓励食品生产企业制定严于食品安全国家标准或者地方标准的企业标准，在本企业适用，并报省、自治区、直辖市人民政府卫生行政部门备案。

（5）食品生产经营：《食品安全法》（2015）第三十三条和第二十四条规定了食品生产经营13项一般性要求和13项禁止性情形。国家对食品生产经营实行许可制度，从事食品生产、食品销售、餐饮服务必须依法取得许可。食品生产经营者依规定建立食品安全追溯体系、食品安全管理制度、从业人员健康管理制度、食品安全自查制度，建立食品及原料、食品添加剂、食品相关产品进货查验记录制度和食品出厂检验记录制度。餐饮服务提供者制定并实施原料控制要求，定期维护食品加工、储存、陈列等设施、设备，定期清洗、校验保温设施及冷藏、冷冻设施。食品生产者发现其生产的食品不符合食品安全标准或者有证据证明可能危害人体健康的，应当立即停止生产，召回已经上市销售的食品，通知相关生产经营者和消费者，并记录召回和通知情况。预包装食品的包装上应当有标签，标明：①名称、规格、净含量、生产日期；②成分或者配料表；③生产者的名称、地址、联系方式；④保质期；⑤产品标准代号；⑥储存条件；⑦所使用的食品添加剂在国家标准中的通用名称；⑧生产许可证编号；⑨法律、法规或者食品安全标准规定应当标明的其他事项。专供婴幼儿和其他特定人群的主辅食品，还应标明主要营养成分及其含量。食品广告内容真实合法，不得含有虚假内容，不得涉及疾病预防、治疗功能。食品生产经营者对食品广告内容的真实性、合法性负责。新法还对保健食品、婴幼儿配方食品、特殊医学用途配方食品的生产经营作了详细的规定。

（6）食品检验与进出口：食品检验机构按照国家有关认证认可的规定取得资质认定后方可从事食品检验活动。食品检验实行食品检验机构与检验人负责制，对出具的食品检验报告负责。国家出入境检验检疫部门对进出口食品安全实施监督管理。

（7）食品安全事故处置：国务院组织制定国家食品安全事故应急预案，对食品安全事故分级、事故处置组织指挥体系与职责、预防预警机制、处置程序、应急保障措施等做出规定；食品生产经营企业应当制定食品安全事故处置方案，定期检查本企业各项食品安全防范措施的落实情况，及时消除事故隐患。发生食品安全事故的单位应当立即采取措施，防止事故扩大。事故单位和接收患者进行治疗的单位应当及时向事故发生地县级人民政府食品安全监督管理、卫生行政部门报告。县级以上人民政府食品安全监督管理部门接到食品安全事故的报告后，应当立即会同同级卫生行政、农业行政等部门进行调查处理，并采取措施，防止或者减轻社会危害。

（8）监督管理：食品安全工作实行预防为主、风险管理、全程控制、社会共治，建立科学、严格的监督管理制度。食品生产经营者对其生产经营食品的安全负责。食品生产经营者应当依照法律、法规和食品安全标准从事生产经营活动，保证食品安全，诚信自律，对社会和公众负责，接受社会监督，承担社会责任。县级以上人民政府食品安全监督管理部门履行食品安全监督管理职责，有权采取措施对生产经营者守法情况进行监督检查，建立食品生产经营者食品安全信用档案；发现涉嫌食品安全犯罪的，按照有关规定及时将案件移送公安机关。食品生产经营过程中存在食品安全隐患，未及时采取措施消除的，县级以上人民政府食品安全监督管理部门可以对食品生产经营者的法定代表人或者主要负责人进行责任约谈。

（9）法律责任：违反《食品安全法》要承担行政责任、民事责任和刑事责任。新法明显加大对食品生产经营者违法行为的行政处罚力度，如对未取得许可生产经营食品和食品添加剂，没收违法所得和违法生产经营的食品、食品添加剂以及用于违法生产经营的工具、设备、原料等物品；违法生产经营的食品、食品添加剂货值金额不足一万元的，并处五万元以上十万元以下罚款；货值金额一万元以上的，并处货值金额十倍以上二十倍以下罚款。在罚款数额上显著增加。同时，该法也对食品检验机构和食品检验人员出具虚假检验报告、认证机构出具虚假认证结论、在广告中对食品作虚假宣传欺骗消费者、编造与散布虚假食品安全信息，以及隐瞒、谎报、缓报食品安全事故等情形加大了问责和连带责任追究力度。补充了网络食品交易第三方平台提供者未对入网食品经营者进行实名登记、审查许可证，或者未履行报告、停止提供网络交易平台服务等义务的，将受到没收违法所得、罚款，严重停产停业、吊销许可证等处罚。在承担民事责任方面，造成人身、财产或者其他损害的，依法承担民事赔偿责任。如生产不符合食品安全标准的食品或者销售明知是不符合食品安全标准的食品，消费者除要求赔偿损失外，还可以向生产者或者销售者要求支付价款十倍的赔偿金。此外，有民事赔偿责任优先原则的规定，生产经营者财产不足以同时承担民事赔偿责任和缴纳罚款、罚金时，先承担民事赔偿责任。对违反《食品安全法》有关规定，如用非食品原料生产食品、在食品中添加食品添加剂以外的化学物质和其他可能危害人体健康的物质，或者用回收食品作为原料生产食品，或者经营上述食品，情节严重的可以由公安机关对其直接负责的主管人员和其他直接责任人员处五日以上十五日以下拘留；对严重违反《食品安全法》的有关规定，给消费者身心健康造成严重伤害，社会影响恶劣的违法行为，要依据《刑法》第一百四十三条、第一百四十四条关于生产、销售不符合食品安全标准的食品罪或者生产、销售有毒、有害食品罪的规定追究刑事责任。

3. 新法的基本原则与亮点 新《食品安全法》共 154 条，比旧法增加了 50 条，对 70% 的条文进行了实质性修改。新法在国情的基础上深入调研论证，认真吸纳和反映人民群众的愿望和诉求，充分体现了党中央国务院关于食品安全工作的一系列决策部署，尊重食品安全客观规律，总结国内经验，借鉴国际有益做法，得到社会的高度肯定。新法在总则中规定食品安全工作要实行预防为主、风险管理、全程控制、社会共治的基本原则，不仅是旧法修订时遵循的理念，也是今后食品安全监管工作必须遵循的理念。新法突出的亮点体现在如下几个方面：

（1）深化食品安全监管：终结"九龙治水"的食品安全分段监管模式，从法律上明确由食品安全监管部门统一监管；明晰食用农产品监管职责的法律依据，食用农产品进入批发、零售市场、生产加工企业或餐饮服务企业后，按食品由食品安全监督管理部门施行全程监管；加强标准制定与执行的衔接；明确食品安全监管部门参与食品安全标准的制定；明确进入市场销售的进口食品由食品安全监管部门依法监管；强化食品安全基层监管。

（2）改革创新监管制度：增设食品安全风险交流制度、食品安全追溯制度、食品安全自查制度、食品安全保险制度、食品生产经营企业主要负责人对企业食品安全工作全面负责的制度、食品安全管理人员抽查考核制度、食品安全监管人员的培训考核制度、食品安全举报奖励制度。

（3）强化食品安全源头治理：进一步规范农业投入品使用；规范食用农产品销售；对向无证食品生产经营行为提供场所的违法行为和向添加非食用物质等违法行为提供场所或者其他条件和行为设定法律责任；防止退市食品回流市场。

（4）强化食品生产经营者主体责任：明确食品生产经营者对食品安全负责；健全落实企业内部管理制度；强化生产经营过程控制；增设食品安全自查制度；明确食品安全追溯义务；强化食品安全召回责任；明确网络食品交易第三方平台提供者的义务；明确特殊食品生产经营者注册与备案义务。

（5）强化地方政府食品安全属地管理责任：明确地方政府属地管理责任；强化食品安全监管能力建设；建立食品安全监督管理责任制并强化责任追究；加强食品安全宣传教育。

（6）强化食品安全监督管理职责：实行风险分级管理；强化执法人员执法监管能力建设；增设临时限量值和临时检验方法；强化快速检测方法地位；完善复检制度；实施食品生产经营者责任约谈；建立统一食品安全信息平台；强化执法检查结果的公开和通报；强化食品安全信息核实分析。

（7）强化食品安全社会共治：强化行业主管部门责任和社会群众监督举报制度；发挥行业协会引导作用和消费者协会的监督作用；建立食品安全责任保险制度；强化新闻媒体的监督与宣传作用。

（8）强化法律责任，宽严相济，重典治乱：对轻微违法从轻、减轻处罚或责令改正，罚教结合（如对标签瑕疵责令改正，对无过错行为免予处罚）；完善行刑衔接机制，强化食品安全刑事责任追究；强化行政法律责任追究：增加行政拘留的处罚，大幅提高行政罚款的额度，对重复违法行为、非法提供场所行为增设处罚，强化检验机构和认证机构法律责任；强化民事法律责任追究：增设消费者优先赔偿制度，完善惩罚性赔偿制度，强化网络交易第三方平台、食品检验机构出具虚假检验报告、认证机构出具虚假的认证的民事连带责任和编造散布虚假食品安全信息的民事责任。

二、农产品质量安全法

1. 立法背景与意义 农产品是来源于农业的初级产品，即在农业活动中获得的植物、动物、微生物及其产品。居民每天消费的食物，有相当大的比例直接来源于农产品，如蔬菜、水果、畜禽类或由其加工制成。农产品质量安全，是指农产品质量符合保障人的健康、安全的要求。尽管我国此前已相继出台《食品卫生法》和《产品质量法》，但前者主要规范的是食品的生产、加工、销售与餐饮服务，后者只适用于加工销售的工业产品，两者均不适用于未经加工、制作的农业初级产品。为从源头上保障农产品质量安全，维护公众健康，促进农业和农村经济的发展，《农产品质量安全法》由中华人民共和国第十届全国人民代表大会常务委员会第二十一次会议于2006年4月29日通过，同年11月1日正式施行。2018年10月26日第十三届全国人民代表大会常务委员会第六次会议对《农产品质量安全法》进行了修订。《农产品质量安全法》填补了我国农产品质量监管的法律空白，使得我国农产品质量监管进入法制化轨道，从片面关注数量过渡到数量与质量特别是安全并重新阶段，是我国农产品质量安全监管的重要里程碑，与《食品安全法》一道构筑了我国食品安全两段式监管的法律基础。

2. 基本内容 《农产品质量安全法》的立法宗旨是保障农产品质量安全，维护公众健康，促进农业和农村经济发展。该法分总则、农产品质量安全标准、农产品产地、农产品生产、农产品包装和标识、监督检查、法律责任和附则共八章五十六条，基本内容如下：

（1）执法监督主体及其职责：《农产品质量安全法》总则规定：县级以上人民政府农业行政主管部门负责农产品质量安全的监督管理工作，并对可能影响农产品质量安全的潜在危害进行风险分析和评估。县级以上人民政府应当将农产品质量安全管理工作纳入本级国民经济和社会发展规划，统一领导、协调本行政区域内的农产品质量安全工作，并采取措施，建立健全农产品质量安全服务体系。国务院农业行政主管部门和省、自治区、直辖市人民政府农业行政主管部门照职责权限，发布有关农产品质量安全状况信息。

（2）农产品质量安全标准：《农产品质量安全法》第二章第十一条至第十四条规定：农产品质量安全标准是强制性的技术规范，由农业行政主管部门协商有关部门组织实施。国家建立健全农产品质量安全标准体系，农产品质量安全标准制定充分考虑农产品质量安全风险评估结果，并听取农产品生产者、销售者和消费者的意见，并根据科学技术发展水平以及农产品质量安全的需要，及时修订。

（3）农产品产地：县级以上人民政府应当采取措施，加强农产品基地建设，改善农产品的生产条件。禁止在有毒有害物质超过规定标准的区域生产、捕捞、采集食用农产品和建立农产品生产基地。禁止违反法律、法规的规定向农产品产地排放或者倾倒废水、废气、固体废物或者其他有毒有害物质。农业生产用水和用作肥料的固体废物，应当符合国家规定的标准。农产品生产者合理使用化肥、农药、兽药、农用薄膜等化工产品,防止对农产品产地造成污染。

(4) 农产品生产:对可能影响农产品质量安全的农药、兽药、饲料和饲料添加剂、肥料、兽医器械,依照有关法律、行政法规的规定实行许可制度。国务院和省、自治区、直辖市人民政府农业行政主管部门定期对监督抽查,加强对农业投入品使用的管理和指导,建立健全农业投入品的安全使用制度。农产品生产者按照法律、法规和有关规定合理使用农业投入品,严格执行农业投入品使用安全间隔期或者休药期的规定,禁止在农产品生产过程中使用国家明令禁止使用的农业投入品,防止危及农产品质量安全。

(5) 农产品包装和标识:销售的农产品必须符合农产品质量安全标准,根据规定需要的予以包装和标识品名、产地、生产者、生产日期、保质期、产品质量等级等内容。属于农业转基因生物的农产品,必须按规定标识;需要实施检疫的动植物及其产品,应当附具检疫合格标志和证明。农产品质量符合无公害或其他优质农产品质量标准的,可申请使用相应的农产品质量标志,禁止冒用。

(6) 监督检查:国家建立农产品质量安全监测制度,县级以上人民政府农业行政主管部门组织实施。含有国家禁止使用的农药兽药或者其他化学物质或因农药兽药等化学物质残留及重金属等有毒有害物质、致病性寄生虫微生物或者生物毒素、使用的防腐保鲜剂等不符合质量安全标准的农产品,不得销售。农产品批发市场设立或者委托农产品质量安全检测机构对进场销售的农产品质量安全状况进行抽查检测;农产品销售企业对其销售的农产品建立健全进货检查验收制度。

三、中华人民共和国产品质量法

1. 立法与修订背景与意义 改革开放以来,我国产品质量的总体水平在不断提高,但与国民经济发展要求和国际先进水平相比,仍有很大差距。我国企业当时正面临着国内外市场激烈竞争的严峻考验,产品质量上不去,不能适应市场竞争的需要,生产难以为继,企业效益受损,经济发展也受到影响。1993 年 2 月 22 日第七届全国人大常委会第三十次会议通过《中华人民共和国产品质量法》(以下简称《产品质量法》。分别在 2000 年 7 月 8 日第九届全国人大常委会第十六次会议、2009 年 8 月 27 日第十一届全国人大常委会第十六次会议,2018 年 12 月 29 日第十三届全国人民代表大会常委会第七次会议对《产品质量法》进行了三次修改和修正。现行的《产品质量法》由最初的 51 条,增加到现在的 74 条,其中新增加 25 条,删除 2 条,修改 20 条,近 2/3 的条文作了修改。通过修正,现行《产品质量法》明确了各级人民政府的产品质量责任,建立了企业产品质量的约束机制和产品质量社会监督机制,补充完善了产品质量监督管理的行政执法手段和必要的行政强制措施,加大了对产品质量违法行为的法律制裁力度,加强了对产品质量监督部门以及产品质量检验机构、认证机构的约束。

2. 基本内容 《产品质量法》旨在加强对产品质量的监督管理,提高产品质量水平,明确产品质量责任,保护消费者的合法权益,维护社会经济秩序,要求中华人民共和国境内从事产品生产、销售活动时必须遵守,其主要内容如下。

(1) 执法监督主体及其职责:国务院产品质量监督部门主管全国产品质量监督工作。国务院有关部门在各自的职责范围内负责产品质量监督工作。县级以上地方产品质量监督部门主管本行政区域内的产品质量监督工作。县级以上地方人民政府有关部门在各自的职责范围内负责产品质量监督工作。各级人民政府工作人员和其他国家机关工作人员不得滥用职权、玩忽职守或者徇私舞弊，包庇、放纵本地区、本系统发生的产品生产、销售中违反本法规定的行为，或者阻挠、干预依法对产品生产、销售中违反本法规定的行为进行查处。

（2）产品质量的监督：产品质量应当检验合格，不得以不合格产品冒充合格产品。可能危及人体健康和人身、财产安全的工业产品，必须符合保障人体健康和人身、财产安全的国家标准、行业标准或保障人体健康和人身、财产安全的要求，禁止生产、销售不符合保障人体健康和人身、财产安全的标准和要求的工业产品。国家对产品质量实行以抽查为主要方式的监督检查制度，对可能危及人体健康和人身、财产安全的产品，影响国计民生的重要工业产品以及消费者、有关组织反映有质量问题的产品进行抽查，生产者、销售者不得拒绝。

（3）生产者与销售者的产品质量责任和义务：生产者、销售者应当建立健全内部产品质量管理制度，严格实施岗位质量规范、质量责任以及相应的考核办法，承担产品质量责任，不存在危及人身、财产安全的不合理的危险。禁止伪造或者冒用认证标志等质量标志；禁止伪造产品的产地，伪造或者冒用他人的厂名、厂址；禁止在生产、销售的产品中掺杂、掺假，以假充真，以次充好。生产者还要求不得生产国家明令淘汰的产品，对其产品或包装上的标识真实、规范；销售者应当建立并执行进货检查验收制度，验明产品合格证明和其他标识，并采取措施保持销售产品的质量，不得销售国家明令淘汰并停止销售的产品和失效、变质的产品。

（4）损害赔偿：售出的产品不具备产品应当具备的使用性能而事先未作说明，不符合在产品或者其包装上注明采用的产品标准，或不符合以产品说明、实物样品等方式表明的质量状况时，销售者负责修理、更换、退货。给消费者造成损失的，销售者应当赔偿损失。销售者依照前款规定负责修理、更换、退货、赔偿损失后，如果责任属于生产者或者供货者，销售者有权向生产者、供货者追偿；因产品存在缺陷造成人身、他人财产损害的，生产者承担赔偿责任；由于销售者的过错使产品存在缺陷，造成人身、他人财产损害的，销售者承担赔偿责任。

四、中华人民共和国进出口商品检验法

1. 立法与修订背景及意义 《中华人民共和国进出口商品检验法》（以下简称《进出口商品检验法》）于 1989 年 2 月 21 日第七届全国人大常委会第六次会议通过，旨在加强进出口商品检验，保证商品质量，维护对外贸易有关各方的合法权益，促进对外经济贸易关系顺利发展。《进出口商品检验法》的颁布与实施，标志我国进出口商品检验工作进入了法制管理的新阶段。为进一步顺应我国进出口商品检验工作形势，第九届全国人大常委会第二十七次会议（2002 年 4 月 28 日）、第十二届全国人大常委会第三次会议（2013 年 6 月 29 日）、2018 年 4 月 27 日第十三届全国人民代表大会常委会第二次会议和 2018 年 12 月 29 日第十三届全国人民代表大会常委会第七次会议进行了 4 次修正，主要涉及国务院取消和下放部分行政审批事项的条款，是依法推进政府职能转变和简政放权的重要措施。

2. 基本内容 进出口商品检验是指确定列入目录的进出口商品是否符合国家技术规范的强制性要求的合格评定活动，其程序包括：抽样、检验和检查；评估、验证和合格保证；注册、认可和批准以及各项的组合。《进出口商品检验法》是进出口商品检验和监督

管理的法律依据，用法律形式保证商检机构依法独立行使职权，其主要内容如下：

（1）执法监督主体及其职责：国务院进出口商品检验部门（以下简称国家商检部门），主管全国进出口商品检验工作。国家商检部门设在各地的进出口商品检验机构（以下简称商检机构）管理所辖地区的进出口商品检验工作。商检机构和经国家商检部门许可的检验机构，依法对列入目录的进出口商品实施检验。未经检验的进口商品不得销售、使用，未经检验合格的出口商品不准出口。

（2）强制检验的进出口商品目录：国家商检部门根据保护人类健康和安全、保护动物或者植物的生命和健康、保护环境、防止欺诈行为、维护国家安全的原则，制定、调整必须实施检验的进出口商品目录并公布实施。

（3）进口商品的检验：进口商品的收货人或其代理人，向报关地的商检机构报检，并在规定的地点和期限内，接受商检机构的检验。商检机构在国家商检部门统一规定的期限内检验完毕后出具检验证单。

（4）出口商品的检验：出口商品的发货人或者其代理人，应当在商检机构规定的地点和期限内，向商检机构报检，海关凭商检机构签发的货物通关证明验放。

五、其他相关法律

1.《中华人民共和国动物防疫法》 1997年7月3日第八届全国人大常委会第二十六次会议通过并在2007年、2013年和2015年数次修订、修正。该法适用于在中华人民共和国领域内的动物防疫及其监督管理活动，目的是为了加强对动物防疫活动的管理，预防、控制和扑灭动物疫病，促进养殖业发展，保护人体健康，维护公共卫生安全。该法针对食品安全的规定主要在第五章"动物和动物产品的检疫"：动物卫生监督机构依照本法和国务院兽医主管部门的规定对动物、动物产品实施检疫，动物卫生监督机构的官方兽医具体实施动物、动物产品检疫；屠宰、出售或者运输动物以及出售或者运输动物产品前，货主应当按照国务院兽医主管部门的规定向当地动物卫生监督机构申报检疫；经铁路、公路、水路、航空运输动物和动物产品的，托运人托运时应当提供检疫证明，运载工具在装载前和卸载后应当及时清洗、消毒。

2.《中华人民共和国国境卫生检疫法》 该法于1986年12月2日第六届全国人大常委会第十八次会议通过，在2007年、2019年、2018年进行了三次修订。《国境卫生检疫法》规定：在通航的港口、机场以及陆地边境和国界江河的口岸（以下简称国境口岸），设立国境卫生检疫机关，对出入境的人员、交通工具、运输设备以及可能传播检疫传染病的行李、货物、邮包等物品实施传染病（鼠疫、霍乱、黄热病以及国务院确定和公布的其他传染病等）检疫、监测和卫生监督，以防止传染病由国外传入或者由国内传出，保护人体健康。

3.《中华人民共和国进出境动植物检疫法》 自1992年4月1日起施行《进出境动植物检疫法》规定，国家动植物检疫机关对进出境的动植物、动植物产品和其他检疫物，以及装载容器、包装物，和运输工具等实施进出境动植物检疫，防止动物传染病、寄生虫病和植物危险性病、虫、杂草以及其他有害生物（以下简称病虫害）传入、传出国境，保护农、林、牧、渔业生产和人体健康，促进对外经济贸易的发展。

此外，《中华人民共和国农业法》《中华人民共和国渔业法》《中华人民共和国标准化法》《中华人民共和国计量法》《中华人民共和国消费者权益保护法》《中华人民共和国商标法》《中华人民共和国广告法》《中华人民共和国反不正当竞争法》《中华人民共和国刑法》《中华人民共和国民法通则》等，从不同角度对包括食品及其原料、相关产品在内的各种产品的生产、经营、质量控制、责任与监督管理等方面进行规定，共同构筑我国较为严密的食品安全保障法网。

本 章 小 结

本章概述了法律法规的基本概念和特征、法律渊源与法律体系、法律位阶与冲突适用原则等法学基础知识，重点介绍了食品安全法律法规和食品安全法律体系的概念和我国食品安全法律体系的构成，详细讲述了我国《食品安全法》《农产品质量安全法》《产品质量法》《进出口商品检验法》等法律法规的立法与修订的背景、基本内容及其亮点与特色。在此基础上，介绍了国际组织食品安全相关协议与标准，以及美国、欧盟、日本的食品安全法律体系的主要内容及其历史沿革。

复习思考题

1. 我国食品安全法律法规体系的构成及其主要特点是什么？
2. 试叙述我国现行食品安全法的基本内容及其修订背景，指出其有哪些亮点与特色。

参 考 文 献

樊立华，刘金宝. 2012. 卫生法律制度与监督学. 第3版. 北京：人民卫生出版社.
康莉莹. 2013. 美国食品安全监管法律制度的创新及借鉴. 企业经济，(3)：189-192.
钱和，林琳，于瑞莲. 2014. 食品安全法律法规与标准. 北京：化学工业出版社.
任端平，郏文静，任波. 2015. 新食品安全法的十大亮点. 食品与发酵工业，41 (7)：1-6；41 (8)：1-6.
孙长颢，凌文华，黄国伟. 2012. 营养与食品卫生学. 第7版. 北京：人民卫生出版社.
吴迪. 2014. 论欧盟食品安全法的最新发展. 前瞻与启示.河北法学，32 (11)：1-6；41 (8)：147-157.
张水华，余以刚. 2010. 食品标准与法规. 北京：中国轻工业出版社.
Edinger, Wieke Willemijn Huizing. 2014. Food health law: a legal perspective on EU competence to regulate the 'Healthiness' of food.European Food and Feed Law Review，9 (1)：11-19.

（姚 平）

第六章 食品安全标准

学习要求

掌握 食品安全标准的概念并了解其分类；明确食品安全标准制定与修订的依据与技术指标，尤其注意食品中有毒有害物质限量标准的制定。

熟悉 食品安全标准的应用与跟踪评价。

了解 国际组织与发达国家的食品安全标准体系，了解我国与国际食品安全标准体系的关系。

民以食为天，食以安为先。食物是人类赖以生存和发展的基本物质条件，也是国家团结安定、社会稳定发展的根本要素。近年来发生的多起食品安全重大事件已成为政府和社会关注的主要问题，迫切需要构建"从农田到餐桌"的全方面监管体系。随着国际食品贸易的发展，食品生产者、法规制定者和执行者、消费者均呼唤更加完善的食品安全标准体系。同时，解决食品进出口贸易中的争端也需要国际食品标准。因此，通过法律手段来加强食品安全监督管理就显得尤为重要，工作重点也逐渐从食品生产与供应过程中的道德观念约束发展到严格的法制化管理。

第一节 食品安全标准概述

《中华人民共和国食品安全法》规定：制定食品安全标准，应当以保障公众身体健康为宗旨，做到科学合理、安全可靠。食品安全标准应该依据食品安全风险评估结果并充分考虑食用农产品安全风险评估结果，参照相关国际标准和国际食品安全风险评估结果制定。除食品安全标准外，不得制定其他的食品强制性标准。该规定既确立了食品安全标准的强制性，又体现了食品安全标准在食品相关标准中的唯一性，即食品安全标准一旦确立，所有与之相关的食品生产经营活动都必须遵守。

一、食品安全标准的概念

食品安全标准（food safety standards）是指对食品中具有与人类健康相关的质量要素和技术要求及其检验方法、评价程序等所作的规定。这些规定通过技术研究，形成特殊形式的文件，经与食品有关各部门进行协商和严格的技术审查后，由国务院卫生行政部门或省级卫生行政部门发布，作为共同遵守的准则和依据。食品安全标准是判定食品是否符合安全卫生要求的重要技术依据，对食品安全监督管理有重要意义。主要包括食品工业基础标准、食品产品标准、检验方法标准、包装材料及容器标准等，强制性标准代号为"GB"。食品安全标准是比较特殊的一类食品标准，其主要特点包括适应性、先进性、相对性、滞后性、可修订性等。

《食品安全法》规定，食品安全标准分三种情形：一是食品安全国家标准，由国务院卫生行政部门会同国务院食品安全监督管理部门制定、公布，国务院标准化行政部门提供国家标准编号。二是没有食品安全国家标准的，可以制定食品安全地方标准；省、自治区、直辖市人民政府卫生行政部门组织制定食品安全地方标准，应当参照执行有关食品安全国家标准制定的规定，并报国务院卫生行政部门备案。三是企业生产的食品没有食品安全国家标准或者地方标准的，应当制定企业标准，作为组织生产的依据，在本企业内部适用；企业采用的企业标准不允许低于强制性国家标准的要求，且应在省级卫生行政部门进行备案；国家鼓励食品生产企业制定严于食品安全国家标准或者地方标准的企业标准。

二、食品安全标准的主要内容

食品安全标准应当包括下列内容：①食品、食品添加剂、食品相关产品中的致病性微生物，农药残留、兽药残留、生物毒素、重金属等污染物质以及其他危害人体健康物质的限量规定；②食品添加剂的品种、使用范围、用量；③专供婴幼儿和其他特定人群的主辅食品的营养成分要求；④对与卫生、营养等食品安全要求有关的标签、标志、说明书的要求；⑤食品生产经营过程的卫生要求；⑥与食品安全有关的质量要求；⑦与食品安全有关的食品检验方法与规程；⑧其他需要制定为食品安全标准的内容。

三、食品安全标准的性质

1. 政策法规性 按照《食品安全法》规定制定。食品安全标准被赋予了其在法制化食品安全管理中的法规特性。

2. 科学技术性 是标准的本质。标准是科学技术的产物。只有基于科学技术制定的标准才能起到对食品安全监督管理的技术支撑作用。

3. 强制性 根据《中华人民共和国标准化法》的规定，凡是涉及人体健康与安全的标准，都应是强制性标准。《食品安全法》规定，食品安全标准是强制执行的标准。凡生产加工经营不符合食品安全标准的食品，应给予相应的行政处罚。

4. 社会性和经济性 主要执行食品安全标准所能产生的社会和经济效益。食品安全标准的实施，可有效控制和保证食品中与健康相关的质量要素，防止食源性疾病的发生，保障消费者健康，可产生明显的社会效益。食品安全标准的经济效益包括直接效益和间接效益两方面，直接经济效益如减少食品资源的浪费、避免食品安全问题引发的经济纠纷、促进食品的进出口贸易等；间接经济效益如减少因食源性疾病产生的疾病负担、提高国民劳动生产力、促进经济发展等。

四、食品安全标准的意义

我国《食品安全法》规定，食品生产经营应当符合食品安全标准，食品生产经营者应当依照法律、法规和食品安全标准从事生产经营活动，对社会和公众负责，保证食品安全，接受社会监督，承担社会责任。食品安全标准是对食品、食品相关产品及食品添加剂中存在或者可能存在对人体健康产生不良作用的化学性、生物性、物理性等物质进行风险评估后而制定的技术要求和措施；是食品进入市场的最基本要求，也是食品生产经营、检验、进出口、监督管理应当依照执行的技术性法规。食品安全标准是世界各国政府对食品安全进行监管的最重要措施之一，对保证食品安全、预防食源性疾病以及维护食品的正常贸易都有着非常重要的意义。长久以来，我国通过不断完善食品安全标准体系，促进社会各方面对食品安全标准的了解和实施，在保证食品安全和维护食品经济的发展方面发挥了强大的作用。实践证明，制定与实施食品安全标准是关系国计民生的重要措施。食品安全标准的重要意义和作用体现在：

（一）食品安全标准是食品安全法规体系的重要组成部分

食品安全标准是食品安全工作标准化管理的技术规范，也是食品安全监督管理的法定依据。例如，法律规定：不符合食品安全标准的食品、食品相关产品及食品添加剂不得出厂，更不能在市场流通。可见，食品安全标准是食品安全法规体系中不可缺少的重要组成部分。

（二）食品安全标准是政府监管食品安全的重要措施

近年来，通过不断加强食品安全监督管理，特别是实施食品质量安全市场准入制度以来，我国的食品安全质量有了明显提高，食品接触材料及制品也逐步纳入市场准入的范畴。但是其市场准入所需要的技术标准还相当缺乏，不能提供相应的技术支撑。一些不法商贩为了牟取暴利，使用廉价、有毒有害物质严重超标的接触材料及制品，致使食品遭到污染，给消费者造成极大伤害，一定程度上扰乱了市场经济秩序。因此，加快实施食品安全标准化工作，作为确保食品质量安全整体水平的重要措施，将会促进食品质量安全水平的提升。

食品安全标准的实施是食品安全监督管理中最重要的一环。各级政府食品安全监督管理部门应加强对食品生产经营企业实施食品安全标准的监督管理，逐步规范企业的生产行为，促进其进行标准化生产，应把食品安全标准作为食品许可的重要依据。在食品安全标准的实施过程中，政府各监管部门应探索建立各环节相互呼应、示范与带动相配套的全程监管体系，实施政府推动、市场拉动、企业主动的食品安全标准运行机制，全面提高食品各领域、各环节的标准化实施覆盖率，推动建立企业规模化、生产经营标准化和产品品牌化的现代食品行业发展模式。

（三）食品安全标准是食品行业发展的重要保障

食品行业是一个发展快速的行业，由于食品安全的特殊要求，市场体系建设的法制化、规范化、标准化尤其重要。从法律实施的角度讲，食品安全标准的实施是保障食品行业发展的最重要保障。反之，如果经常有不符合食品安全标准的食品进入市场，或被消费者食用而对身体健康产生了危害，该产品必将成为政府、消费者和整个市场关注的对象，消费者唯恐避之不及，市场也将不可能继续容纳。2008年我国发生的三聚氰胺毒奶粉事件，一时间造成消费者对国产奶粉质量安全的严重不信任，教训深刻。因此，构建并实施科学、统一、权威的食品安全标准对保障和促进食品产业健康发展的作用是不言而喻的。

（四）食品安全标准是消费者保护自身利益的有力武器

《食品安全法》规定，国家鼓励社会团体、基层群众性自治组织开展食品安全法律、法规以及食品安全标准和知识的普及工作，倡导健康的饮食方式，增强消费者食品安全意识和自我保护能力。同时规定，新闻媒体应当开展食品安全法律、法规以及食品安全标准和知识的公益宣传，并对违反《食品安全法》的行为进行舆论监督。

充分利用食品安全标准维护自身权益是消费者的一项重要权力。为此,《食品安全法》在相关方面专门进行了规定。如食品安全标准应当供公众免费查阅;食品行业协会等组织、消费者需要委托食品检验机构对食品进行检验的,应当委托符合《食品安全法》规定的食品检验机构进行。这些规定,为消费者依法对企业产品是否符合食品安全标准进行监督提供了必要的条件。与此同时,各种新闻媒体对企业产品进行社会监督也同样需要依据食品安全标准。

(五)食品安全标准是维护食品进出口贸易的主要手段

食品安全标准既是促进产品出口的技术手段,又是防止国外不安全产品进入我国市场的有效防线。一方面,标准化程度不高的食品很难与发达国家的企业和产品进行有效竞争;另一方面,只有建立健全符合健康保护水平的食品安全标准,才能够防止不符合健康要求的产品进入国内市场。我国加入 WTO 以后,按照 WTO 的各项协议制定和实施我国的食品标准是我国政府必须考虑的大事情。食品安全标准是食品国际贸易过程中必须遵守的技术要求,我国政府主管部门和企业以此作为拒绝国外食品进入我国的有力依据。WTO 起草的《SPS 协定》和《TBT 协定》从不同方面都明确规定,各国可以制定食品标准,但必须出于对本国国民的健康保护目的,且必须以健康损害的"危险性评估"结果为依据,否则,将被视作食品国际贸易的技术壁垒。所以,作为健康保护手段的食品安全标准是符合 WTO 原则的唯一标准。只要我们充分地考虑我国食品工业的实际状况,科学地运用"危险性评估"的原则和方法,我国的食品安全标准就不仅能保障我国国民的身体健康,这无疑将有效地保护我国的民族食品工业。

第二节 食品安全标准分类

随着政府不断加强食品安全工作的决策部署,我国逐步建立了覆盖生产、加工、流通、消费各环节的最严格的监管制度。目前我国发布的涉及食品安全的国家标准包括农产品产地环境、灌溉水质、农业投入品合理使用准则、良好农业操作规范;食品中农药、兽药、污染物、有害微生物等限量标准;动植物检疫规程;食品添加剂质量及使用标准;食品包装材料卫生标准;食品标签标识标准;特殊膳食食品标准;食品安全生产过程管理和控制标准及食品检测方法标准等,涵盖内容丰富、种类齐全、结构相对合理且具有一定的配套性。

根据不同的分类原则,可将食品安全标准分为不同类型。

一、根据制定标准的主体进行分类

1. 国际标准 食品安全国际标准主要由国际标准化组织(International Organization for Standards,ISO)制定,此外,世界粮农组织(Food and Agriculture Organization,FAO)和世界卫生组织(World Health Organization,WHO)也制定有关食品的国际标准。食品安全国际标准理论上没有强制性,但是各出口国企业必须遵守出口贸易中食品安全国际标准,属于事实采用,实际上具有一定的强制性。

2. 国家标准 国家食品安全标准是对需要在全国范围内统一的食品安全质量要求所制定的标准。由国务院卫生行政部门负责制定、公布。国务院标准化行政部门提供国家标准编号。目前,我国已制定公布了乳品安全国家标准、真菌毒素限量、农兽药残留、食品添加剂和营养强化剂使用、预包装食品标签和营养标签通则等303部食品安全国家标准，覆盖了6000余项食品安全指标，为保障食品安全提供了越来越严格规范的法律依据。

3. 地方标准　食品安全地方标准是指在国家的某个地区通过并公开发布的食品安全标准。对于没有国家标准而又需要在省、自治区、直辖市范围内统一的食品安全、卫生安全要求，可以制定食品安全地方标准。

4. 企业标准　食品安全企业标准是由食品生产企业制定并由企业法人代表或其授权人批准、发布的食品安全标准。食品安全企业标准有两种情况，一是当企业生产的食品没有国家标准和地方标准的，企业必须制定相应的企业标准作为组织生产的依据；二是当企业生产的食品已经有国家标准或地方标准的，企业也可以根据需要制定严于国家标准或地方标准要求的企业标准，以提高食品的安全水平。

二、根据标准的约束力进行分类

《食品安全法》第三章第十九条规定了我国的食品安全标准为强制性标准，而其他一般性食品质量标准为推荐使用标准。

三、根据标准的适用对象分类

（1）食品原料与产品安全标准：此类标准又可按食品的类别（如粮食及其制品、食用油脂、调味品类等）分为21类食品安全标准。

（2）食品添加剂使用标准。

（3）营养强化剂使用标准。

（4）食品容器与包装材料标准。

（5）食品中农药最大残留限量标准。

（6）食品中真菌与真菌毒素限量标准。

（7）食品中污染物限量标准。

（8）食品中激素（植物生长素）、抗生素及其他兽药限量标准。

（9）食品企业生产卫生规范。

（10）食品标签标准。

（11）辐照食品安全标准。

（12）食品检验方法标准包括：

1）食品微生物检验方法标准。

2）食品理化检验方法标准。

3）食品安全性毒理学评价程序与方法标准。

4）食品营养素检验方法标准。

（13）其他：如食品餐饮具洗涤剂、消毒剂标准等。

四、按标准的适用范围分类

1. 产品标准　《食品安全法》覆盖了从农田到餐桌的全过程管理。供食用的源于农业的初级产品的质量安全管理，应当遵守《农产品质量安全法》的规定。但是，制定有关食用农产品的质量安全标准应当遵守《食品安全法》的有关规定。对农药、肥料、生长调节剂、兽药、饲料和饲料添加剂等的安全性评估，应当有食品安全风险评估专家委员会的专家参与。产品标准中首先要控制生物性、化学性和物理性的危害。对食品及食品相关产品中致病性微生物、农药残留、兽药残留、重金属、污染物质以及风险评估监测发现的已知污染物质以及其他危害人体健康的物质进行限量规定。与食品安全有关的质量要求，依其产品属性和食用人群决定其是否列入食品安全标准，例如，某些产品中的水分指标直接影响食品的腐败变质；针对婴幼儿和其他特定人群的主辅食品，蛋白质、脂肪指标与这类人群的健康密切相关，属于强制执行的条款。将与健康密切相关的质量要求纳入食品安全标准，可以在制定产品标准中与卫生学指标共同构成标准的强制性内容。

产品标准是根据食品的不同特性和主要危害因素制定的微生物、重金属等卫生要求，涵盖食品原料、成品等。目前卫生部门制定的食品原料与产品类安全标准有 92 个，食品容器与包装安全标准有 43 个。

2. 基础标准　　基础（通用）标准主要设置了食品中的环境污染物、生物毒素、微生物污染等影响人体健康的各类物质的允许限量，适用于所有类别食品，还包括食品添加剂使用卫生标准、农残限量标准、重金属残留等通用标准。目前我国有各类（种）食品中污染物与生物毒素限量指标 121 项，食品中农残限量 480 项，食品添加剂使用量指标 2132 项。食品添加剂品种、使用范围以及真菌限量标准、污染物限量标准、农药残留限量标准、兽药残留限量标准都属于基础标准，在产品标准中引用。

食品安全、营养有关的标签、标志、说明书是与消费者进行信息交流的重要手段，也属于基础标准范畴。它提供了食品的配料、营养成分及含量，为消费者特别是为婴幼儿和其他特定人群，如患有糖尿病等疾病的消费者群体提供了选择食品的途径。同时，它提供的生产企业名称及其地址等其他信息也为食品溯源及保障消费者权益方面提供了必要的保证。

3. 生产企业规范标准　　生产企业卫生规范是对食品生产企业生产加工过程和与加工有关的环境、场所、设施、布局、人员等进行规定的技术标准。现有食品生产企业卫生规范有 23 个。

4. 检验方法标准　　食品检验方法与规程作为基础标准、产品标准等的配套和补充，规定了微生物、农药残留、兽药残留、重金属、污染物质的检测方法、毒理学检验方法和食源性疾病判定标准等。食品企业及食品检测机构在判定食品是否符合食品安全国家标准时必须执行。检验方法标准（含诊断技术标准）是上述标准的配套和补充，规定了有关指标的检测方法、毒理学检验方法和食物中毒诊断标准。我国有各类卫生检验方法与毒理学安全性评价方法 258 个、中毒诊断强制性标准 1 个和卫生行业标准 18 个。

5. 其他需要制定为食品安全标准的内容　　随着科学技术的发展和人们需求程度的提高，还会不断出现需要制定为食品安全标准的内容。如国家建立了食品安全风险监测制度，对食源性疾病、食品污染以及食品中的有害因素进行实时监测，当发现新的有害因素时就要及时进行风险评估，及时组织制定或者修订相应的标准。

另外，食品安全标准根据标准化对象的基本属性进行分类，包括技术标准、管理标准和工作标准；根据标准信息载体进行分类，包括文字标准和实物标准；根据标准的要求程度进行分类，包括规范、规程和指南；根据标准的公开程度进行分类，包括可公开获得的标准和其他标准。而在上述标准分类中，最常见的是根据制定标准的主体进行分类。

第三节 食品安全标准的制定

按照《食品安全法》要求和国务院食品安全重点工作部署,国家卫生行政部门在相关部门的支持配合下,攻坚克难,在完成近 5000 项食品标准清理工作基础上,于 2014 年启动了食品安全国家标准整合工作。经过两年的努力,完成了食用农产品质量安全标准、食品卫生标准、食品质量标准以及行业标准中强制执行内容的国家标准整合工作,形成 412 项食品安全国家标准,基本解决了原标准体系中交叉、重复、矛盾等问题。我国初步建成覆盖所有食品类别和主要健康危害因素,与国际食品法典标准体系框架、原则、科学依据一致的食品安全国家标准体系。另外,食品中农药残留、兽药残留的限量规定及其检验方法与规程由国务院卫生行政部门、国务院农业行政部门制定。屠宰畜、禽的检验规程由国务院有关主管部门会同国务院卫生行政部门制定。2016 年第一届食品安全国家标准审评委员会审议通过《食品接触材料及制品用添加剂使用标准》等 314 项食品安全国家标准草案。

一、食品安全标准的制定与修订依据

(一)法律依据

《食品安全法》和《中华人民共和国标准化法》是制定食品安全标准的主要法律依据。《中华人民共和国标准化法》规定:"所有工业产品都应制定标准。"

1. 国家食品安全标准与地方食品安全标准的制定与批准 《食品安全法》对食品安全标准的制定与批准做出了明确规定。《食品安全法》第三十二条规定,省级以上人民政府卫生行政部门应当会同同级食品安全监督管理、农业行政等部门,分别对食品安全国家标准和地方标准的执行情况进行跟踪评价,并根据评价结果及时修订食品安全标准;应当对食品安全标准执行中存在的问题进行收集、汇总,并及时向同级卫生行政部门通报。此外,食品生产经营者、食品行业协会发现食品安全标准在执行中存在问题的,应当立即向卫生行政部门报告。

2. 食品安全标准的适用 《食品安全法》第二十六条规定,食品安全标准内容包括的食品及其相关产品和行为必须制定安全标准。

3. 食品安全标准的技术内容 《食品安全法》定义"食品安全"为食品无毒、无害,符合应当有的营养要求,对人体健康不造成任何急性、亚急性或者慢性危害。因此,食品安全标准的技术内容包括安全和营养相关的所有质量技术要求。

(二)与国际标准协调一致性

世界贸易组织(WTO)在其"卫生和植物卫生措施协定"(SPS)中规定:其成员国应按照两种形式制定国家食品标准,一是按照食品国际法典委员会(Codex Alimentarius Commission,CAC)的法典标准、导则、卫生规范和推荐指标,制定食品标准或等同采用进口国标准。二是如出于对本国国民实施特殊的健康保护目的,需自行制定本国食品标准时,要求必须首先对以下两种危害进行评价:①某种疾病在本国的流行及其可能造成的健康和经济危害;②食品、饮料或饲料中的添加剂、污染物、毒素、致病菌对人或动物健康的潜在危害。WTO 为只有在上述评价的基础上才能制定确实既能保护本国国民身体健康又不致对食品国际贸易产生技术壁垒作用的食品标准。

(三) 科学技术依据

在标准的制定过程中，应当尊重科学，遵循客观规律，保证标准的科学性。《食品安全法》明确规定，制定食品安全标准，应当依据食品安全风险评估结果。同时，制定标准还应合理利用现有科技成果，与时俱进，使标准具有较强的技术可行性和先进性。

二、食品安全标准的主要技术指标

1. 严重危害人体健康的指标 包括致病性微生物与毒素，如沙门菌、金黄色葡萄球菌及其产生的毒素、真菌毒素等；有毒有害化学物质，如砷、铅、汞、镉、多环芳烃类化合物等；放射性污染物等。

2. 反映食品可能被污染及污染程度的指标 如菌落总数、大肠菌群等。

3. 间接反映食品安全质量发生变化的指标 包括水分、含氮化合物、挥发性盐基总氮等。

4. 营养指标 包括碳水化合物、脂肪、蛋白质、矿物质、维生素等营养素和能量、膳食纤维等指标。专供婴幼儿和其他特定人群的主辅食品的营养成分要求尤其重要。

5. 商品质量指标 有些食品的质量规格指标与食品安全质量无直接关系，但又往往难以截然分开。例如，酒类中的乙醇含量、汽水中的二氧化碳含量、食盐中的氯化钠含量、味精中的谷氨酸钠含量等，这些指标不仅反映了食品的纯度、质量，还能说明其卫生状况和杂质含量等。如乙醇含量、二氧化碳含量可协助评价防腐作用；氯化钠含量、谷氨酸钠含量可以协助判断食品有无掺假、掺杂，对保证食品安全也有重要作用。

三、食品中有毒有害物质限量标准的制定

食物中可能存在多种多样的污染物和天然有毒有害成分，如重金属、农药兽药残留、持久性有机污染物、动植物毒素等。为保障消费者健康，这些有毒有害物质需控制在一定的水平。这类控制限量标准即称为食品中有毒有害物质的限量标准，其制定应基于风险评估的基本原则。

1. 风险评估的基本原则 1991 年，FAO/WHO 建议国际食品法典委员会（CAC）把风险评估原则应用于食品标准的制定过程。1993 年第 20 届 CAC 大会提出，食品安全标准的制定应以风险评估为基础。1995 年、1997 年和 1998 年，FAO/WHO 先后召开了有关风险评估、风险管理和风险交流的专家咨询会议，发布了一系列有关食品安全风险分析基本原理、方法和应用的文件/报告，构建了食品风险分析的基本框架。我国《食品安全法》明确指出，制定食品安全标准应以食品安全风险评估的结果为依据。食品安全风险分析包括风险评估、风险管理和风险交流三部分。风险评估是风险分析的基础，其目的是判定食品中有害物质对人群健康危害的风险程度。风险评估包括危害识别、危害特征描述、暴露评估和风险特征描述四个步骤。

2. 制定食品中有毒有害物质限量标准的具体步骤 根据以上食品安全风险评估的原则和方法，制定食品中有毒有害物质限量的具体步骤如下：

（1）确定动物最大无作用剂量（maximal non-effect level，MNL）：MNL 也称无明显作

用水平（NOEL）或无明显有害效应水平（NOAEL），系指某一物质在试验时间内，对受试动物不显示任何毒性损害的剂量水平。在确定 MNL 时，应采用动物最敏感的指标或最易受到毒性损害的指标；除观测一般毒性指标外，还应考虑受试物的特殊毒性指标，如致癌、致畸、致突变、迟发性神经毒性等，对具有这些特殊毒性的物质，在制定食品中最大限量标准时应慎重。FAO/WHO 食品添加剂与污染物联合专家委员会（JECFA）提出，对经流行病学确认的已知致癌物，在制定食品中最大限量标准时不必考虑 MNL，而是容许限量越小越安全，最好为零含量。

（2）确定人体每日容许摄入量（acceptable daily intake，ADI）：是指人类终生每日摄入该物质而对机体不产生任何已知不良效应的剂量，以相对于人体每千克体重的该物质摄入量表示（即 mg/kg.bw）。ADI 一般不可能在人体实际测定，主要是根据动物长期毒性试验所得到的最大无作用剂量，按体重（kg）换算而来。为安全起见，在从动物的 MNL 外推到人体 ADI 值时，必须考虑下列两个重要因素：①动物与人的种间差异，即动物与整个人群的差异；②人群个体之间的差异，即必须考虑到在整个人群中可能存在着某些敏感个体，他们更易受到该有毒物质的损害。因此，从动物实验所得的 MNL 外推到人体的 ADI 时应有一定的"安全系数"，此安全系数一般规定为 100，即种间差异与个体差异各为 10 倍。但此系数并非固定不变的，它可根据有毒有害物质的性质与毒性反应强度、暴露人群的种类等的不同而有所不同，如有特殊毒性或可能是婴幼儿等生理特殊人群经常接触的物质，其安全系数还应扩大。

$$ADI（mg/kg.bw） = MNL（mg/kg.bw）\times 1/100$$

在不考虑对儿童的安全问题时，人群（成人）的平均体重通常以 60kg 计，故：

$$ADI[毫克/（人·日）] = MNL（mg/kg.bw）\times 1/100 \times 体重（kg）$$

例如，某物质的动物 MNL 为 10mg/kg 体重，则此物质的 ADI 为 10mg×1/100×60=6 毫克/（人·日）[0.1mg/（kg·d）]。

（3）确定每日总膳食中的容许含量：即组成人体每日膳食的所有食品中含有该物质的总量。由于人体每日接触的有毒物质不仅来源于食品，还可能来源于空气、饮水或职业性皮肤接触和呼吸道暴露等，所以当按 ADI 计算该物质在食品中的最高容许量时，须先确定在人体摄入该物质的总量中来源于食品的部分所占的比例。一般对于非职业性接触者，食品仍然是有毒物质的主要来源，大致占总量的 80%～85%，而来自饮水、空气及其他途径者，一般不超过 20%。如已知某物质的人体 ADI 为 0.1mg/（kg·d）（每人每日 6mg），且根据调查，此物质进入人体总量的 80% 来自于食品，则每日摄入的各种食品中含该物质的总量不应超过 6mg×80% = 4.8mg，此即该物质在食品中的总最高容许含量。

（4）确定每种食物中的最大容许量：为确定某物质分别在各种食物中的最高容许量，必须通过膳食调查，了解含有该物质的食品种类与人群每日膳食量。以上述物质为例，如只有一种食物含有该物质，这种食物的每日摄入量为 500g，那么，此种食物中该物质的最大容许量（限量）为：4.8mg×1000/500 = 9.6mg/kg（食物）。如还有另外一种食物中含有该物质，此食物的摄入量为 250g，那么，这两种食物中该物质的平均最大容许量为：4.8mg×1000/（500+250）=6.4mg/kg。如果还有第三种或更多种食物含有该物质，其平均最大容许量的计算依此类推。

（5）制定食品中有毒有害物质的限量标准：一般而言，根据上述方法计算出的各种食品中某有毒物质的最大容许量即是其限量标准。但实际上常需要在保障人体健康的前提下，根据具体情况进行适当调整。原则上，限量标准不能超过最大容许量。但在具体制定容许限量标准的界限数值时，往往需考虑较为严格或稍加放宽，这主要应根据该物质的毒性特点和人类实际摄入情况而定。例如，该物质在人体内是否易于排泄解毒或是蓄积性很强或在代谢过程中可能形成毒性更强的物质；该物质仅具有一般易于控制的毒性或是可特异性地损害重要器官、系统或具有致癌、致畸和致突变作用。凡属于前者可略予放宽，属后者应严加控制。再如，含有该物质的食品属于季节性食品、甚至偶尔食用还是常年大量食用；是供一般成人食用还是专供儿童、患者等特殊人群食用；该物质在烹调加工中易于挥发破坏还是性质极为稳定；该物质是生产、储存中必需的还是必要性不大等，凡属前者可略予放宽，属后者则应从严掌握。另外，还应对污染或残留该有毒物质的食品进行符合统计学样本量的抽样检测，如在原料和工艺稳定的情况下，食品中有毒物质实际污染或残留量小于前述研究获得的最大容许量，那么以实际污染或残留量制定限量标准既安全，也符合实际。在最大限量标准的制定过程中，还应收集和参考有关权威机构的分析和评价结果，如 JECFA 和 JMPR（FAO/WHO 农药残留联合专家组）等认可的各种毒理学评价结果、暴露评估结论、ADI 值等。标准制定之后，也还需进行验证，包括人群调查和重复必要的动物试验等。

第四节 食品安全标准的跟踪评价与应用

《食品安全法》第四条规定，食品生产经营者对其生产经营食品的安全负责。食品生产经营者应当依照法律、法规和食品安全标准从事生产经营活动，保证食品安全，诚信自律，对社会和公众负责，接受社会监督，承担社会责任。没有规矩，不成方圆。保证食品的质量安全，保障消费者的健康是《食品安全法》赋予食品生产经营企业的义务和法律责任。食品企业生产经营的食品是关系到广大食品消费者身体健康的特殊商品，在其产品销售给消费者从而获得利益的同时，也要经受消费者的社会监督和实际考验。大量事实证明，食品质量安全仅凭政府监管部门来抓是难以奏效的，主要的和大量的工作必须依靠食品企业的自身管理。因此，企业的自身管理是贯彻实施食品安全标准的最重要环节，同样也是《食品安全法》得以实施的最重要环节之一。

国家标准的颁布不是标准工作的完结，而是一个关键的时间节点，既代表某项标准制定程序的终止，也代表后续管理措施的跟进。标准管理是一个动态、连续的过程，包括标准的研制修订、宣传实施、咨询解释、意见反馈、效果评估等。其中，跟踪评价是标准管理的重要组成部分。

一、食品安全标准的跟踪评价

为规范食品安全国家标准跟踪评价工作，有效实施食品安全国家标准跟踪评价制度，根据《食品安全法》、《食品安全法实施条例》和《食品安全国家标准管理办法》等有关规定，制定了《食品安全国家标准跟踪评价规范（试行）》等规章。其目的是掌握国家标准的贯彻落实和执行情况，推进标准的贯彻实施，调查标准的科学性和实用性，为实施标准和适时组织修订标准提供依据。这就赋予了食品安全标准跟踪评价在食品安全监管体系中全新的地位和作用。

1. 食品安全国家标准跟踪评价的内容　食品安全国家标准跟踪评价是对食品安全国家标准执行情况进行调查，了解标准实施情况并进行分析和研究，提出标准实施和标准修订相关建议的过程。食品安全国家标准跟踪评价工作应当以保障公众健康为宗旨，坚持科学合理、依法高效、客观公正、真实可靠的原则。

跟踪评价的具体工作内容包括：①标准贯彻落实和执行情况；②推进标准实施的措施及成效；③标准指标或技术要求的科学性和实用性；④其他需要跟踪评价的内容。

2. 食品安全国家标准跟踪评价的实施　跟踪评价方法应具有可操作性，以保障所获信息"面"的完整、"量"的充足与"质"的真实，满足跟踪评价目的为基本要求。跟踪评价信息，应当做到真实客观，记录准确，资料完整。

在国家卫生行政部门负责制定食品安全国家标准跟踪评价计划，组织落实工作计划。省级卫生行政部门负责食品安全国家标准跟踪评价的组织管理工作。省级食品安全监督管理、农业行政等部门应当对食品安全标准执行中存在的问题，负责调查、收集、分析相关信息和数据，并提交跟踪评价报告。省级卫生部门应当畅通渠道，便于食品安全监管部门、检验机构、食品生产经营者、行业协会、公民、法人和其他组织反映食品安全国家标准执行中的相关信息，并提供有关资料。根据跟踪评价任务，省级卫生监督机构可以组织相关卫生监督和疾病预防控制等机构，听取和收集食品安全监督管理、生产经营、检验检测等单位及食品从业人员执行食品安全国家标准的情况和意见、建议。按照标准类别和跟踪评价内容的需要，可以采用问卷调查、现场调查、指标验证、专家咨询及其他方式开展跟踪评价工作。

食品安全国家标准跟踪评价计划包括：跟踪评价任务；跟踪评价工作范围；承担单位；完成时限；提交跟踪评价报告要求。

此外，省级卫生行政部门应当按照规定及时报送食品安全国家标准跟踪评价报告，报告应当包括：跟踪评价任务来源及方法；标准的跟踪评价情况；数据分析及结论；意见及建议。

如果跟踪评价结果表明食品安全国家标准应当修订的，卫生部门应当适时制定/修订相应食品安全国家标准。食品安全国家标准跟踪评价工作经费应当纳入本级食品安全财政预算申请。

二、食品安全标准跟踪评价的应用

跟踪评价是掌握国家标准执行情况的必需途径，积极地开展标准的跟踪评价，不仅是标准修订的一项重要内容，也是《食品安全法》的明确要求。国外许多国家已先后开展了多项针对标准法规实施情况、依从性及消费者的知识、行为、态度和对食品安全风险的感知与期望方面的调查。这些调查不仅反映了消费者对食品安全问题的感知和行为，更重要的是对政策法规的制定和修订提供了支持。

湖北省根据国家标准跟踪评价的要求和全省各地的实际情况，对全省食品安全监管体制进行了调整，采取省级直接调查和省市联合调查等形式开展工作，在跟踪评价过程中提升标准管理的能力和水平，密切与标准使用者联系，加强全省食品安全标准体系的建设，进而确立了湖北省食品安全国家标准跟踪评价工作体系。

研究者对《婴儿配方食品》（GB 10765—2010）标准进行了跟踪评价研究，采用横断面调查法，通过邮寄、电子邮件、传真以及会议或标准培训现场发放问卷等形式对婴儿配方食品主产区（黑龙江、河北、浙江、江苏、广东、北京、上海、内蒙古、山西等）的监管部门、检验部门、生产企业开展调查。了解其基本情况、各指标的检测能力和标准的执行情况，标准执行过程中遇到的主要问题、修改意见和建议等，为今后标准的实施和修订提供了参考。

第五节　国际食品安全标准

随着全球食品安全问题不断频发，严重影响社会稳定和经济发展，故世界各国都已将食品安全监督管理纳入国家公共卫生管理的职能中。运用食品法制化管理提升食品质量安全已成为全球共识，其工作重点已逐渐从主要防止微生物污染的危害发展到重点防止有毒有害化学物的污染和危害；从传统的清洁与不清洁概念发展到安全性评价和风险分析；不少国家已出台了有关食品安全的法规和标准，以保障本国的食品安全。本节通过对国际组织和发达国家在食品安全方面的法规和标准进行深入分析，为我国不断完善食品安全法律和标准体系提供借鉴。

一、国际食品安全标准体系的概况

（一）国际食品法典委员会（CAC）简介

1961年，FAO和WHO召开会议，讨论建立一套国际食品标准，以指导日趋发展的全球食品工业，保护人类健康，促进食品的公平国际贸易。其后，此两组织联合成立了食品法典委员会（CAC）。截至2010年，CAC共有包括我国在内的183个成员国，覆盖全球98%的人口。CAC的首要职责是保护消费者健康和保证食品国际贸易的公平性，其主要工作包括：制定推荐性的食品标准及食品加工规范；促进国际政府和非政府组织间有关食品标准工作的协作并协调各国的食品标准；指导各成员国和全球食品安全标准体系的建立。

（二）食品法典

CAC向各成员国推荐的有关食品标准、最大残留限量、卫生规范和指南等通称为食品法典（Codex Alimentarius，Codex），它以统一的形式提出并汇集了国际已采用的全部食品标准，包括所有向消费者销售的加工、半加工食品或食品原料的标准。有关食品卫生、食品添加剂、农药残留、污染物、标签及说明、采样与分析方法等方面的通用条款及准则也列在其中。另外，食品法典还包括了食品加工的卫生规范（codes of practice）和其他推荐性措施等指导性条款。食品法典是推荐性的标准，它不对国际食品贸易构成直接的强制约束力，但由于它是在大量科学研究的基础上制定并经各成员国协商确定的，因此，食品法典具有科学性、协调性和权威性，在国际食品贸易中有举足轻重的作用。食品法典已被WTO在其SPS协定中认可为解决国际贸易争端的依据之一，故已成为公认的食品安全国际标准。

目前，食品法典已成为全球消费者、食品生产和加工者、各国食品管理机构和国际食品贸易重要的基本参照标准。法典对食品生产、加工者的观念以及消费者的意识已产生了巨大影响，并对保护公众健康和维护公平食品贸易做出了不可估量的贡献。其重要作用已在1985年联合国第39/248号决议中得到强调，食品法典指南提醒各国政府应充分考虑所有消费者对食品安全的需要,并尽可能地支持和采纳食品法典的标准。另外,食品法典与国际食品贸易关系密切,针对业已增长的全球市场,特别是作为保护消费者而普遍采用的统一食品标准,食品法典具有明显的优势。

二、美国、欧盟和日本的食品安全标准体系

美国的联邦政府对食品安全监管机构主要有三个:美国农业部(United States Department of Agriculture)的下属部门食品安全检验局(FSIS)、国家环境保护署(US.Environmental Protection Agency)以及美国食品安全最重要的监管部门——食品药品管理局(US.Food and Drug Administration)。美国食品安全标准分为三种,即国家标准、行业标准和企业操作规范。国家标准由联邦农业部食品安全检验局、动植物健康检验局、农业市场局、粮食检验包装储存管理局、卫生部食品药品管理局、环境保护署等政府机构以及联邦政府授权机构制定。行业标准由民间团体制定,企业操作规范由农场主或者公司制定。另外,标准的制定严格遵循科学的风险分析原则,并具有完善的标准追踪与反馈机制。

欧盟的食品安全体系包括食品安全法律法规和食品安全标准,其中食品安全标准的制定机构包括欧洲标准化委员会(CEN)和欧共体各成员国家标准。欧盟食品安全标准可分为食品技术标准和食品管理标准两种。前者主要是对食品包装、标签、微生物指标、贮存等方面做出的规定,后者是对食品安全中管理的职责、程序、依据、方法等做出的规定。该双层体系有效地保护了成员生产商,非欧盟国家的食品出口到欧盟成员,必须同时达到两套技术标准要求,这在一定程度上构成了食品贸易中的技术性贸易壁垒。欧盟食品安全实施的是"从农田到餐桌"的全过程风险控制与管理,制定和落实食品安全有关标准的基础是风险的分析和管理。欧盟的食品安全监管依据 HACCP 采用追溯制度,还可通过 HACCP 对食品生产的全过程实施监管。此外,欧盟还建立了一套非常完善的数据库系统,识别和代码系统能准确记录食品在生产过程中的每一步被检测结果,是一套移动的记录标准,这对于明确每一步生产过程中不同食品监管负责人的职责提供了科学理论依据。

日本的食品安全监管机构主要有以下三个:日本食品安全委员会、日本厚生劳动局、日本农林水产省。日本国内有两部重要的食品安全法律:1948 年就颁布的《食品卫生法》和 2003 年颁布的《食品安全基本法》,这两部基本法律为日本食品安全提供了强有力的法律保障,并建立起地方政府与消费者为了确保食品安全健康共同参与政策、协调政策的立法原则。日本食品安全标准体系大致分为三类:国家级(JAS)标准、行业标准以及企业标准,国家级标准以农林产品、水产品、畜牧产品及其加工制品为主要对象。行业标准是由专业协会和社会团体制定,作为国家标准的技术补充。企业标准是各株式会社制定的操作规程以及技术标准。日本食品安全相关的标准数量多,且体系较完善。不仅在生鲜食品、加工食品、有机食品、转基因食品等方面制定了详细的标准和标识制度,而且在标准制定、修订、废除、产品认证、监督管理等方面也建立了完善的组织体系和制度体系,并制定相应的法律法规。其中,一般的要求和标准由日本的厚生劳动省规定,包括食品添加剂的使用、农药的最大残留等,适用于包括进口产品在内的所有食品。日本的农林水产省也参与食品管理,主要涉及食品标签和动植物健康保护方面,农林水产省还根据 JAS 法对有机食品标准进行管理。日本食品安全标准体系的特点主要是:种类齐全;标准科学、先进、实用;针对性强,标准与法律法规结合紧密,执行有力。

三、我国食品安全标准与国际食品安全标准的关系

为提高出口食品竞争力，突破食品安全标准壁垒，我国应积极参与国际食品法典事务。在我国食品安全标准的制定/修订过程中，应依据和参考国际食品法典标准，建立符合食品国际法典原则的食品安全标准体系以及适合本国的风险管理系统，尤其在缺乏相关基础数据的情况下，更应积极采纳 WHO/FAO 相关专家组织和权威机构的风险评估结果和科学依据。而在我国积累了大量科学数据的领域，则应坚持按风险分析的原则，建立科学的食品安全标准，保证我国食品安全和人民健康。

作为发展中国家，我国的食品安全标准建设已取得了较大进展，食品安全标准也逐步与国际接轨，但与发达国家相比，仍存在一定差距。

（一）食品中农药残留限量标准

在标准数量和种类方面，FAO/WHO 正式颁布 155 种 2510 项农药最高残留限量标准，美国制定了约 10 000 项最高农药残留限量标准；欧盟对农产品中的 133 种农药活性物质制定了 17 000 个残留指标；日本的农药残留限量标准达到了 54 678 个，是 CAC 标准的 21.25 倍，美国标准的 5.56 倍，欧盟标准的 1.65 倍，是世界上标准数量最多、要求最严的国家；而我国农药残留指标数量相对较少，仅建立了 92 种（类）作物的农药残留限量标准 807 项。另外，我国农残标准国际化程度落后，如蔬菜农药残留指标分别是 CAC 的 7.0%，欧盟的 9.9%；涉及的农药种类分别是 CAC 的 35.6%，欧盟的 68.4%。

在制定机构方面，欧盟的农药残留标准主要由欧洲标准化委员会（CEN）统一进行制定，经过欧盟统一验证后的产品还要遵循各个成员国的最低验出限；日本的农药残留标准由厚生劳动省（MHLW）下属的药品和食品卫生理事会制定，按照每种蔬菜使用的农药种类确定相应的农药残留限量标准；我国食品安全国家标准由国务院卫生行政部门会同国务院食品安全监督管理部门制定、公布，国务院标准化行政部门提供国家标准编号。食品中农药残留、兽药残留的限量规定及其检验方法与规程由国务院卫生行政部门、国务院农业行政部门会同国务院食品安全监督管理部门制定。屠宰畜、禽的检验规程由国务院农业行政部门会同国务院卫生行政部门制定。我国食品安全标准管理层级较多，分工细密，虽然保证了我国食品安全标准制定的合理性，但也使工作出现交织重复的问题，在一定程度上导致食品安全标准的交叉、混乱和矛盾，降低了行政效率。

在制定方面，国际组织和发达国家在制定食品安全标准过程中，严格遵循 CAC 标准原则和要求，将风险分析贯穿于食品安全标准制定程序中，严格按照农药残留检测结果和毒理评价结果，不定期地对农药残留最大值进行评价和修改。而我国风险评估工作起步较晚，同时由于人力、财力、科研投入等限制，以及国内市场的特殊性，食品安全风险评估未能在食品安全标准制定和修订工作中充分发挥作用。另外，我国农药残留分析方法较为单一落后，无法及时提供农药残留的监测数据。

（二）食品添加剂限量标准

联合国粮农组织和世界卫生组织成立了食品添加剂联席专家委员会(Joint Expert Committee of Food Additives，JECFA）对食品添加剂进行安全性评价与标准化管理，目前已对约 2000 种食品添加剂进行了毒理学安全性评价；国际食品法典委员会设立了食品添加剂与污染物分委员会(Codex Committee for Food Additives and Contaminants，CCFAC)，

主要负责国际法典食品添加剂的标准制定和修订工作。美国通过对食品添加剂膳食暴露进行大量研究,为科学合理地制定食品添加剂在每种食品中的允许使用量提供了重要的数据。而日本不仅通过 JECFA 对食品添加剂进行毒理学安全性评价,还对本国研制生产的食品添加剂进行安全性评价,试图将本国的食品添加剂推向国际市场。

我国的《食品添加剂使用标准》(GB2760)规定了食品添加剂的使用原则、允许使用的食品添加剂品种、使用范围及最大使用量或残留量。但其主要技术内容,如允许使用的品种、使用范围及使用限量与国际标准仍然存在一定差异,远不能满足实际工作的需要。

(三)食品有害污染物限量标准

我国食品污染物限量标准的项目和指标与国际食品法典符合率超过 70%,居于国际前列。目前已经对铅、汞(含甲基汞)、镉、砷(含无机砷)、铬、氟、锌、铜、铁、硒、铝、亚硝酸盐、多氯联苯等制定了限量卫生标准。其中,国际上对硒的需要量和安全摄入量标准的制定就基于我国的研究数据。另外,我国对某些污染物的限量标准比发达国家还要严格,如在国外允许限量使用的莱克多巴胺、过氧化苯甲酰等,在我国属于禁止使用品种。对于尚未进行危险性评估的指标,卫生部食品法典小组参考 CAC 和美国、欧洲、日本等国家的限量卫生标准,结合我国的膳食暴露数据对其进行了修订和完善。

(四)食品有害微生物及生物毒素限量标准

为配合 WHO 的环境监测项目计划,各国政府已经开始高度重视食品有害微生物及生物毒素限量标准的制定。其中,有 77 个国家对食品中黄曲霉毒素制定了相关的限量标准。较国际上相关标准而言,我国现行的标准种类少、要求低,急需开展有害微生物和生物毒素标准的修订工作。

通过与国际组织和部分发达国家食品安全标准体系进行对比分析,我国食品安全标准工作的最终目标在于建立完善、先进、科学的食品安全标准体系,切实维护食品安全,保障人民生命健康,提高国际竞争力。

本 章 小 结

本章主要介绍食品安全标准的概念、性质、意义、分类和主要技术指标,食品安全标准制定和修订的依据,食品中有毒有害物质限量标准的制定原则和具体步骤,食品安全标准的应用与跟踪评价,国际食品法典委员会、国际食品法典标准以及发达国家的食品安全标准体系等内容。力求通过本章的学习,让学生了解和掌握食品安全标准体系的基础知识、基本内容、应用及评价,明确我国与国际组织及发达国家食品安全标准的关系,为其今后从事食品安全相关工作奠定基础。

复习思考题

1. 什么是食品安全标准?其主要指标包括哪些?
2. 简述食品中有毒有害物质限量标准的制定步骤。
3. 简述食品安全标准的跟踪评价。

参 考 文 献

第十二届全国人民代表大会常务委员会. 2015. 中华人民共和国食品安全法（2015年修订）.
郭春敏，李显军. 2006. 国内外有机食品标准法规汇编. 北京：化学工业出版社.
韩军花，李湖中，王素芳，等. 2013. 食品安全国家标准《婴儿配方食品》跟踪评价研究. 营养学报，35（4）：328-331.
胡振杰，何平. 2008. 世贸组织规则与我国新法律法规. 北京：人民法院出版社.
李泰然. 2012. 食品安全监督管理知识读本. 北京：中国法制出版社.
厉国，林祥田. 2010. 中美食品安全标准体系建设的比较研究. 中国卫生监督杂志，17（5）：434-438.
刘进，田利钺，熊晶，等. 2014. 食品安全国家标准跟踪评价之思考. 中国卫生标准管理，5（10）：29-32.
孟菲. 2011. 我国与国际组织和发达国家食品安全标准的对比分析. 粮食加工，36（5）：1-4.
农业部. 2007. 全国农产品质量安全检验检测体系建设规划（2006—2010年）.
钱玲玲，霍增辉，盛敏，等. 2006. 中国食品安全标准的现状、问题与对策. 企业技术开发，25（5）：93-95.
秦富，王秀清，辛贤，等. 2003. 欧美食品安全体系研究. 北京：中国农业出版社.
孙彩霞，董国堃，章强华. 2009. 欧盟、美国、日本食品中豁免物质的比较研究. 农产品质量与安全，（1）：49-51.
孙长灏. 2012. 营养与食品卫生学. 北京：人民卫生出版社.
王贵松. 2009. 日本食品安全法研究. 北京：中国民主法制出版社.
卫生部. 2013. 食品安全国家标准跟踪评价规范（试行）. 中国卫生监督杂志，（1）：2.
张睿，吴斌，赵松渭. 2006. 欧盟食品安全体系的变化趋势. 中国检验检疫，（6）：23-24.
中华人民共和国卫生部. 2006. GB2763—2005，食品中农药最大残留量. 北京：中国标准出版社.

附：关键词列表

关键词列表

中文	英文
食品安全标准	food safety standards
国际标准化组织	International Organization for Standards，ISO
世界粮食及农业组织	Food and Agriculture Organization，FAO
世界卫生组织	World Health Organization，WHO
国际食品法典委员会	Codex Alimentarius Commission，CAC
最大无作用剂量	maximal non-effect level，MNL
每日容许摄入量	acceptable daily intake，ADI
食品法典	Codex Alimentarius，Codex
良好生产规范	good manufacturing practice，GMP
危害分析与关键控制点	hazard analysis and critical control point，HACCP

（李 云 王 玉）

第七章 食用农产品质量安全监管

学习要求

掌握 食用农产品监管的主要内容,"三品一标"的基本概念及流程。

熟悉 无公害农产品、绿色食品、有机农产品的标准、内容;熟悉食用农产品包装、运输、储存的监管要求。

了解 无公害农产品、绿色食品、有机农产品的认证;了解农产品地理标志的认证。

食用农产品是指来源于农业活动的初级产品,即在农业活动中获得的、供人食用的植物、动物、微生物及其产品。它是食品或食品生产的起始端,其安全质量对食品安全至关重要,是食品安全的基础和保障。因此,加强食用农产质量安全监管,是提高整个食品安全的关键措施之一,也是促进农业可持续发展及社会和谐稳定的重要措施。

第一节 食用农产品监管概述

一、食用农产品基础知识

(一)食用农产品的概念

为更好地对食用农产品进行监管,农业部和食品安全监督管理总局联合下发了《关于加强食用农产品质量安全监督管理工作的意见》(下文简称《意见》)农质发〔2014〕14号,《意见》明确界定了食用农产品及其相关概念。食用农产品是指来源于农业活动的初级产品,即在农业活动中获得的、供人食用的植物、动物、微生物及其产品。"农业活动"既包括传统的种植、养殖、采摘、捕捞等农业活动,也包括设施农业、生物工程等现代农业活动。"植物、动物、微生物及其产品"是指在农业活动中直接获得的以及经过分拣、去皮、剥壳、粉碎、清洗、切割、冷冻、打蜡、分级、包装等加工,但未改变其基本自然性状和化学性质的产品。食用农产品质量安全监管体制调整后,《农产品质量安全法》规定的食用农产品进入批发、零售市场或生产加工企业后的质量安全监管职责由食品安全监管部门依法履行,农业行政主管部门不再履行食用农产品进入市场后的相应质量安全监管职责。现行的食用农产品质量安全分段监管,食品安全监管部门的监管工作不包括农业生产技术、动植物疫病防控和转基因生物安全监督管理。农业部门根据监管工作需要,可进入由食品安全监管部门监管的批发、零售市场开展食用农产品质量安全风险评估和风险监测工作。

(二)食用农产品体系主要参与者

食用农产品涉及种植业、养殖业、林业、牧业和水产业等行业。食用农产品体系主要参与者包括生产者、消费者、中间过程参与者和零售终端。

生产者主要为公司经营生产基地和小农户。农民合作组织、个体贩运组织、产地批发商、其他中间商、销地批发商和其他中间商等构成了食用农产品中间过程参与者。专卖店、超市、农贸市场，摊贩和团购网站构成了零售终端。

（三）食用农产品与食品的关系

食用农产品侧重于种植、养殖等初等加工环境，是食品供应链的源头。农产品包括食用和非食用两部分，大部分属于食用农产品。食用农产品在生产流通环节均不需要许可，而食品则需要，故其监管与食品不完全相同。

（四）食用农产品范围

根据《关于开展农产品连锁经营试点的通知》附表所述，食用农产品是指可供食用的各种植物、畜牧、渔业产品及其初级加工产品。

1. 植物类 包括人工种植和天然生长的各种植物的初级产品及其初加工品。如粮食，园艺植物，茶叶，油料植物，药用植物，糖料植物，热带、南亚热带作物初加工，其他植物等。

2. 畜牧类 是指人工饲养、繁殖取得和捕获的各种畜禽及初加工品。范围包括肉类产品、蛋类产品、奶制品、蜂类产品、其他畜牧产品。

3. 渔业类 包括水产动物产品、水生植物、水产综合利用初加工品。

二、食用农产品监管法律法规

食用农产品监管法律法规由法律、行政法规、部门规章制度和规范性文件等组成，涵盖了食用农产品生产、包装运输和销售等环节。法律主要有《食品安全法》、《农产品质量安全法》、《动物防疫法》、《畜牧法》等。行政法规有《国务院关于加强食品等产品安全监督管理的特别规定》、《食品安全法实施条例》和《生猪屠宰管理条例》等。部门规章制度有《无公害农产品管理办法》、《绿色食品标志管理办法》、《有机产品认证管理办法》、《食用菌菌种管理办法》、《农产品包装和标识管理办法》、《农产品质量安全监测管理办法》和《流通环节食品安全监督管理办法》、《农业转基因生物标识管理办法》、《食品标识管理办法》、《进出口食品安全管理办法》、《进出口水产品检验检疫监督管理办法》、《进出口肉类产品检验检疫监督管理办法》、《进出境蔬菜检验检疫管理办法》和《食品召回管理办法》等。规范性文件主要包括：《国务院办公厅关于加强农产品质量安全监管工作的通知》、《关于加强食用农产品质量安全监督管理工作的意见》、《工商总局关于规范食品索证索票制度和进货台账制度的指导意见》和《食品市场主体准入登记管理制度》等。

同时，各个地区食用农产品监管部门根据各地监管实际，在国家监管法规基础上制定了配套的地方监管法规。

三、食用农产品监管范围

食用农产品是食品安全监管的基础和重要环节，食用农产品监管内容包括：生态环境、生产投入品、生产过程、初加工与包装、储存与运输、市场准入与消费。涉及的范围则包括了所有农业活动和市场经营活动，这些活动在进入批发、零售市场或生产加工企业之前由农业部门负责，之后由食品药品监管部门负责。

四、食用农产品监管前景展望

随着我国法制化社会的推进,食用农产品监管部门将严格执行《食品安全法》、《农产品质量安全法》等相关法律法规和各级政府及编制委员会确定的部门监管职责分工,认真履行法定的监管职责。农业部门切实履行好食用农产品从种植养殖到进入批发、零售市场或生产加工企业前的监管职责;食品安全监管部门切实履行好食用农产品进入批发、零售市场或生产加工企业后的监管职责,不断提升对食用农产品质量安全的保障水平。省级农业、食品安全监管部门将联合推动市县两级政府抓紧落实食用农产品质量安全属地管理责任,食用农产品质量安全监管已纳入县、乡政府绩效考核范围,建立相应的考核规范和评价机制。

加快构建食用农产品全程监管制度。各地农业、食品安全监管部门在地方政府统一领导下,共同研究解决食用农产品质量安全监管中职能交叉和监管空白问题,进一步理清监管职责,细化任务分工,消除监管空白,形成监管合力。稳步推行食用农产品产地准出和市场准入管理。农业部门和食品安全监管部门共同建立以食用农产品质量合格为核心内容的产地准出管理与市场准入管理衔接机制。加快建立食用农产品质量追溯体系。农业部门按照职责分工,加快建立食用农产品质量安全追溯体系,建立全国统一的追溯管理信息平台、制度规范和技术标准,选择苹果、茶叶、猪肉、生鲜乳、大菱鲆等几类农产品统一开展追溯试点,逐步扩大追溯范围,力争"十三五"末农业产业化国家重点龙头企业、有条件的"菜篮子"产品及"三品一标"规模生产主体率先实现可追溯,推动食用农产品从生产到进入批发、零售市场或生产加工企业前的环节可追溯。强化检验检测资源共享。由农业部门和食品药品监管部门共同对已经建立的批发、零售市场(含超市、专营店等食用农产品销售单位)食用农产品质量安全检验检测资源(包括机构、人员、设备设施等)实施指导管理。食用农产品质量安全监管涉及的品种多、链条长,行政主管部门在依法依规认真履职的基础上,密切协作、加强配合,构建"从农田到餐桌"全程监管的制度和机制。上下级部门、同级交叉部门的分工上做到责任明确、切实落实到各个部分和机构,不要留空白,进行及时、有效的沟通,各部门在明确自身责任的同时切实提高技术手段和监管标准。

第二节 食用农产品生产监管

随着科技进步和社会经济发展,农产品的供应日益丰富,人们生活水平不断提高,消费者对食品的要求也从解决温饱问题,提升到在讲究营养平衡的同时,格外关注食品的卫生安全。食用农产品出现安全问题时不仅直接威胁消费者的健康,还直接或间接影响食品生产、制造、运输和销售组织或其他相关组织的利益,甚至还影响到政府的公信力。近年来,食品质量安全问题日益突出,受到了国内外广大消费者的极大重视,而食用农产品生产作为食品链的源头,如何控制其质量安全,已成为当今全球食品安全领域关注的焦点。食用农产品质量安全不仅是解决食品质量安全的关键点之一,也是保障人们健康,增强农产品竞争力,增加农民收入,维持社会稳定的重要措施。

一、食用农产品生产监管的主要内容

食用农产品生产过程监管主要由农业行政主管部门负责。为此农业行政主管部门从以下几个方面进行监管：

（1）产地安全管理。集中力量对农产品主产区、大中城市郊区、工矿企业周边等重点地区农产品产地环境进行定位监测，全面掌握水、土、气等产地环境因子变化情况。根据全国污染源普查，开展农产品产地环境污染普查，明确产地污染本底，确保安全的农产品生产环境。做好产地安全科学区划，针对农产品产地安全水平，依法依规和有计划、分步骤地划定食用农产品适宜生产区和禁止生产区。对污染较重的农产品产地，要加快探索建立重金属污染区域生态补偿制度。加强产地污染治理。建立严格的农产品产地安全保护和污染修复制度，制定产地污染防治与保护规划，加强产地污染防控和污染区修复，净化农产品产地环境。与环保、国土、水利等部门合作加强农业生产用水和土壤环境治理，切断污染物进入农业生产环节的链条。推广清洁生产等绿色环保技术和方法，启动重金属污染耕地修复和种植结构调整试点，减少和消除产地污染对农产品质量安全危害。

（2）农业投入品监管。强化生产准入。规范农药、兽药、肥料、饲料及饲料添加剂等农业投入品登记注册和审批管理，加强农业投入品安全性评价和使用效能评定，加快推进小品种作物农药的登记备案。强化农业投入品生产许可，严把生产许可准入条件，提升生产企业质量控制水平，严控隐性添加行为，严格实施兽药、饲料和饲料添加剂生产质量安全管理规范。规范经营行为，落实农业投入品经营诚信档案和购销台账，建立健全高毒农药定点经营、实名购买制度，推动兽药良好经营规范的实施。加强执法监督，完善农业投入品监督管理制度，加快农药、肥料等法律法规的制修订进程。着力构建农业投入品监管信息平台，将农业投入品纳入可追溯的信息化监管范围。建立健全农业投入品监测抽查制度，定期对农业投入品经营门店及生产企业开展督导巡查和产品抽检。严格农业投入品使用管理，采取强有力措施严格控肥、控药、控添加剂，严防农业投入品乱用和滥用，依法落实兽药休药期和农药安全间隔期制度。在春耕、"三夏"、秋冬种等重要农时季节，集中力量开展种子、农药、肥料、兽药、饲料及饲料添加剂、农机、种子种苗等重要农资专项打假治理，严厉打击制售假冒伪劣农资"黑窝点"，依法取缔违法违规生产经营企业。

（3）食用农产品生产行为监管。强化生产指导，加强对农产品生产全过程质量安全督导巡查和检验监测，推动农产品生产经营者在购销、使用农业投入品过程中执行进货查验等制度。政府监管部门和农业技术推广服务机构要强化农产品安全生产技术指导和服务，大力推进测土配方施肥和病虫害统防统治，加大高效低毒低残留药物补贴力度，进一步规范兽药、饲料和饲料添加剂的使用。

推行生产档案管理：督促农产品生产企业和农民专业合作社依法建立农产品质量安全生产档案，如实记录病虫害发生、投入品使用、收获（屠宰、捕捞）、检验检测等情况，加大对生产档案的监督检查力度。积极引导和推动家庭农场、生产大户等农产品生产经营主体建立生产档案，鼓励农产品生产经营散户主动参加规模化生产和品牌创建，自觉建立和实施生产档案。

加快推进农业标准化：标准化是指在经济、技术、科学及管理等社会实践中，对重复性事物和概念通过制定、发布和实施标准，达到统一，以获得最佳秩序和社会效益的过程。标准化生产是通过在生产中遵循统一的技术要求、统一的管理方法、统一的产品质量和产量目标、统一的监测手段，使食用农产品生产的全过程得到有效的控制，达到降低成本、提高质量、增产增收的目的。食用农产品的标准化生产就是运用标准化的"统一、简化、协调、优选"原理，对种植业、养殖业和水产业的食用农产品生产制定系列标准，并在生产中严格执行标准的一种生产方式。食用农产品的标准化生产可通过制定食用农产品生产技术操作规程，加强监管来实现。重点指导农药、兽药、渔药、激素、肥料、饲料添加剂的使用，以农兽药残留标准制修订为重点，加快制修订农兽药残留标准，制定推广一批简明易懂的生产技术操作规程，推进农业标准化示范区、园艺作物标准园、畜禽标准化示范场和水产健康养殖示范场建设，扶持新型农业经营主体率先开展标准化生产，实现生产设施、过程和产品标准化。积极推行减量化生产和清洁生产技术，规范生产行为，控制农兽药残留，净化产地环境。稳步发展无公害、绿色、有机和地理标志农产品，大力培育优质安全农产品品牌，加强农产品质量认证监管和标志使用管理，充分发挥"三品一标"在产地管理、过程管控等方面的示范带动作用，用品牌引领农产品消费，增强公众信心。

（4）产地准出和追溯管理。因地制宜建立农产品产地安全证明制度，加强畜禽产地检疫，督促农产品生产经营者加强生产标准化管理和关键点控制。通过无公害农产品产地认定、"三品一标"产品认证登记、生产自查、委托检验等措施，把好产地准出质量安全关。加强对产地准出工作的指导服务和验证抽检，做好与市场准入的有效衔接，实现农产品合格上市和顺畅流通。积极推行质量追溯，加快建立覆盖各层级的农产品质量追溯公共信息平台，制定和完善质量追溯管理制度规范，优先将生猪和获得"三品一标"认证登记的农产品纳入追溯范围，鼓励农产品生产企业、农民专业合作社、家庭农场、种养大户等规模化生产经营主体开展追溯试点，抓紧依托农业产业化龙头企业和农民专业合作社启动创建一批追溯示范基地（企业、合作社）和产品，以点带面，逐步实现农产品生产、收购、储存、运输全环节可追溯。规范包装标识管理，鼓励农产品分级包装和依法标识标注，推行科学的包装方法，按照安全、环保、节约的原则，充分发挥包装在农产品储存保鲜、防止污染和品牌创立等方面的示范引领作用。指导农产品生产经营者对包装农产品进行规范化的标识标注，推广先进的标识标注技术，提高农产品包装标识率。

（5）农产品收储运环节监管。按照国家行政主管部门关于农产品质量和食品安全新的监管职能分工，加快制定农产品收贮运管理办法和制度规范，抓紧建立配套的管控技术标准和规范。对农产品收储运主体和储运设施设备进行备案登记管理，推动落实农产品从生产到进入市场和加工企业前的收储运环节的交货查验、档案记录、自查自检和无害化处理等制度，强化农产品收储运环节的监督检查。

（6）专项整治和监测评估相结合强化监管。深入开展专项整治，全面排查区域性、行业性、系统性风险隐患和"潜规则"，集中力量解决农兽药残留超标、非法添加有毒有害物质、产地重金属污染、假劣农资等突出问题。细化各级农业部门在农产品检验监测方面的职能分工，不断扩大例行监测的品种和范围，加强会商分析和结果应用，确保农产品质量安全得到有效控制。强化农产品质量安全监督抽查，特别是对生产基地（企业、合作社）及收储运环节的执法检查和产品抽检，大力推进农产品质量安全风险评估，将"菜篮子"和大宗粮油作物产品全部纳入评估范围，切实摸清危害因子种类、范围和危害程度，为农产品质量安全科学监管提供技术依据。

二、食用农产品生产监管的实例

在开展对食用农产品监管的工作中以实施"三品一标"为具体目标，落实食用农产品生产监管的内容。"三品一标"是指无公害农产品、绿色食品、有机农产品和农产品地理标志。

（一）无公害食品

无公害食品是指产地环境、生产过程和产品质量符合国家有关标准和规范的要求，经认证合格后获得证书并允许使用无公害农产品标志的未经加工或初加工的食用农产品。无公害食品的概念产生于20世纪80年代后期，我国起步稍晚，在解决农产品的供需矛盾后，为了适应新时期农业发展和应对加入WTO的要求，在国务院领导下，由农业部牵头国家经贸委等十部委参加我国"无公害食品行动计划"于2001年组织实施，并于2002年该计划在全国范围内展开。"无公害食品行动计划"以全面提高农产品质量安全水平为核心，以农产品质量标准体系、检验检测体系和认证体系建设为基础，以市场准入为切入点，从产地和市场两个方面着手，实现"从农田到餐桌"的全过程质量控制，推动农产品的无公害生产和产业化经营。

为了规范无公害食品的认定及认证程序，农业部和国家认证认可监督管理委员会于2002年4月29日联合发布《无公害农产品管理办法》，同年11月25日国家认证认可监督管理委员会以公告形式发布了《无公害农产品标志管理办法》。2003年，农业部推出无公害农产品国家认证。

广义上无公害食品囊括了绿色食品、有机食品等无污染的安全食品。但从安全成分、认证的要求上这三者之间又有截然不同的区别。侠义无公害食品不包括绿色食品和有机食品。

1. 无公害食品的标准体系　建立和完善无公害食品标准体系，是全面推进"无公害食品行动计划"的重要内容，也是开展无公害食品开发、管理工作的前提条件。2001年，农业部制定和发布了73项无公害食品标准，2002年制定了126项、修订了11项无公害食品标准，2004年又制定了112项无公害标准。截至2008年年底，农业部共制定无公害食品标准419个，现行使用标准281个。其中，现行使用的产品标准125个，产地环境标准22个，投入品使用标准7个，生产管理技术规程标准107个，认证管理技术规范类标准11个，加工技术规程9个。

无公害食品标准体现了"从农田到餐桌"全程质量控制的思想，涉及120多个（类）农产品品种，大多数为蔬菜、水果、茶叶、肉、蛋、奶、鱼等关系城乡居民日常生活的"菜篮子"产品。无公害食品的标准主要包括产地环境质量、生产管理技术规范、投入品使用准则、产品标准和认证管理技术规范五个方面，贯穿了"从农田到餐桌"全过程所有关键控制环节。

（1）无公害食品产地环境质量标准：无公害食品的生产首先受地域环境质量的制约，只有在生态环境良好的农业生产区域内才能生产出优质、安全的无公害食品。因此，无公害食品产地环境质量标准对产地的空气、农田灌溉水质、渔业水质、畜禽养殖用水和土壤等的各项指标以及浓度限值做出规定，一是强调无公害食品必须产自良好的生态环境地域，以保证无公害食品最终产品的无污染、安全性；二是促进对无公害食品产地环境的保护和改善。无公害食品产品产地环境对无公害蔬菜、无公害水果、无公害水产品和无公害禽畜肉这四类产品的产地环境做出了相应的要求。

（2）无公害食品生产管理技术规范和投入品使用准则：无公害食品生产过程的控制是无公害食品质量控制的关键环节，无公害食品生产技术操作规程按作物种类、畜禽种类等和不同农业区域的生产特性分别制定的，用于指导无公害食品生产活动。无公害农产品生产管理技术规范主要包括农产品种植、畜禽饲养、水产养殖和食品加工等技术操作规程。

无公害产品生产时应当严格按规定使用投入品，禁止使用国家禁用、淘汰的投入品。

（3）无公害食品的产品标准：是衡量无公害食品终产品质量的关键指标。它规定了食品的外观品质和卫生品质等内容，但其卫生指标不高于普通食品的国家标准，重点突出了安全指标。无公害食品产品标准反映了无公害食品生产、管理和控制的水平，突出了无公害食品无污染、食用安全的特性。它的产品标准包括了无公害蔬菜、无公害水果、无公害水产品和无公害禽畜产品的安全要求四类。

无公害食品的产品标准和产地环境标准为强制性标准，生产技术规范为推荐性标准。

（4）无公害食品的认证管理：无公害产品认证是农产品质量安全管理的重要内容。农业部农产品质量安全中心是由中央机构编制委员会办公室批准成立、国家认证认可监督管理委员会批准登记、农业部直属正局级事业单位，专门从事无公害农产品认证工作。

无公害农产品认证采取产地认定与产品认证相结合的模式，运用"从农田到餐桌"全过程管理的指导思想，产地认定主要解决生产环节的质量安全控制问题，而产品认证主要解决产品安全和市场准入问题。无公害农产品认证的过程使用一个自上而下的农产质量安全监督管理行为：产地认定是对农业生产过程的检测监督行为，产品认证则是对管理成效的确认。无公害食品认证推行"标准化生产、投入品监管、关键点控制、安全性保障"的技术制度。从产地环境、生产过程和产品质量三个环节重点控制，保障农产品的质量安全。

2. 无公害食品的认证　农业部农产品质量安全中心专门承担无公害农产品认证的工作。申请产品认证的单位和个人可以通过省、自治区、直辖市和计划单列市人民政府农业行政主管部门或者直接向农业部农产品质量安全中心申请产品认证。

申报无公害农产品的产地符合无公害农产品产地环境标准的要求，产地区域范围明确且集中成片，生产过程符合无公害农产品生产技术规范的要求，同时要具有一定的生产规模。对无公害农产品的生产单位要有完善的无公害产品质量控制措施，并有完整的生产和记录档案。

进行无公害农产品的申报程序如下：

（1）申请人递交材料：包括《无公害农产品认证申请书》；《无公害农产品产地认定证书》（复印件）；产地《环境检验报告》和《环境评价报告》；产地区域范围、生产规模；无公害农产品生产计划；无公害农产品质量控制措施；无公害农产品生产操作规模；专业技术人员资质证明；保证执行无公害农产品标准和规范声明；其他产地认定部门需要提交的材料。

（2）无公害农产品的认证：认证部门收到材料之日起 15 日内完成申请材料的审查，对于申请材料不规范者，应当出具书面通知申请人补充相关材料。申请人自收到通知之日起，15 日内按要求完成补充材料上交认证中心。认证中心应当在 5 个工作日内完成补充材料审查。同时对申请不合格者，认证中心应当书面通知申请人。

申请材料符合要求的，但需要对产地进行现场检查的，认证中心在 10 个工作日内做出现场检查计划并组织有资质的检查员组成检查组，同时通知申请人并请申请人予以确认。

对申请材料符合要求（但不需要对产地进行现场检查的）或申请材料和产地现场检查

符合要求，认证中心应以书面形式通知申请人委托有资质的检测机构对其申请认证产品进行抽样检查。检测机构对样品按照相应的标准进行检验，并出具检验报告，分送认证中心和申请者。对产品检验不合格者，认证中心要出具书面材料通知申请者。

认证中心对材料审查、现场检查（需要者）和产品检验均符合要求的，进行全面评审，并在 15 个工作日内做出认证结论。符合条件的，由认证中心主任签发《无公害农产品认证证书》，对于不符合办证条件的，认证中心应当书面通知申请人。同时，每月 10 日前，认证中心应当将上个月获得无公害农产品认证的产品目录同时报农业部和国家认证认可监督管理委员会备案。

《无公害农产品认证证书》有效期为 3 年，期满后需要继续使用者，证书持有者应当在有效期满前 90 日内按照程序重新办理。

无公害农产品标志是在获得无公害农产品认证的产品或者其包装上的证明性标记，该标志全国统一，如图 7-1 所示。获得无公害农产品认证证书的单位和个人，可以在证书规定的产品或其包装上印制无公害农产品标志，用以证明该产品符合无公害农产品标准。使用无公害农产品标准的单位和个人，应当在无公害农产品认证证书规定的产品范围和有效期内使用，不得超出范围和逾期使用，不得买卖和转让。

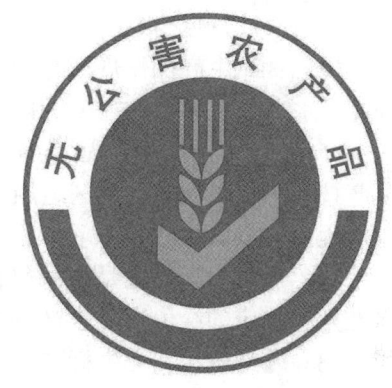

图 7-1　无公害农产品标志图

（二）绿色食品

绿色食品是指遵循可持续发展原则，按照特定生产方式生产，经专门机构认定，许可使用绿色食品标志商标的无污染的安全、优质、营养类食品。发展绿色食品首先从保护和改善生态环境入手，将保护环境、发展经济、增进健康相结合，促进环境、资源、经济和社会发展的良性循环，实现农业的可持续发展。

绿色食品应该具备如下基本条件：绿色食品必须出自良好的生态环境，即产地经监测，其土壤、大气、水质符合《绿色食品产地环境技术要求》；农作物种植、畜禽饲养、水产养殖及食品加工必须符合绿色食品的生产操作规范；产品必须符合绿色食品质量和卫生标准；产品外包装必须符合《绿色食品包装通用准则》要求，并按相关规定在包装上使用绿色食品标志。

1. 绿色食品标准的内容　绿色食品标准是应用科学的技术原理，结合绿色食品生产实践，借鉴国内外相关标准所制定的，在绿色食品中必须遵守，在绿色食品质量认证时必须依据的技术性文件。绿色食品标准的主要内容包括产地环境质量标准、生产技术标准、产品质量和卫生标准、包装标准、储藏和运输标准及其他相关标准。

（1）产地环境质量标准：绿色食品生产基地应选择在无污染和生态条件良好的地区。基地选点应远离工矿区和公路铁路干线，避开工业和城市污染源的影响，同时绿色食品生产基地应具有可持续的生产能力。生产绿色食品的产地符合 NY/T391－2000 绿色食品产地环境质量标准，该标准中规定了绿色食品产地的环境空气质量、农田灌溉水质、渔业水质、畜禽养殖水质和土壤环境质量的各项指标及浓度限值、监测和评价方法。它适用于绿色食品（AA 级和 A 级）生产的农田、蔬菜地、果园、茶园、饲养场、放牧场和水产养殖场。同时还在附录中提出了绿色食品产地土壤肥力分级，供评价和改进土壤肥力状况时参考。

它适用于栽培作物土壤，不适于野生植物土壤。

（2）生产技术标准：绿色食品生产技术标准是绿色食品标准体系的核心内容，分为三个层次：绿色食品生产的通用准则；绿色食品生产操作规程；绿色食品生产作业。

绿色食品生产的通用准则是对生产绿色食品过程中物质投入的一个原则性规定，全国适用，既是绿色食品生产、认证、监督检查的主要依据，也是绿色食品质量信誉的保证。对绿色食品生产过程中食品添加剂、农药、兽药、肥料、渔药的使用准则我国农业行业发布了行业标准，在这些准则中对允许、限制和禁止使用的生产资料及其使用方法、使用剂量、使用次数、休药期等做出了明确的规定，为确保产地和产品不受污染提供了保证。

绿色食品生产操作规程是确保绿色食品产品质量的主要措施，包括农作物种植、畜禽饲养、水产养殖和食品加工等操作规程，以绿色食品的通用准则为依据，按不同农业区域的生产特性、作物种类、畜禽种类分别制定，用于指导绿色食品生产活动，规范绿色食品生产技术的技术规定，地区适用，其核心是化学投入品的使用。区域性的绿色食品生产操作规程目前全国约有数十项。

绿色食品生产作业是由绿色食品申报企业根据各基地的具体情况，依据绿色食品的通用准则和相应的绿色食品生产操作规程制定，用于指导种植（养殖）户实际操作的说明。

（3）产品质量和卫生标准：绿色食品的品质包括外观品质、营养品质及卫生品质三部分。其外观及营养品质与国家普通食品标准相同或更严，卫生品质要求更高。在 AA 级绿色食品中，任何化学合成农药残留均不得检出；在 A 级绿色食品中，允许限制使用的化学合成农药的残留限量仅为国家或国际普通食品的 1/2，其他禁用的化学合成农药的残留则不得检出。标准的技术要求指标主要包括原料要求、感官要求、理化要求、微生物学要求等四方面。

（4）包装标准：食品包装是为了在食品流通过程中保护产品、方便储运、促进销售而按一定技术方法采用的容器、材料及辅助物的总称。其基本要求是要有较长的货架期，不带来二次污染，少损失原有营养及风味，成本较低，储运方便、安全等。绿色食品包装除须满足食品包装的基本要求外，还应符合《绿色食品标志设计标准手册》的要求，将绿色食品标志用于产品的内外包装。标准图形、字体、图形与字体的规范组合，标准色、广告用语及用于食品系列化包装的标准图形、编号规范，均应符合《绿色食品标志设计标准手册》的严格要求。其包装标签必须标注食品名称、配料表、净含量及固形物含量、制造者和经销者的名称和地址、日期标志和储存指南、质量（品质）等级、产品标准号及其他特殊标注内容。

（5）储藏和运输准则：该标准规定了绿色食品储存运输的要求，对绿色食品储藏设施设计、建造、建筑材料；储藏设施周围环境；储藏设施管理；绿色食品运输工具及运输管理等内容做了相应的要求。

2. 绿色食品的分级 绿色食品一般分为 A 级和 AA 级。

（1）A 级绿色食品：指生产地的环境质量符合 NY/391 的要求，生产过程中严格按照绿色食品生产资料使用准则和生产操作规程要求，限量使用限定的化学合成生产资料，产品质量符合绿色食品产品标准，经专门机构认定，许可使用 A 级绿色食品标志的产品。

（2）AA 级绿色食品：指生产地的环境质量符合 NY/391 要求，生产过程中不使用化学合成的肥料、农药、兽药、饲料添加剂、食品添加剂及其他有害于环境和身体健康的物质，有机生产方式生产，产品质量符合绿色食品标准，经专门机构认定，许可使用 AA 级绿色食品标志的产品。AA 级绿色食品与国际有机农业接轨，接近有机食品，今后可逐渐过渡到有机食品。

3. 绿色食品标志的申报程序

（1）绿色食品标志的申报范围：绿色食品标志是经中国绿色食品发展中心注册的质量证明商标，按国家商标类别划分的第 29、第 30、第 31、第 32、第 33 类中的大多数产品均可申报绿色食品。经卫生部公告的既是食品又是药品的品种也可申报绿色食品标志。药品、香烟不可申报绿色食品标志，按照绿色食品标志暂不受理蕨菜、方便面、火腿肠、叶菜类酱菜的申报。

（2）申报绿色食品企业应具备的条件：申请人必须要能控制产品生产过程，落实绿色食品生产操作规范，确保产品质量符合绿色食品标准；申报企业要具有一定规模，能承担绿色食品标志使用费；乡、镇以下从事生产管理、服务的企业作为申请人，必须要有生产基地，并直接组织生产；乡、镇以上经营、服务企业必须要有隶属于本企业的稳定的生产基地；申报加工产品的企业生产经营须满一年以上。

（3）不能申报绿色食品的情况：与中国绿色食品发展中心及各级绿色食品委托管理机构有经济和其他利益关系的；能够导致消费者对产品（原料）的来源产生误解或不信任的企业，如批发市场；纯属商业经营的企业；政府和行政机构。

（4）绿色食品的申报程序

1）认证申请：申请人向中国绿色食品发展中心及省、自治区、直辖市绿色食品办公室领取申请表格及有关资料，填写《绿色食品标志使用申请书》和《企业生产情况调查表》，并连同生产操作规程、企业标准、产品注册商标文本复印件及省级以上质量监测部门出具的当年产品质量检测报告一并报所在省（区、市）绿色食品办公室。

2）受理、文审、产品检测和环境监测：各省的绿色食品委托管理机构依据企业的申请，委派至少 2 名绿色食品标志专职管理人员赴申请企业进行实地调查，核实其产品生产过程的质量控制情况，写出书面正式报告。如考察合格，省绿色食品委托管理机构将委托省内一家较权威的环境监测单位（通过省级以上计量认证），委托其对申请企业进行农业环境质量评价。

3）认证审核：以上材料一式两份，由各省（区、市）绿色食品办公室初审后报送中国绿色食品发展中心审核。

中国绿色食品发展中心对申报材料进行审核，审核后，下达一审结果。若申报材料不合要求，则下达一审结果，企业收到一审意见后应在两个月内对有关问题做出如实答复，若材料中有违反原则性的问题，则不予以通过，且当年不再受理该企业的申报。若材料合格，即下抽样单，绿色食品办公室依据抽样单按有关规定进行抽样，抽样后封号送到指定的食品检测部门进行检测。

4）认证评审：食品检测部门将检测报告直接寄往中国绿色食品发展中心，中心对此报告进行终审。合格即通知企业办理相关手续，签订《绿色食品标志使用协议书》，然后向企业颁发绿色食品标志使用证书，并向社会发布通告。不合格者，当年不再受理其申请。

5）颁布证书：中国绿色食品发展中心对合格产品进行编号并颁布绿色食品标志使用书。

6）绿色食品标志：如图 7-2 所示。由三部分构成：位于上方的太阳，和下方的叶片和蓓蕾，象征自然生态；标志图形为正圆形，意为保护；颜色为绿色，象征着生命、农业及环保。AA 级绿色食品标志与字体为绿色、底色为白色，A 级绿色食品标志与字体为白色、底色为绿色。

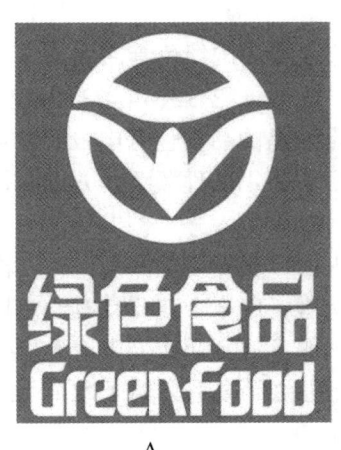 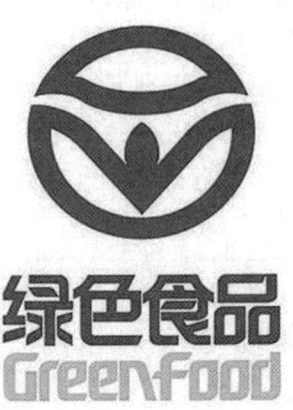

图 7-2　绿色食品标志图
A. A 级绿色食品标志图；B. AA 级绿色食品标志图

7) 绿色食品标志使用证书有效期为 3 年。在此期间，绿色食品生产企业必须接受中国绿色食品发展中心委托的监测机构对其产品进行抽检，并履行"绿色食品标志使用协议"。期满后，若欲继续使用绿色食品标志，须于期满前半年办理重新申请手续。

（三）有机食品

我国是农业生产大国，也是出口大国，到 2004 年年底，我国已成为世界农产品的第八大贸易国。随着社会经济的发展，我国农业发展面临的问题越来越突出，尤其是农产品的质量和安全问题。在农业生产过程中大量使用农药、化肥等带来了食品污染、生物多样性减少及生态失衡等一系列问题。由于农药和化肥大量使用带来的农产品质量安全问题，如农药残留超标，制约着我国农产品出口贸易健康发展。有机农业是当前世界农业发展的重要方向和主导模式，遵循的是健康、可持续发展理念，在当前及今后一个时期内，在解决我国的农产品质量、安全问题和提高农业可持续发展上将发挥重要作用。

有机农业是指在动植物生产过程中不使用化学合成的农药、化肥、生产调节剂和饲料添加剂等物质，以及基因工程生物及其产物，而是按照生态学原理和自然规律，遵循土壤、植物、动物、微生物、人类、生态系统和环境之间动态相互作用的原则，采取一系列可持续发展的农业技术，协调种植业和养殖业的平衡，维持农业生态系统持续稳定的一种农业生产方式。

来自有机农业生产体系，根据国际有机农业生产要求和相应的标准生产加工的、并通过有资质的有机认证机构认证的一切农副产品及其加工品，包括粮食、蔬菜、水果、奶制品、禽畜产品、蜂蜜、水产品、调料等，这样的食品称有机食品。有机食品是"organic food"直译过来的，也称生态或生物食品等，它与国内其他优质食品的最显著差别是在生产和加工过程中不允许使用任何农药、化肥、激素等人工合成物质。

1. 我国有机食品的发展　我国农业资源丰富，1992 年，为了保障食品安全，农业部成立"中国绿色食品发展中心"。1994 年，经国家环境保护局批准，国家环境保护局南京环境科学研究所的农村生态教研室改组成为"国家环境保护总局有机食品发展中心"

（Organic Food Development Center，OFDC），现改名为南京国环有机食品认证中心，是我国成立最早、规模最大的专门从事有机产品研发、检查和认证的机构。OFDC 现有有机认证检查员 50 多名，其中高级检查员 30 名。OFDC 是目前我国唯一的一个获得加拿大政府认可的有机产品认证机构，获得该标准认证的有机产品可以直接出口加拿大。

2002 年，农业部组建"中绿华夏有机食品认证中心"，这是中国国家认证认可监督管理委员会批准设立的国内第一家有机食品认证机构，并获得中国合格评定国家认可委员会的认可。

2003 年 11 月，《中华人民共和国认证认可条例》正式颁布实施，有机产品（食品）认证工作由国务院授权的国家认证认可监督管理委员会统一管理，进入规范化阶段。

2005 年，我国颁布实施了 GB/T 19630—2005 有机产品标准，对有机产品的生产加工标志与销售和管理等做出了具体规定。

2005 年 6 月，国家认证认可监督管理委员会发布实施了《有机产品认证实施规则》标志着我国有机产品认证法规、标准体系已正式建立。该标准于 2011 年进行修订，2012 年 3 月 1 日正式实施新版《有机产品认证实施规则》。

截至 2011 年年底，仅由中绿华夏有机食品认证中心认证的有机食品企业达到 1200 多家，产品总数达到 5598 个。目前我国有机和有机转换产品有约 50 大类，400～500 个品种，包括蔬菜、豆类、杂粮、水产品、野生采集产品等。随着经济的持续发展，居民收入的增加及对食品安全问题的关注，有机食品将成为市场宠儿。

2. 有机食品的认证程序 《有机产品认证实施规则》对有机产品的认证程序做了明确规定，主要包括如下几个步骤：

（1）认证申请

1）认证委托人应具备以下条件：取得国家工商行政管理部门或有关机构注册登记的法人资格；已取得相关法规规定的行政许可（适用时）；生产、加工的产品符合中华人民共和国相关法律、法规、安全卫生标准和有关规范的要求；建立和实施了文件化的有机产品管理体系，并有效运行 3 个月以上；申请认证的产品种类应在国家认证认可监督管理委员会公布的《有机产品认证目录》内等。

2）认证委托人应提交的文件和资料：认证委托人的合法经营资质文件复印件；认证委托人及其有机生产、加工、经营的基本情况；产地（基地）区域范围描述，加工场所周边环境描述、厂区平面图、工艺流程图等；有机产品生产、加工规划，对生产方式、加工工艺和流程的说明及证明材料，农药、肥料、食品添加剂等投入物质的管理制度以及质量保证、标识与追溯体系建立、有机生产加工风险控制措施等；本年度有机产品生产、加工计划，上一年度销售量、销售额和主要销售市场等；承诺守法诚信，接受行政监管部门及认证机构监督和检查，保证提供材料真实、执行有机产品标准、技术规范的声明；有机生产、加工的管理体系文件；当认证委托人不是有机产品的直接生产、加工者时，认证委托人与有机产品生产、加工者签订的书面合同复印件；其他相关材料。

（2）认证受理：对符合要求的认证委托人，认证机构应根据有机产品认证依据、程序等要求，在 10 个工作日内对提交的申请文件和资料进行评审并保存评审记录。申请材料齐全、符合要求的，予以受理认证申请。对不予受理的，应当书面通知认证委托人，并说明理由。

（3）现场检查准备与实施：根据所申请产品的对应的认证范围，认证机构应委派具有相应资质和能力的检查员组成检查组。每个检查组应至少有一名相应认证范围注册资质的专业检查员。对同一认证委托人的同一生产单元不能连续3年以上（含3年）委派同一检查员实施检查。

　　1）检查任务：认证机构在现场检查前应向检查组下达检查任务书，内容包括但不限于：认证委托人的联系方式、地址等；检查依据，包括认证标准、认证实施规则和其他规范性文件；检查范围，包括检查的产品种类、生产加工过程和生产加工基地等；检查组成员，检查的时间要求；检查要点，包括管理体系、追踪体系、投入物的使用和包装标识等；上年度认证机构提出的不符合项（适用时）。

　　2）文件评审：在现场检查前，应对认证委托人的管理体系文件进行评审，确定其适宜性、充分性及与认证要求的符合性，并保存评审记录。

　　3）检查计划：检查组应制定检查计划，并在现场检查前得到认证委托人的确认，认证监管部门对认证机构检查方案、计划有异议的，应至少在现场检查前2日提出。现场检查时间应当安排在申请认证产品的生产、加工的高风险阶段。

　　4）检查实施：根据认证依据的要求对认证委托人的管理体系进行评审，核实生产、加工过程与认证委托人所提交的文件的一致性，确认生产、加工过程与认证依据的符合性。检查组在结束检查前，应对检查情况进行总结，向受检查方及认证委托人明确并确认存在的不符合项，对存在的问题进行说明。

　　5）样品检测：应对申请认证的所有产品进行检测，并在风险评估基础上确定检测项目。认证证书发放前无法采集样品的，应在证书有效期内进行检测；认证机构应委托具备法定资质的检测机构对样品进行检测；有机生产或加工中允许使用物质的残留量应符合相关法规、标准的规定。有机生产和加工中禁止使用的物质不得检出。

　　6）产地环境质量状况：认证委托人应出具有资质的监（检）测机构对产地环境质量进行的监（检）测报告以证明其产地的环境质量状况符合GB/T 19630《有机产品》规定的要求。

　　（4）认证决定：认证机构应基于对产地环境质量在现场检查和产品检测评估的基础上做出认证决定。认证决定同时应考虑的因素还应包括：产品生产、加工特点，企业管理体系稳定性，当地农兽药管理和社会整体诚信水平等。对符合条件的，予以批准认证。

　　（5）颁发证书：认证机构对批准认证的申请人及时颁布认证证书，准许其使用认证标志/标识。认证机构应当与获得认证的单位或个人签订有机产品标志/标识使用合同，明确标识使用的条件和要求。

　　认证证书和认证标志的管理、使用应当符合《认证证书和认证标志管理办法》、《有机产品认证管理办法》和《有机产品》国家标准的规定。有机食品标识分为国际标识、国家标识和认证机构标识。国际有机农业运动联盟会（IFOAM）的标志属于国际标识，见图7-3 A；我国有机产品认证标志，见图7-3 B，中绿华夏的有机产品认证标志，见图7-3C。

　　（6）认证后管理：认证机构应当每年对获证组织至少实施一次现场检查。认证机构应根据申请认证产品种类和风险、生产企业管理体系的稳定性、当地诚信水平总体情况等，合理确定现场检查频次。同一认证的品种在证书有效期内如有多个生产季的，则每个生产季均需进行现场检查。

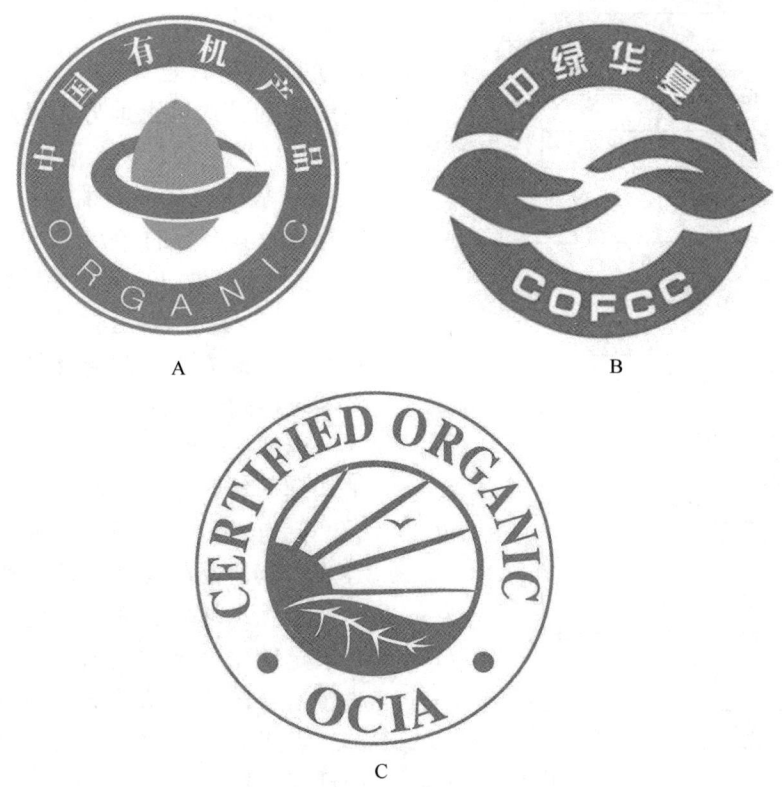

图 7-3 有机食品认证部分标志图

A. 我国有机食品认证标志图；B. 中绿华夏有机食品认证标志图；C. 国际有机农业运动联合会的有机食品认证标志图

此外，认证机构还应在风险评估的基础上每年至少对 5%的获证组织实施一次不通知的现场检查。

（四）农产品地理标志

根据 2008 年 2 月颁布的《农产品地理标志管理办法》，农产品地理标志是指标示农产品来源于特定地域，产品品质和相关特征主要取决于自然生态环境和历史人文因素，并以地域名称冠名的特有农产品标志（图 7-4）。

《农产品地理标志管理办法》规定，农业部负责全国农产品地理标志的登记工作，农业部农产品质量安全中心负责农产品地理标志登记的审查和专家评审工作。省级人民政府农业行政主管部门负责本行政区域内农产品地理标志登记申请的受理和初审工作。农业部设立的农产品地理标志登记专家评审委员会，负责专家评审。同年 8 月农业部发布《农产品地理标志登记程序》和《农产品地理标志使用规范》作为农产品地理标志登记和使用的规范性文件。

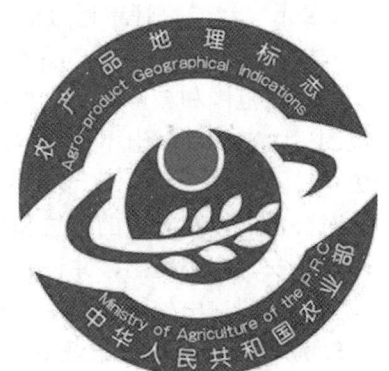

图 7-4 农产品地理标志图

依据《农产品地理标志使用规范》，农产品地理标志登记流程如下（图 7-5）：

1.农产品地理标志申请人向省级农业行政主管部门提出登记申请 农产品地理标志登

记申请人(以下简称"申请人")应当符合《农产品地理标志管理办法》第八条的规定,申请人为县级以上地方人民政府根据下列条件择优确定的农民专业合作经济组织、行业协会等组织。①具有监督和管理农产品地理标志及其产品的能力;②具有为地理标志农产品生产、加工、营销提供指导服务的能力;③具有独立承担民事责任的能力。要由县级以上地方人民政府择优确定并出具相应的资格确认文件。

要登记的农产品符合下列条件:①称谓由地理区域名称和农产品通用名称构成。②产品有独特的品质特性或者特定的生产方式。③产品品质和特色主要取决于独特的自然生态环境和人文历史因素。④产品有限定的生产区域范围;产地环境、产品质量符合国家强制性技术规范要求。

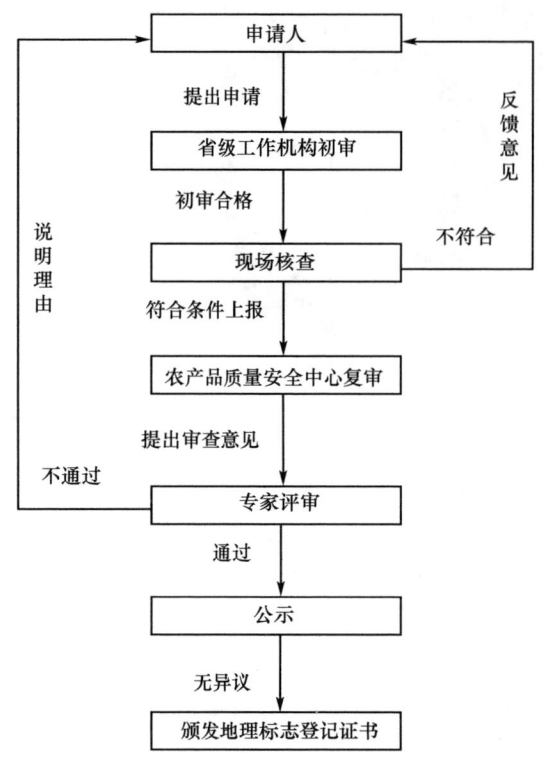

图 7-5 农产品地理标志登记流程

省级农业行政主管部门自受理农产品地理标志登记申请之日起,在 45 个工作日内按规定完成登记申请材料的初审和现场核查工作,并提出初审意见。符合规定条件的,省级农业行政主管部门将申请材料和初审意见报农业部农产品质量安全中心。不符合规定条件的,在提出初审意见之日起 10 个工作日内将相关意见和建议书面通知申请人。

2. 农业部农产品质量安全中心复审 农业部农产品质量安全中心收到申请材料和初审意见后,在 20 个工作日内完成申请材料的审查工作,提出审查意见并组织专家评审。必要时,农业部农产品质量安全中心可以组织实施现场核查。

3. 专家评审 农产品地理标志登记专家评审委员会专家承担评审工作,并对评审结论负责。

4. 公示 经专家评审通过的,由农业部农产品质量安全中心代表农业部在农民日报、中国农业信息网、中国农产品质量安全网等公共媒体上对登记的产品名称、登记申请人、登记的地域范围和相应的质量控制技术规范等内容进行为期 10 日的公示。专家评审没有通过的,由农业部做出不予登记的决定,书面通知申请人和省级农业行政主管部门并说明理由。

对公示内容有异议的单位和个人,应当自公示之日起 30 日内以书面形式向农业部农产品质量安全中心提出,并说明异议的具体内容和理由,并将异议情况转所在地省级农业行政主管部门提出处理建议后,组织农产品地理标志登记专家评审委员会复审。

5. 颁发地理标志登记证书 公示无异议的,由农业部农产品质量安全中心报农业部做出决定。准予登记的,颁发《中华人民共和国农产品地理标志登记证书》并公告,同时公布登记产品的质量控制技术规范。

农产品地理标志登记证书长期有效。农产品地理标志登记证书持有人定期向所在地县级农业行政主管部门报告农产品地理标志使用情况。县级以上地方农业行政主管部门定期将农产品地理标志使用及监督检查情况逐级报省级农业行政主管部门。省级农业行政主管部门于每年 1 月底前向农业部农产品质量安全中心报送上一年度农产品地理标志使用及监督检查情况。农业部农产品质量安全中心汇总全国农产品地理标志使用及监督检查情况，并于每年 2 月底前报农业部。

此外，国际社会普遍公认的食品用农产品监管规范——良好农业规范（GAP），它在保证农产品生产过程和产后环境、经济和社会的可持续性，进而获得安全健康的食物和非食物农产品，保障国际贸易中食品质量安全与相互认可方面，受到国际社会的认可。通常 GAP 用于降低或防止食品污染的行为规范有关的国际规范框架。由于 GAP 受到政府、食品加工业、食品零售业、种植和养殖业者和消费者的关注和承诺，因而越来越受到各国的重视，并在各国以政府和行业规范的形式得到建立和发展。许多国家的农民已通过病虫害综合防治、养分综合管理和保护性农业等可持续农作方法来应用 GAP 规范。

第三节 食用农产品包装、运输、贮存过程的监管

为加强食用农产品监督管理，规范食用农产品市场销售行为，保障食用农产品质量安全，食品安全监督管理部门颁布制定了《食用农产品市场销售质量安全监督管理办法》（以下简称《办法》）。《食品安全法》和《办法》对食用农产品的包装、运输、贮存、销售等过程做出明确规定。

一、食用农产品包装规定

进入市场销售的食用农产品在包装、保鲜、贮存、运输中使用保鲜剂、防腐剂等食品添加剂和包装材料等食品相关产品，应当符合食品安全国家标准。对国内生产的食用农产品包装要求如下：

（1）销售按照规定应当包装或者附加标签的食用农产品，在包装或者附加标签后方可销售。

（2）包装或者标签上应当按照规定标注产品名称、产地、生产者、生产日期等内容；对保质期有要求的，应当标注保质期；保质期与储存条件有关的，应当予以标明。

（3）有分级标准或者使用食品添加剂的，应当标明产品质量等级或者食品添加剂名称。

（4）食用农产品标签所用文字应当使用规范的中文，标注的内容应当清楚、明显，不得含有虚假、错误或者其他误导性内容。

（5）销售获得无公害农产品、绿色食品、有机农产品等认证的食用农产品以及省级以上农业行政部门规定的其他需要包装销售的食用农产品应当包装，并标注相应标志和发证机构，鲜活畜、禽、水产品等除外。

（6）销售未包装的食用农产品，应当在摊位（柜台）明显位置如实公布食用农产品名称、产地、生产者或者销售者名称或者姓名等信息。

（7）鼓励采取附加标签、标示带、说明书等方式标明食用农产品名称、产地、生产者或者销售者名称或者姓名、保存条件及最佳食用期等内容。

进口食用农产品包装、标签要求如下：

（1）进口食用农产品的包装或者标签应当符合我国法律、行政法规的规定和食品安全

国家标准的要求，并载明原产地、境内代理商的名称、地址、联系方式。

（2）进口鲜冻肉类产品的包装应当标明产品名称、原产国（地区）、生产企业名称、地址以及企业注册号、生产批号；外包装上应当以中文标明规格、产地、目的地、生产日期、保质期、贮存温度等内容。

（3）分装销售的进口食用农产品，应当在包装上保留原进口食用农产品全部信息以及分装企业、分装时间、地点、保质期等信息。

二、食用农产品贮存规定

《办法》对食用农产品销售者的销售和贮存场所、设施设备要求如下：

（1）应当具有与其销售的食用农产品品种、数量相适应的销售和贮存场所，保持场所环境整洁，并与有毒、有害场所及其他污染源保持适当的距离。

（2）应当具有与其销售的食用农产品品种、数量相适应的销售设备或者设施。

（3）销售冷藏、冷冻食用农产品的，应当配备与销售品种相适应的冷藏、冷冻设施，并符合保证食用农产品质量安全所需要的温度、湿度和环境等特殊要求。

（4）销售者租赁仓库的，应当选择能够保障食用农产品质量安全的食用农产品储存服务提供者。

（5）销售者贮存食用农产品，应当定期检查库存，及时清理腐败变质、油脂酸败、霉变生虫、污秽不洁或者感官性状异常的食用农产品。

（6）销售者贮存食用农产品，应当如实记录食用农产品名称、产地、贮存日期、生产者或者供货者名称或者姓名、联系方式等内容，并在储存场所保存记录。

《办法》规定贮存服务提供者应当按照食用农产品质量安全的要求储存食用农产品，履行下列义务：

（1）如实向所在地县级食品安全监督管理部门报告其名称、地址、法定代表人或者负责人姓名、社会信用代码或者身份证号码、联系方式以及所提供服务的销售者名称、贮存的食用农产品品种、数量等信息。

（2）查验所提供服务的销售者的营业执照或者身份证明和食用农产品产地或者来源证明、合格证明文件，并建立进出货台账，记录食用农产品名称、产地、贮存日期、出货日期、销售者名称或者姓名、联系方式等。进出货台账和相关证明材料保存期限不得少于 6 个月。

（3）保证贮存食用农产品的容器、工具和设备安全无害，保持清洁，防止污染，保证食用农产品质量安全所需的温度、湿度和环境等特殊要求，不得将食用农产品与有毒、有害物品一同贮存。

（4）贮存肉类冻品应当查验并留存检疫合格证明、肉类检验合格证明等证明文件。

（5）贮存进口食用农产品，应当查验并记录出入境检验检疫部门出具的入境货物检验检疫证明等证明文件。

（6）定期检查库存食用农产品，发现销售者有违法行为的，应当及时制止并立即报告所在地县级食品安全监督管理部门。

（7）法律、法规规定的其他义务。

三、食用农产品运输规定

《办法》对销售者委托承运人运输食用农产品的要求：

（1）销售者委托承运人运输食用农产品的，运输容器、工具和设备应当安全无害，保持清洁，防止污染，并符合保证食用农产品质量安全所需的温度、湿度和环境等特殊要求，不得将食用农产品与有毒、有害物品一同运输。

（2）承运人应当按照有关部门的规定履行相关食品安全义务。

市、县级食品安全监督管理部门按照地方政府属地管理要求，可以依法采取下列措施，对集中交易市场开办者、销售者、储存服务提供者遵守本办法情况进行日常监督检查：

（1）对食用农产品销售、储存和运输等场所进行现场检查。

（2）对食用农产品进行抽样检验。

（3）向当事人和其他有关人员调查了解与食用农产品销售活动和质量安全有关的情况。

（4）检查食用农产品进货查验记录制度落实情况，查阅、复制与食用农产品质量安全有关的记录、协议、发票以及其他资料。

（5）对有证据证明不符合食品安全标准或者有证据证明存在质量安全隐患以及用于违法生产经营的食用农产品，有权查封、扣押、监督销毁。

（6）查封违法从事食用农产品销售活动的场所。

集中交易市场开办者、销售者、储存服务提供者对食品安全监督管理部门实施的监督检查应当予以配合，不得拒绝、阻挠、干涉。

四、食用农产品流通销售规定

《食品安全法》和《办法》对食用农产品进入流通销售领域的具体情况做了明确规定。

1. 监管主体 国家食品安全监督管理总局负责监督指导全国食用农产品市场销售质量安全的监督管理工作。省、自治区、直辖市食品安全监督管理部门负责监督指导本行政区域食用农产品市场销售质量安全的监督管理工作。市、县级食品安全监督管理部门负责本行政区域食用农产品市场销售质量安全的监督管理工作。

2. 对食用农产品销售的要求

（1）食用农产品销售者应当建立食用农产品进货查验记录制度，如实记录食用农产品的名称、数量、进货日期以及供货者名称、地址、联系方式等内容，并保存相关凭证。记录和凭证保存期限不得少于 6 个月。

（2）食用农产品批发市场应当配备检验设备和检验人员或者委托符合本法规定的食品检验机构，对进入该批发市场销售的食用农产品进行抽样检验；发现不符合食品安全标准的，应当要求销售者立即停止销售，并向食品安全监督管理部门报告。

（3）进入市场销售的食用农产品在包装、保鲜、贮存、运输中使用保鲜剂、防腐剂等食品添加剂和包装材料等食品相关产品，应当符合食品安全国家标准。食用农产品在集中交易市场的要求和批发市场销售。

3. 食用农产品市场准入规定 食用农产品进入批发、零售等集中交易市场，必须提供食用农产品产地证明或者购货凭证、合格证明文件；无法提供产地证明或者购货凭证、合格证明文件的，必须进行抽样检验或者快速检测；检验合格的，方可进入市场销售。销售按照有关规定需要检疫、检验的肉类,应当提供检疫合格证明、肉类检验合格证明等证明文件。销售进口食用农产品,应当提供出入境检验检疫部门出具的入境货物检验检疫证明等证明文件。食用农产品进入批发市场销售,批发市场开办者应当与入场销售者签订食用农产品质量安全协议,未签订食用农产品质量安全协议的,不准进入批发市场进行销售。

食用农产品生产企业或者农民专业合作经济组织及其成员生产的食用农产品,由本单位出具产地证明;其他食用农产品生产者或者个人生产的食用农产品,由村民委员会或者乡镇政府等出具产地证明。无公害农产品、绿色食品、有机农产品及农产品地理标志等食用农产品标志上所标注的产地信息,可以作为产地证明。供货者提供的销售凭证、销售者与供货者签订的食用农产品采购协议,可以作为食用农产品购货凭证。有关部门出具的食用农产品质量安全合格证明或者销售者自检合格证明等可以作为合格证明文件。销售按照有关规定需要检疫、检验的肉类,应当提供检疫合格证明、肉类检验合格证明等证明文件。销售进口食用农产品,应当提供出入境检验检疫部门出具的入境货物检验检疫证明等证明文件。

4. 对集中交易市场开办者的要求

(1) 建立健全食品安全管理制度,督促销售者履行义务,加强食用农产品质量安全风险防控。

(2) 配备专职或者兼职食品安全管理人员、专业技术人员,明确入场销售者的食品安全管理责任,组织食品安全知识培训。

(3) 建立入场销售者档案,如实记录销售者名称或者姓名、社会信用代码或者身份证号码、联系方式、住所、食用农产品主要品种、进货渠道、产地等信息。

(4) 查验并留存入场销售者的社会信用代码或者身份证复印件,食用农产品产地证明或者购货凭证、合格证明文件。

(5) 建立食用农产品检查制度,对销售者的销售环境和条件以及食用农产品质量安全状况进行检查。

(6) 在醒目位置及时公布食品安全管理制度、食品安全管理人员、食用农产品抽样检验结果以及不合格食用农产品处理结果、投诉举报电话等信息。

5. 对食用农产品批发市场开办者的要求 除了履行集中交易市场开办者的一般义务外,还要履行以下义务:①与入场销售者签订食用农产品质量安全协议。明确双方食用农产品质量安全权利义务;未签订食用农产品质量安全协议的,不得进入批发市场进行销售。②对进场销售的食用农产品进行抽样检验。批发市场开办者应当配备检验设备和检验人员,或者委托具有资质的食品检验机构,开展食用农产品抽样检验或者快速检测,并根据食用农产品种类和风险等级确定抽样检验或者快速检测频次。③印制统一格式的销售凭证。载明食用农产品名称、产地、数量、销售日期以及销售者名称、地址、联系方式等项目。销售凭证可以作为销售者的销售记录和其他购货者的进货查验记录凭证。④与屠宰厂(场)、食用农产品种植养殖基地签订协议的批发市场开办者应当对屠宰厂(场)和食用农产品种植养殖基地进行实地考察,了解食用农产品生产过程以及相关信息,查验种植养殖基地食用农产品相关证明材料及票据等。

本 章 小 结

食用农产品是指来源于农业活动的初级产品,即在农业活动中获得的、供人食用的植物、动物、微生物及其产品。它是食品或食品生产的起始端，其安全质量对食品安全至关重要，是食品安全的基础和保障。本章主要介绍食用农产品监管体制、监管范围和监管主体。食用农产品监管涵盖从其生产到销售的全过程，本章着重介绍其销售之前的监管，包括食用农产品生产过程监管及包装、运输和储存过程监管。食用农产品在销售之前监管的主体是各级农业行政主管部门。生产过程监管在我国主要体现在"三品一标"的监管。

复习思考题

1. 什么是食用农产品？
2. 什么是"三品一标"？
3. 简述绿色食品标准的内容及申报程序。
4. 试述无公害农产品、绿色食品、有机食品的区别。
5. 简述农产品地理标志的登记流程。

参 考 文 献

姜宏. 2005. 主要发达国家制定的农产品良好农业规范. 中国质量认证，(11)：67-67.
雷百战，郑玉燕，肖广江. 2008. 我国农产品质量安全监管存在的问题及对策. 现代农业科技，(12)：361-362.
毛振宾. 2010. 食用农产品安全监督管理与务实. 北京：中国劳动保障出版社，5-7.
徐振宇. 2014. 食用农产品质量安全监管制度困局及其改进——以蔬菜质量安全监管为例. 湖南农业大学学报（社会科学版），15（1）：78-83.
张宓. 2011. 食用农产品质量安全监管体系存在问题及对策研究. 北京农业，(12)：228-229.
赵来军，唐小平，肖志杰. 2008. 我国食用农产品无缝隙化安全监管体系研究. 当代经济管理，30（2）：18-22.

（潘红梅）

第八章　食品生产环节的监管

学习要求

掌握　食品生产许可的概念、食品生产许可申请符合的条件；食品生产加工过程的监管内容及生产工序、设备、储存、包装等生产关键环节控制；预包装食品的概念及预包装食品的基本要求；食品安全专业技术人员、管理人员的培训。

熟悉　食品生产许可的审查程序、管理产品的范围；原料检验、半成品检验、成品出厂检验质量管理的控制；预包装食品的标示内容；食品生产过程中人员的要求、食品加工人员健康管理以及食品加工人员卫生管理和卫生要求。食品召回计划，召回不安全食品的主要内容。

了解　原料检验、半成品检验、成品出厂检验等检验控制全过程；了解《食品生产许可管理办法》《食品添加剂生产监督管理规定》《食品召回管理办法》以及 GB 7718—2011 食品安全国家标准 预包装食品标签通则等相关法规。

食品生产加工过程广义上包括食品从原料生产到消费者食用前的所有环节（从农田到餐桌），即从农作物种植、动物的养殖、初加工到终产品出厂，直至运输、销售和食用的全过程。本章所讨论的食品生产加工过程主要是指食品在工厂中从原料加工为成品的过程，涉及食品原料的采购、食品的加工工艺和加工行为以及原料、中间产品（半成品）和成品的包装、储藏和运输等环节。

《食品安全法》明确规定食品生产经营企业的主要负责人应当落实企业食品安全管理制度，对本企业的食品安全工作全面负责。生产食品相关产品应当符合法律、法规和食品安全国家标准。对直接接触食品的包装材料等具有较高风险的食品相关产品，按照国家有关工业产品生产许可证管理的规定实施生产许可。食品生产经营者应当依照本法的规定，建立食品安全追溯体系，保证食品可追溯。但是，随着技术的不断进步，食品安全问题仍然层出不穷，在不同层次影响着公众的健康。因此，为了维护公众健康，保证社会持续性发展，一系列先进的卫生管理手段亦不断更新，如 GMP 管理、HACCP 管理体系、ISO 9000 系列标准质量管理体系及 ISO 22000 食品安全管理体系等。在保证食品产品的安全质量时，应当充分综合利用 GMP、HACCP、ISO 9000 系列标准及 ISO 22000 等先进的管理手段，同时结合新修订的《中华人民共和国食品安全法》《食品生产经营日常监督检查管理办法》《食品生产许可审查通则》以及国家食品安全监督管理总局令第 23 号、《食品药品监管总局关于进一步加强食品添加剂生产监管工作的通知》（食药监食监一〔2016〕96 号）等规定的相关要求，严格落实"四个最严"和"四有两责"的要求，督促食品生产企业落实食品安全主体责任，强化对食品生产这一重要环节的监管，切实保障食品产品质量安全。

《食品安全法》规定食品安全监督是县级以上人民政府食品安全监督管理部门根据食品安全风险监测、风险评估结果和食品安全状况等，确定监督管理的重点、方式和频次，实施风险分级管理。企业首先取得食品生产许可，在食品生产加工过程中，市、县级食品安全监督管理部门对食品生产加工过程中原料采购、加工、包装、贮存和运输等环节的场所、设施、人员实施监督管理。其监督检查事项主要包括食品生产者的生产环境条件、进货查验结果、生产过程控制、产品检验结果、贮存及交付控制、不合格产品管理和食品召回、从业人员管理、食品安全事故处置等情况。除前款规定的监督检查事项外，对于保健食品生产环节监督检查事项，还包括生产者资质、产品标签及说明书、委托加工、生产管理体系等情况。具体表现在以下三个方面：

（1）从防止生物、化学、物理污染的角度，对照食品生产通用卫生规范中有关选址、厂区环境、厂房和车间、设施与设备、卫生管理等方面要求，制定防止污染的措施，避免食品生产中发生交叉污染，避免环境给食品生产带来的潜在污染风险，并采取适当的措施将风险降至最低水平。

（2）从防止生产加工过程污染的角度，对照卫生规范中有关食品原料、食品添加剂和食品相关产品质量安全控制、生产过程的关键控制、出厂检验、食品的贮存和运输等方面要求，建立对保证食品安全具有显著意义的关键控制环节的监控制度，切实实施并定期检查，发现问题及时纠正，防范系统性风险发生。

（3）从建立质量安全控制体系的角度，食品生产企业要全面落实卫生规范中有关企业内部管理制度及相应考核标准的建立、产品召回管理、培训和记录、文件管理等方面要求，主动建立完善的企业内部质量安全管理及相应考核制度，并根据生产实际和实施经验不断完善，确保食品从业人员严格按照制度开展生产，并保持相应的记录和文件完整可查，确保对产品从原料采购到产品销售的所有环节都可进行有效追溯。

《食品安全法》第三十四条规定，禁止生产经营下列食品、食品添加剂、食品相关产品：

（1）用非食品原料生产的食品或者添加食品添加剂以外的化学物质和其他可能危害人体健康物质的食品，或者用回收食品作为原料生产的食品。

（2）致病性微生物，农药残留、兽药残留、生物毒素、重金属等污染物质以及其他危害人体健康的物质含量超过食品安全标准限量的食品、食品添加剂、食品相关产品。

（3）用超过保质期的食品原料、食品添加剂生产的食品、食品添加剂。

（4）超范围、超限量使用食品添加剂的食品。

（5）营养成分不符合食品安全标准的专供婴幼儿和其他特定人群的主辅食品。

（6）腐败变质、油脂酸败、霉变生虫、污秽不洁、混有异物、掺假掺杂或者感官性状异常的食品、食品添加剂。

（7）病死、毒死或者死因不明的禽、畜、兽、水产动物肉类及其制品。

（8）未按规定进行检疫或者检疫不合格的肉类，或者未经检验或者检验不合格的肉类制品。

（9）被包装材料、容器、运输工具等污染的食品、食品添加剂。

（10）标注虚假生产日期、保质期或者超过保质期的食品、食品添加剂。

（11）无标签的预包装食品、食品添加剂。

（12）国家为防病等特殊需要明令禁止生产经营的食品。

（13）其他不符合法律、法规或者食品安全标准的食品、食品添加剂、食品相关产品。

第一节 食品生产许可

一、食品生产许可的概念

食品是指各种供人食用或者饮用的成品和原料以及按照传统既是食品又是中药材的物品，但是不包括以治疗为目的的物品。《食品工业基本术语》对食品的定义：可供人类食用或饮用的物质，包括加工食品、半成品和未加工食品，不包括烟草或只作药品用的物质。从食品安全立法和管理的角度，广义的食品涉及的概念还包括：所生产食品的原料，食品原料种植，养殖过程接触的物质和环境，食品的添加物质，所有直接或间接接触食品的包装材料、设施及影响食品原有品质的环境。

生产许可制度是行政许可的一部分，它是保证重要工业产品的质量安全，贯彻国家产业政策，促进社会主义市场经济健康协调发展，对直接关系公共安全、人体健康、生命财产安全的重要工业产品生产企业，进行必备条件核查和产品质量检验，确认其具备稳定生产合格产品的能力，并颁发工业产品生产许可证证书的形式，允许其进行生产的一项行政许可制度。

食品生产许可是在县级以上地方食品安全监督管理部门所负责的本行政区域内，根据食品生产许可管理合法主体的申请，依据法律法规、规章和食品安全国家标准等要求进行审核后，赋予其从事食品安全法律所规定的食品、食品添加剂及食品相关产品的生产资格的行为。在中华人民共和国境内，对从事食品生产活动，必须依法取得食品生产许可。而食品安全监督管理部门按照食品的风险程度对食品生产实施分类许可，实行一企一证的原则，即同一个食品生产者从事食品生产活动，应当取得一个食品生产许可证。

生产许可证的管理机构是食品安全监督管理部门，其可按照食品的风险程度对食品生产实施分类许可；国务院食品安全监督管理部门负责监督指导全国食品生产许可管理工作；县级以上地方食品安全监督管理部门负责本行政区域内的食品生产许可管理工作；省、自治区、直辖市食品安全监督管理部门可以根据食品类别和食品安全风险状况，确定市、县级食品安全监督管理部门的食品生产许可管理权限。保健食品、特殊医学用途配方食品、婴幼儿配方食品的生产许可由省、自治区、直辖市食品安全监督管理部门负责。县级以上地方食品安全监督管理部门实施食品生产许可审查，应当遵守《食品生产许可管理办法》、《食品生产许可审查通则》。企业申请取得食品生产许可，应当符合《食品安全法》的相关规定。县级以上地方人民政府食品安全监管部门依法实施食品生产许可工作，对经审查符合许可条件的企业，发放食品生产许可证书。

但值得注意的是，食品生产许可审核的依据和审查通则通用性和要求均不具体，以定性多定量少，审核尺度难把握，再加上车间设计、设备设施、原料选择、食品的配方、加工工艺、检测仪器及人员等因素都可能影响产品质量。这就会造成不同种类的食品其生产过程中质量控制的差别较大。因此，为保证切实保障食品产品质量安全，不但要加强食品生产环节许可的审核，更要加强对食品生产环节过程的监督和管理。

二、食品生产许可管理产品的范围

食品生产环节中申请食品生产许可，应当按照以下食品类别提出：粮食加工品，食用油、油脂及其制品，调味品，肉制品，乳制品，饮料，方便食品，饼干，罐头，冷冻饮品，速冻食品，薯类和膨化食品，糖果制品，茶叶及相关制品，酒类，蔬菜制品，水果制品，炒货食品及坚果制品，蛋制品，可可及焙烤咖啡产品，食糖，水产制品，淀粉及淀粉制品，糕点，豆制品，蜂产品，保健食品，特殊医学用途配方食品，婴幼儿配方食品，特殊膳食食品，其他食品等。国务院食品安全监督管理部门可以根据监督管理工作需要对食品类别进行调整。

三、食品生产许可申请符合的条件

申请人应按《食品生产通用卫生规范》的要求组织生产，申请许可时应符合的主要条件包括：

（1）具有与生产的食品品种、数量相适应的食品原料处理和食品加工、包装、贮存等场所，保持该场所环境整洁，并与有毒、有害场所及其他污染源保持规定的距离。

（2）具有与生产的食品品种、数量相适应的生产设备或者设施，有相应的消毒、更衣、盥洗、采光、照明、通风、防腐、防尘、防蝇、防鼠、防虫、洗涤以及处理废水、存放垃圾和废弃物的设备或者设施；保健食品生产工艺有原料提取、纯化等前处理工序的，需要具备与生产的品种、数量相适应的原料前处理设备或者设施。

（3）有专职或者兼职的食品安全管理人员和保证食品安全的规章制度。

（4）具有合理的设备布局和工艺流程，防止待加工食品与直接入口食品、原料与成品交叉污染，避免食品接触有毒物、不洁物。

（5）法律、法规规定的其他条件。

此外，对于申请食品添加剂生产许可，应当具备与所生产食品添加剂品种相适应的场所、生产设备或者设施、食品安全管理人员、专业技术人员和管理制度。

四、食品生产许可的审查程序

（一）提出申请

申请食品生产许可，应当先行取得营业执照等合法企业法人、合伙企业、个人独资企业、个体工商户主体资格，并以营业执照载明的主体作为申请人。随后可根据所在地省级食品安全监督管理部门规定的食品生产许可受理权限，向所在地县级以上食品安全监督管理部门提出食品生产许可申请。

1. 申请材料的提交 申请食品生产许可，应当向申请人所在地县级以上地方食品安全监督管理部门提交下列材料：

（1）食品生产许可申请书：主要内容包括组织领导、质量目标、管理职责、人员要求、技术标准、工艺文件、采购制度、采购文件、采购验证制度、过程管理、质量控制、产品防护、检验管理、厂区要求、车间要求、库房要求、生产设备及检验设备等。

（2）营业执照复印件。

（3）食品生产加工场所及其周围环境平面图、各功能区间布局平面图、工艺设备布局图和食品生产工艺流程图。

（4）食品生产主要设备、设施清单。

（5）进货查验记录、生产过程控制、出厂检验记录、食品安全自查、从业人员健康管理、不安全食品召回、食品安全事故处置等保证食品安全的规章制度。

对于申请人委托他人办理食品生产许可申请的，代理人应当提交授权委托书以及代理人的身份证明文件。

对于申请保健食品、特殊医学用途配方食品、婴幼儿配方食品的生产许可，还应当提交与所生产食品相适应的生产质量管理体系文件以及相关注册和备案文件。

2. 对于申请食品添加剂生产许可，应当向申请人所在地县级以上地方食品安全监督管理部门提交下列材料

（1）食品添加剂生产许可申请书。

（2）营业执照复印件。

（3）食品添加剂生产加工场所及其周围环境平面图和生产加工各功能区间布局平面图。

（4）食品添加剂生产主要设备、设施清单及布局图。

（5）食品添加剂安全自查、进货查验记录、出厂检验记录等保证食品添加剂安全的规章制度。

综上所述，申请人应当如实向食品安全监督管理部门提交有关材料和反映真实情况，对申请材料的真实性负责，并在申请书等材料上签名或者盖章。

（二）申请的受理

县级以上地方食品安全监督管理部门对申请人提出的食品生产许可申请，应当根据下列情况分别做出处理：①申请事项依法不需要取得食品生产许可的，应当即时告知申请人不受理。②申请事项依法不属于食品安全监督管理部门职权范围的，应当即时做出不予受理的决定，并告知申请人向有关行政机关申请。③申请材料存在可以当场更正的错误的，应当允许申请人当场更正，由申请人在更正处签名或者盖章，注明更正日期。④申请材料不齐全或者不符合法定形式的，应当当场或者在5个工作日内一次告知申请人需要补正的全部内容。当场告知的，应当将申请材料退回申请人；在5个工作日内告知的，应当收取申请材料并出具收到申请材料的凭据。逾期不告知的，自收到申请材料之日起即为受理。⑤申请材料齐全、符合法定形式或者申请人按照要求提交全部补正材料的，应当受理食品生产许可申请。

县级以上地方食品安全监督管理部门对申请人提出的申请决定予以受理的，应当出具受理通知书；决定不予受理的，应当出具不予受理通知书，说明不予受理的理由，并告知申请人依法享有申请行政复议或者提起行政诉讼的权利。

（三）审查

县级以上地方食品安全监督管理部门应当对申请人提交的申请材料进行审查。需要对申请材料的实质内容进行核实的，应当进行现场核查。对于申请保健食品、特殊医学用途配方食品、婴幼儿配方乳粉生产许可，在产品注册时经过现场核查的，可以不再进行现场核查。

食品安全监督管理部门在食品生产许可现场核查时，可以根据食品生产工艺流程等要求，核查试制食品检验合格报告。在食品添加剂生产许可现场核查时，可以根据食品添加剂品种特点，核查试制食品添加剂检验合格报告、复配食品添加剂组成等。

食品安全监督管理部门可以委托下级食品安全监督管理部门。其监督管理部门应当自收到申请材料之日起 3 个工作日内组成核查组，负责对申请人进行现场核查，并将现场核查决定书面通知申请人及负责对申请人实施食品安全日常监督管理的食品安全监督管理部门。负责对申请人实施食品安全日常监督管理的食品安全监督管理部门或其派出机构应当派出监管人员作为观察员参加现场核查工作。观察员应当支持、配合并全程观察核查组的现场核查工作，但不作为核查组成员，不参与对申请人生产条件的评分及核查结论的判定。核查组应当自接受现场核查任务之日起 10 个工作日内完成现场核查，并将《食品、食品添加剂生产许可核查材料清单》所列的许可相关材料上报审查部门。

现场核查应当由符合要求的核查人员组成核查组进行，成员不得少于 2 人，实行组长负责制，组长由审查部门指定。首先，核查组实施现场核查时，核查人员应当出示有效证件，依据《食品、食品添加剂生产许可现场核查评分记录表》中所列核查项目（生产场所、设备设施、设备布局和工艺流程、人员管理、管理制度及其执行情况，以及按规定需要查验试制产品检验合格报告等），采取核查现场、查阅文件、核对材料及询问相关人员等方法实施现场核查。必要时，核查组可以对申请人的食品安全管理人员、专业技术人员进行抽查考核。其次，核查组长召集核查人员对各自负责的核查项目的评分意见共同研究，汇总核查情况，并将核查情况和申请人的反馈意见进行会商后，根据不同食品类别的现场核查情况分别进行评分判定，并汇总评分结果，形成核查结论，填写《食品、食品添加剂生产许可现场核查报告》。最后，由核查组长宣布核查结论，组织核查人员及申请人在《食品、食品添加剂生产许可现场核查评分记录表》、《食品、食品添加剂生产许可现场核查报告》上签署意见并签名、盖章。申请人拒绝签名、盖章的，核查人员应当在《食品、食品添加剂生产许可现场核查报告》上注明情况。观察员应当在《食品、食品添加剂生产许可现场核查报告》上签字确认。

因申请人下列原因导致现场核查无法正常开展的，核查组应当如实报告审查部门，本次核查按照未通过现场核查做出结论：

（1）不配合实施现场核查的。
（2）现场核查时生产设备设施不能正常运行的。
（3）存在隐瞒有关情况或提供虚假申请材料的。
（4）其他因申请人主观原因导致现场核查无法正常开展的。

因不可抗力原因，或者供电、供水等客观原因导致现场核查无法正常开展的，申请人应当向许可机关书面提出许可中止申请。中止时间应当不超过 10 个工作日，中止时间不计入食品生产许可审批时限。

（四）决定

县级以上地方食品安全监督管理部门应当自受理申请之日起 20 个工作日内做出是否准予行政许可的决定。对于判定结果为通过现场核查的，申请人应当在 1 个月内对现场核查中发现的问题进行整改，并将整改结果向负责对申请人实施食品安全日常监督管理的食品安全监督管理部门书面报告。因特殊原因需要延长期限的，经本行政机关负责人批准，可以延长 10 个工作日，并应当将延长期限的理由告知申请人。

县级以上地方食品安全监督管理部门应当根据申请材料审查和现场核查等情况，对符合条件的，做出准予生产许可的决定，并自做出决定之日起 10 个工作日内向申请人颁发食品生产许可证；对不符合条件的，应当及时做出不予许可的书面决定并说明理由，同时告知申请人依法享有申请行政复议或者提起行政诉讼的权利。

食品添加剂生产许可申请符合条件的，由申请人所在地县级以上地方食品安全监督管理部门依法颁发食品生产许可证，并标注食品添加剂。食品生产许可证发证日期为许可决定做出的日期，有效期为5年。

此外，县级以上地方食品安全监督管理部门认为食品生产许可申请涉及公共利益的重大事项，需要听证的，应当向社会公告并举行听证。

（五）食品生产许可证管理

国务院食品安全监督管理部门负责制定食品生产许可证正本、副本式样。省、自治区、直辖市食品安全监督管理部门负责本行政区域食品生产许可证的印制、发放等管理工作。食品生产许可证分为正本、副本。正本、副本具有同等法律效力。

食品生产许可证应当载明：生产者名称、社会信用代码（个体生产者为身份证号码）、法定代表人（负责人）、住所、生产地址、食品类别、许可证编号、有效期、日常监督管理机构、日常监督管理人员、投诉举报电话、发证机关、签发人、发证日期和二维码。副本还应当载明食品明细和外设仓库（包括自有和租赁）具体地址。生产保健食品、特殊医学用途配方食品、婴幼儿配方食品的，还应当载明产品注册批准文号或者备案登记号；接受委托生产保健食品的，还应当载明委托企业名称及住所等相关信息。

食品生产许可证编号由SC（"生产"的汉语拼音字母缩写）和14位阿拉伯数字组成。数字从左至右依次为：3位食品类别编码、2位省（自治区、直辖市）代码、2位市（地）代码、2位县（区）代码、4位顺序码、1位校验码。

食品生产者应当妥善保管食品生产许可证，不得伪造、涂改、倒卖、出租、出借、转让。

食品生产者应当在生产场所的显著位置悬挂或者摆放食品生产许可证正本。

申请变更的，应当提交食品生产许可变更申请书、食品生产许可证（正本、副本）、变更食品生产许可事项有关的材料以及法律法规规定的其他材料。

第二节　食品原料、食品添加剂和食品相关产品的监管

食品安全问题的解决很大程度上依赖于食品原料在生产过程中的安全控制。因此，食品安全提出了"从农田到餐桌"全过程质量控制的理念。作为食品生产经营企业的主要负责人，应当落实企业食品安全管理制度，对本企业的食品安全工作全面负责。

食品原料是食品加工的基础。对食品原料、食品添加剂和食品相关产品等物料的采购和使用的有效管理，是确保物料合格、保证最终食品产品安全的先决条件。食品生产者对于食品原料、食品添加剂、食品相关产品，应当查验供货者的许可证和产品合格证明；对无法提供合格证明的食品原料，应当按照食品安全标准进行检验；不得采购或者使用不符合食品安全标准的食品原料、食品添加剂、食品相关产品。

一、食品生产过程中原料采购、原料验收、投料等原料的控制

作为食品生产经营企业的主要负责人，应建立食品原料的采购、原料验收、投料、运

输和贮存管理制度，确保所使用的食品原料符合国家有关要求。①建立食品原料进货查验记录制度，如实记录食品原料的名称、规格、数量、生产日期或者生产批号、保质期、进货日期以及供货者名称、地址、联系方式等内容，并保存相关凭证。记录和凭证保存期限不得少于产品保质期满后 6 个月；没有明确保质期的，保存期限不得少于两年。②采购的食品原料应当查验供货者的许可证和产品合格证明文件；对无法提供合格证明文件的食品原料，应当依照食品安全标准进行检验。食品原料必须经过验收合格后方可使用，不得将任何危害人体健康和生命安全的物质添加到食品中。经验收不合格的食品原料应在指定区域与合格品分开放置并明显标记，并应及时进行退、换货等处理。③对于加工前的原料应进行感官检验，必要时进行实验室检验；检验发现涉及食品安全项目指标异常的，不得使用；只应使用确定适用的食品原料。④食品原料的运输及贮存应避免日光直射、备有防雨防尘设施；根据食品原料的特点和卫生需要，必要时还应具备保温、冷藏、保鲜等设施。⑤食品原料运输工具和容器应保持清洁、维护良好，必要时应进行消毒。食品原料不得与有毒、有害物品同时装运，避免污染食品原料。⑥食品原料仓库应设专人管理，建立管理制度，定期检查质量和卫生情况，及时清理变质或超过保质期的食品原料。⑦仓库出货顺序应遵循先进先出的原则，必要时应根据不同食品原料的特性确定出货顺序。⑧对于采购文件而言，应查阅申报产品涉及各原辅材料的采购文件（如采购合同、购货发票或收据、采购清单、采购计划、紧急采购的审批文件、退货或处置记录等），重点查阅主要原材料、食品添加剂的采购文件，评价采购结果和采购计划的一致性和制度规定符合性。⑨对于采购验证制度而言，申报材料中罗列的原辅材料应在国家法律法规、标准允许使用的材料范围内。且生产现场存储和使用的原辅材料、包装材料要一致；对于采购回收食品作为原料，采购验证不合格的原辅材料应与合格品严格区分并妥善处理。⑩对于投料而言，要现场询问投料人员如何对使用原料进行计量控制，检查是否如实填写投料记录表。检查企业是否使用不符合国家标准和卫生部公告要求的添加物质。在上述管理的基础上，还应加强以下五个方面监管：

1. 建立健全食品生产过程中原料的管理机制　食品原料的生产源头治理、强化农业投入品的监管和构建农资监管长效机制是农业部对放心农资进入食品原料生产的重要措施。许多国家加强食品原料生产农资管理的核心问题是建立有害农资化学品风险评估和风险管理制度。因此，必须建立适合我国情况的农资化学品风险评估体系，可将风险评估结果作为制定风险管理对策的依据，确保有害农资化学品的使用量和残留限量低于某种允许水平，从而将可能引起的风险降至最低。

2. 加强对疫病疫情及微生物风险的控制　食品的致病性微生物、农药残留、兽药残留、生物毒素、重金属等污染物质以及其他危害人体健康物质的污染及食源性疾病时有发生。违禁药物、抗生素、重金属残留超标、产品免疫等安全性问题十分突出。因此，对动物食品原料和农场、牧场生产源头对人体的侵害环节控制至关重要。而这一控制环节也是 HACCP 系统环境全过程控制食品安全的关键控制点之一。为此，由医学、农业、食品、营养、生物、环境等方面的专家组成的食品安全风险评估专家委员会，应当运用科学方法，通过对源头生产过程进行动物疫病疫情及微生物监测，根据食品安全风险监测信息、科学数据及有关信息，对食品中生物性、化学性和物理性危害因素进行风险评估，找出对最终产品的安全性有影响的关键环节，改善操作管理，加强预防性措施，确保生产出的畜产品原料的安全可靠，如建立动物户籍制度，严格动物宰前检验制度等。

3. 加强产地环境危害因素的监测与控制　　由于农业与畜牧业对化学品的过度依赖，致使农业生态环境不断恶化，食品成分中的污染物有增无减。食品安全监督管理等部门应加强食品安全的宣传教育，普及食品安全知识及科学使用投入化学品知识，鼓励社会组织、基层群众性自治组织、食品生产经营者开展食品安全法律、法规以及食品安全标准和知识的普及工作，建立规范的农产品质量安全标准体系，开展食品原料产地环境、农业投入品和农产品质量安全的检测，推行无公害农产品、绿色食品、有机食品标准化的综合示范区、养殖小区、示范农场。规范原料产品生产基地建设，强化疫情时规定动物疫病区的管理，积极开展农产品和食品认证工作，推广"公司+基地+标准化"模式。推广绿色或可持续的生产技术，尽可能依靠有机肥、作物轮作、种植豆科作物并合理使用化肥，利用生物技术和物理方法控制作物病虫害。食用农产品生产者应当按照食品安全标准和国家有关规定使用农药、肥料、兽药、饲料和饲料添加剂等农业投入品，严格执行农业投入品使用安全间隔期或者休药期的规定，不得使用国家明令禁止的农业投入品。禁止将剧毒、高毒农药用于蔬菜、瓜果、茶叶和中草药材等国家规定的农作物。推广应用高效低毒低残留农药和生物农药，并严格执行农业投入品使用安全间隔期或者休药期的规定。原料中真菌毒素、污染物残留、农药残留、致病菌限量应符合 GB 2761、GB 2762、GB 2763 和 GB 29921 要求。

4. 建立食品安全全程追溯制度，加强食品原料监控体系的建立　　食品安全全程追溯制度是指国家食品生产经营者采用信息化手段采集、留存生产经营信息，从而进行追踪溯源的一种食品安全追溯体系；食品原料监控体系，就是要形成并完善关于食品的生产环境、质量认证、监督管理、市场流通等方面的全过程食品原料控制体系。实行食品安全全程追溯制度，建立和完善食品安全可追溯系统是食品安全管理的一项重要手段。食品溯源最初是由欧盟为应对疯牛病（BSE）问题于 1997 年开始逐步建立起来的。食品法典委员会的一个特别委员会对可追踪系统的定义表述为"食品市场各个阶段信息流的连续性保障体系"，实行该制度，食品的来源地以及生产流程可从电脑中调出，消费者可以掌握供方信息并决定购买意愿。强化了产业链各企业的责任，有安全隐患的企业将被迫退出市场，而生产质量好的企业也可以建立信誉。溯源制度也可以事先预测危害的原因与风险的程度，从而可以通过管理将生产过程中的风险降低到最低水平。我国《食品召回管理办法》中也规定，在中华人民共和国境内，食品生产者发现其生产的食品不符合食品安全标准或者有证据证明可能危害人体健康的，应当立即停止生产，采取通知或者公告的方式告知相关食品生产经营者停止生产经营、消费者停止食用、召回和处置信息，监督食品生产经营者落实主体责任，并采取必要的措施防控食品安全风险。尽管如此，我国农产品的出口曾也蒙受很大损失，这与我国目前出口食品原料监控体系还不够健全，部分产品食品卫生标准与食品法典委员会（CAC）相应的标准相比还存在差距有关。故应尽快制定或修订与世界食品标准相适应的产品标准体系和制定符合国际标准的食品原料监控体系，以保证我国的食品安全。

5. 不断完善农产品检测技术的国际化、标准化，保障我国食品原料的安全性　　依据国际标准化组织（ISO）、食品法典委员会（CAC）、国际动物卫生组织（OIE）、国际植物保护公约（IPPC）、国际乳品联合（IDF）等国际性标准化组织的食品安全标准。我国现有与农业有关的各类农业相关标准 8500 多个，其中，国家标准 2000 多个，行业标准约 2500 个，地方标准 4000 多个。农业标准化是社会化大生产的必然产物，是农业产业化的必由之路，对于提高食品原料的质量和综合效益、规范农产品市场、优化农业结构将起到显著的促进作用。建立简便易行的快速监测方法。例如,在化学性危害的检测方面,国际上特别是美国、欧盟等发达国家通行的做法是按一定的规范对受检产品取样进行快速检验。这种快速筛选的方法,如酶联免疫法、放射免疫法、受体传感器法、金(荧光素)标记法、CDNA 标记探针法等一般是在非实验室的条件下在现场对样品进行筛检,只要检验结果为阳性,受检食品就不允许上市,从而保障食品原料的安全性。

二、食品生产过程中食品添加剂的控制

食品添加剂是指经国务院卫生行政部门批准并以标准、公告等方式公布的可以作为改善食品品质和色、香、味以及为防腐、保鲜和加工工艺的需要而加入食品的人工合成或者天然物质。对于食品生产过程中食品添加剂的控制,在上述食品生产过程中原料采购、原料验收、投料等原料的控制的基础上,食品添加剂生产者在食品的生产过程中使用的食品添加剂还应符合 GB2760 食品安全国家标准。

(1) 食品添加剂生产者应当建立食品添加剂出厂检验记录制度,查验出厂产品的检验合格证和安全状况,如实记录食品添加剂的名称、规格、数量、生产日期或者生产批号、保质期、检验合格证号、销售日期以及购货者名称、地址、联系方式等相关内容,并保存相关凭证。记录和凭证保存期限不得少于产品保质期满后 6 个月;没有明确保质期的,保存期限不得少于两年。

(2) 食品添加剂经营者采购食品添加剂,应当依法查验供货者的许可证和产品合格证明文件,如实记录食品添加剂的名称、规格、数量、生产日期或者生产批号、保质期、进货日期以及供货者名称、地址、联系方式等内容,并保存相关凭证。记录和凭证保存期限与上述相同。食品添加剂必须经过验收合格后方可使用。

(3) 运输食品添加剂的工具和容器应保持清洁、维护良好,并能提供必要的保护,避免污染食品添加剂。

(4) 食品添加剂的储藏应有专人管理,定期检查质量和卫生情况,及时清理变质或超过保质期的食品添加剂。

(5) 仓库出货顺序应遵循先进先出的原则,必要时应根据食品添加剂的特性确定出货顺序。

(6) 食品添加剂应当有标签、说明书,并在标签、说明书上载明《食品安全法》所规定的事项:①食品添加剂产品名称、规格和净含量。②生产者名称、地址和联系方式。③成分或者配料表。④生产日期、保质期限或安全使用期限。⑤储存条件。⑥产品标准代号。⑦生产许可证编号。⑧食品安全标准规定的和国务院卫生行政部门公告批准的使用范围、使用量和使用方法。⑨食品添加剂应当有包装并保证食品添加剂不被污染。法律法规或者相关标准规定必须标注的其他事项。⑩对于受他人委托加工食品添加剂的,受委托生产者应当具有委托生产范围内的食品添加剂生产许可证。

(7) 委托加工的食品添加剂,除应当按照产品质量和食品安全法律法规以及本规定的要求进行食品添加剂标识标注外,还应标明受委托生产者的名称、地址和联系方式等内容。

三、食品生产过程中食品相关产品的控制

县级以上食品安全监督管理部门负责食品相关产品的监督管理,主要监督内容包括:

采购食品包装材料、容器、洗涤剂、消毒剂等食品相关产品应当查验产品的合格证明文件，实行许可管理的食品相关产品还应查验供货者的许可证。食品包装材料等食品相关产品必须经过验收合格后方可使用；运输食品相关产品的工具和容器应保持清洁、维护良好，并能提供必要的保护，避免污染食品原料和交叉污染；食品相关产品的储存应有专人管理，定期检查质量和卫生情况，及时清理变质或超过保质期的食品相关产品。仓库出货顺序应遵循先进先出的原则。食品原料、食品添加剂和食品包装材料等进入生产区域时应有一定的缓冲区域或外包装清洁措施，以降低污染风险；对于盛装食品原料、直接接触食品的包装材料的包装或容器，其材质应稳定、无毒无害，不易受污染，符合卫生要求。原辅材料的采购管理制度（包括外协加工、委托服务）应涵盖申报产品涉及的所有原辅材料。

第三节 生产工序、设备、贮存、包装等生产关键环节控制

生产工序、设备、贮存、包装等生产关键环节控制是以《食品安全法》及其实施条例对食品的规定的内容为依据，立足我国食品行业生产现状，借鉴国际组织和发达国家食品安全监督和管理的先进措施，强化食品生产者是食品安全第一责任人的原则下，充分发挥食品企业的主观能动性，自主加强食品生产全过程的食品安全监管。并通过危害分析方法明确生产过程中的食品安全关键环节，设立食品安全关键环节的控制措施。在关键环节所在区域，配备相关的文件以落实控制措施，如配料（投料）表、岗位操作规程等。主要监管的内容包括控制在生产工序、设备、贮存、包装等环节中可能造成的生物、化学、物理污染以及对设计布局、设施设备、材质和卫生管理要求的控制。其主要目的是提升对初级生产、设计及设施、操作的控制、维护和卫生、个人卫生、运输、产品信息和消费者的意识、培训等生产过程各个环节的质量要求，达到既能满足食品生产环节者和食品行业食品安全管理的需要，又指引和推动食品行业整体食品安全质量与管理水平的提升。国家鼓励食品生产经营企业符合良好生产规范（GMP 或 GHP）要求，实施危害分析与关键控制点体系（HACCP），提高食品安全管理水平。

对于食品生产经营企业，应高度重视生产工序、设备、储存、包装等食品生产环节过程中的潜在危害控制，通过危害分析与关键控制点体系（HACCP）明确生产过程中的食品安全关键环节（如杀菌环节、配料环节、异物检测探测环节等），并通过科学依据或行业经验，设立食品安全关键质量控制点的控制程序及作业指导书中各关键控制参数（包括经验参数）（图 8-1）。以加强食品生产环节过程中的生物性污染、化学污染、物理性污染的风险控制。

一、生物污染的控制

微生物监控包括环境微生物监控和加工中的过程监控。微生物是造成食品污染、腐败变质的重要原因。企业应依据食品安全法规和标准，结合生产实际情况确定微生物监控指标限值、监控时点和监控频次。企业应根据原料、产品和工艺的特点，针对生产设备和环境制定有效的清洁消毒制度，降低微生物污染的风险，做好食品加工过程微生物控制，同时通过对微生物监控的方式验证和确保实施清洁消毒制度，如实记录；及时验证消毒效果，

发现问题及时纠正，以确认所采取的清洁、消毒措施能够有效达到控制微生物的目的。

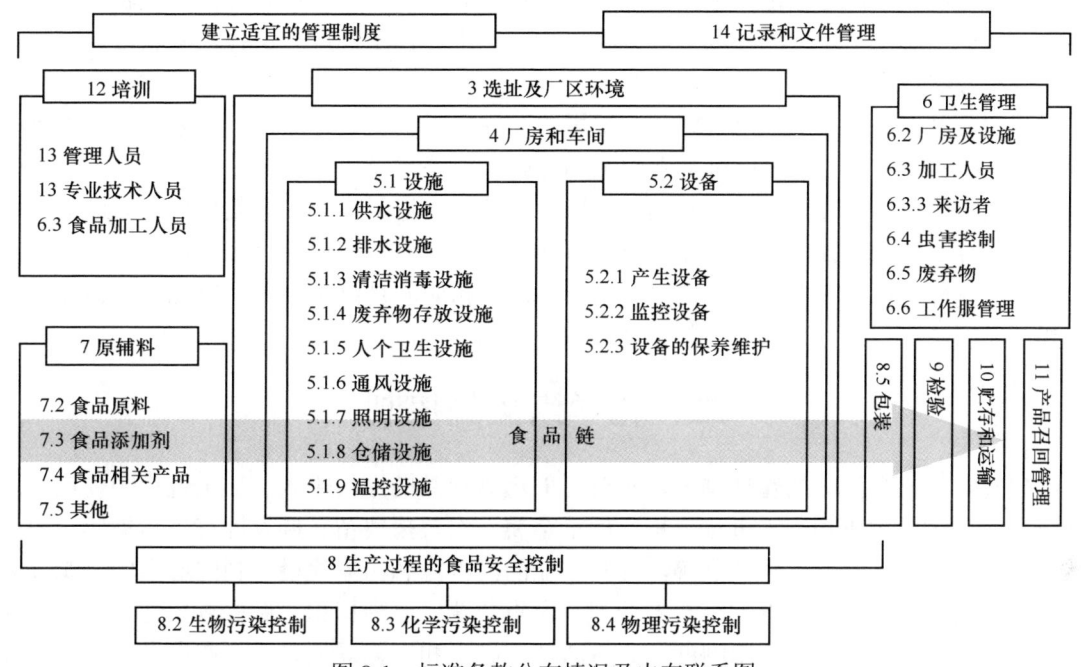

图 8-1 标准条款分布情况及内在联系图

对于微生物的监控，根据产品特点确定关键控制环节进行微生物监控；必要时应建立食品加工过程的微生物监控程序，包括生产环境的微生物监控和过程产品的微生物监控（图 8-2）。食品加工过程的微生物监控程序应包括：微生物监控指标、取样点、监控频率、取样和检测方法、评判原则和整改措施等。微生物监控应包括致病菌监控和指示菌监控，食品加工过程的微生物监控结果应能反映食品加工过程中对微生物污染的控制水平。监控指标主要以指示微生物（如菌落总数、大肠菌群、真菌酵母菌或其他指示菌）为主，配合必要的致病菌。监控对象包括食品接触表面、与食品或食品接触表面邻近的接触表面、加工区域内的环境空气、加工中的原料、半成品，以及产品、半成品经过工艺杀菌后微生物容易繁殖的区域。

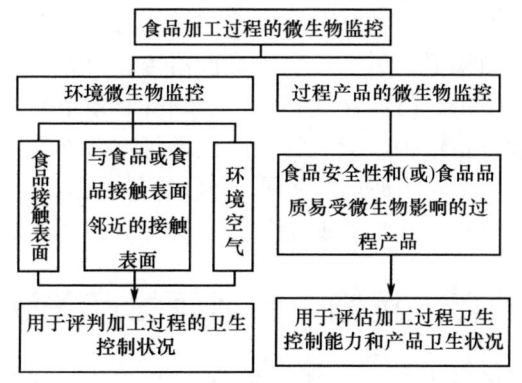

图 8-2 食品加工过程的微生物监控对象及监控作用

首先，对于微生物的监控，在采样方案中通常包含一个已界定的最低采样量，若有证据表明产品被污染的风险增加，应针对可能导致污染的环节，细查清洁、消毒措施执行情况，并适当增加采样点数量、采样频次和采样量。对于环境监控，通常在接触表面涂抹取样为主，空气监控主要为沉降取样，检测方法应基于监控指标进行选择，参照相关项目的标准检测方法进行检测。

其次，对于监控结果，应依据企业积累的监控指标限值进行评判环境微生物应处于可控状态，环境微生物监控限值可基于微生物控制的效果以及对产品食品安全性的影响来确定。当卫生指示菌监控结果出现波动时，应当从清洁、消毒措施的失效角度方面进行考虑评估，同时应增加监控的频次。如检测出致病菌时，应对致病菌进行溯源，找出致病菌出现的环节和部位，并采取有效的清洁、消毒措施，预防和杜绝类似情形发生，确保环境卫生和产品安全。

二、化学污染的控制

建立防止化学污染的管理制度，应对可能污染食品的原料带入、加工过程中使用、污染或产生的化学物质等因素进行分析，如重金属、农兽药残留、持续性有机污染物、卫生清洁用化学品和实验室化学试剂等，分析可能的污染源和污染途径，制定适当的控制计划和控制程序。如对清洁消毒剂等专人管理，定点放置，清晰标识，做好领用记录；建立清洁剂、消毒剂等化学品的使用制度。除清洁消毒必需和工艺需要，不应在生产场所使用和存放可能污染食品的化学制剂。建立食品添加剂和食品工业用加工助剂的使用制度，按照 GB 2760 的要求使用食品添加剂。生产设备上可能直接或间接接触食品的活动部件若需润滑，应当使用食用油脂或能保证食品安全要求的其他油脂；对于食品添加剂、清洁剂、消毒剂等均应采用适宜的容器妥善保存，且应明显标示、分类储存；领用时应准确计量、作好使用记录。不得在食品加工中添加食品添加剂以外的非食用化学物质和其他可能危害人体健康的物质。并关注食品在加工过程中可能产生有害物质的情况，对其进行控制计划和控制程序，有效措施减低其风险。

三、物理污染的控制

在控制物理污染方面，建立防止异物污染的管理制度，注重异物管理，如玻璃、金属、砂石、毛发、木屑、塑料等，分析可能的污染源和污染途径，并制定相应的控制计划和控制程序。采取设置筛网、捕集器、磁铁、金属检查器等避免异物、异味、碎屑等污染食品装置和穿着工作服、灯具防护、门窗管理和虫害控制等有效措施，降低金属或其他异物污染食品的风险。通过采取设备维护、卫生管理、现场管理、外来人员管理及加工过程监督等措施，最大程度地降低食品受到玻璃、金属、塑胶等异物污染的风险。当进行现场维修、维护及施工等工作时，应采取适当措施避免异物、异味、碎屑等污染食品。

四、食品贮存、运输、包装等生产关键环节控制

食品贮存应根据食品的特点和卫生需要选择适宜的贮存、运输条件，必要时应配备保温、冷藏、保鲜等设施。不得将食品与有毒、有害或有异味的物品一同贮存运输。应建立和执行适当的仓储制度，发现异常应及时处理。贮存、运输和装卸食品的容器、工具和设

备应当安全、无害，保持清洁，降低食品污染的风险。贮存和运输过程中应避免日光直射、雨淋、显著的温湿度变化和剧烈撞击等，防止食品受到不良影响。

对于食品的包装而言，包装材料的选择应遵循各类食品包装材料相关标准的要求，食品包装应能在正常的贮存、运输、销售条件下最大限度地保护食品的安全性和食品品质。使用包装材料时应核对标识，避免误用；应如实记录包装材料的使用情况。预包装食品要遵循《预包装食品标签通则》（GB 7718—2011）规定进行包装和标示。食品标签是向消费者传递产品信息的载体。做好预包装食品标签管理，既是维护消费者权益、保障行业健康发展的有效手段，也是实现食品安全科学管理的需求。

（一）预包装食品的概念及内容

根据《食品安全法》和《定量包装商品计量监督管理办法》，参照以往食品标签管理经验，本标准将"预包装食品"定义为：预先定量包装或者制作在包装材料和容器中的食品，包括预先定量包装以及预先定量制作在包装材料和容器中并且在一定限量范围内具有统一的质量或体积标志的食品。而可食用包装物是指由食品制成的，既可以食用又承担一定包装功能的物质。这些包装物容易和被包装的食品一起被食用，因此应在食品配料表中标示其原料。对于已有相应的国家标准和行业标准的可食用包装物，当加入量小于预包装食品总量25%时，可免于标示该可食用包装物的原始配料。

预包装食品首先应当预先包装，此外包装上要有统一的质量或体积的标示。预包装食品主要包括三方面内容。

1. 直接提供给消费者的预包装食品 一是生产者直接或通过食品经营者（包括餐饮服务）提供给消费者的预包装食品；二是既提供给消费者，也提供给其他食品生产者的预包装食品。进口商经营的此类进口预包装食品也应按照上述规定执行。

2. 非直接提供给消费者的预包装食品 一是生产者提供给其他食品生产者的预包装食品；二是生产者提供给餐饮业作为原料、辅料使用的预包装食品。进口商经营的此类进口预包装食品也应按照上述规定执行。

3. 不属于本标准管理的标示标签 一是散装食品标签；二是在储藏运输过程中以提供保护和方便搬运为目的的食品储运包装标签；三是现制现售食品标签。以上情形也可以参照本标准执行。

（二）预包装食品的基本要求

预包装食品的基本要求主要包括"五应三不应两同时"及"两强制和一个销售单元"。五应要求：应符合法律、法规的规定，并符合相应食品安全标准的规定；应清晰、醒目、持久，应使消费者购买时易于辨认和识读；应通俗易懂、有科学依据，不得标示封建迷信、色情、贬低其他食品或违背营养科学常识的内容；应真实、准确，不得以虚假、夸大、使消费者误解或欺骗性的文字、图形等方式介绍食品，也不得利用字号大小或色差误导消费者；应使用规范的汉字（商标除外）。具有装饰作用的各种艺术字，应书写正确，易于辨认。三不应要求：不应直接或以暗示性的语言、图形、符号，误导消费者将购买的食品或食品的某一性质与另一产品混淆；不应标注或者暗示具有预防、治疗疾病作用的内容，非保健食品不得明示或者暗示具有保健作用；不应与食品或者其包装物（容器）分离。两同时要求：可以同时使用拼音或少数民族文字，拼音不得大于相应汉字；可以同时使用外文，但应与中文有对应关系（商标、进口食品的制造者和地址、国外经销者的名称和地址、网址除外）。所有外文不得大于相应的汉字（商标除外）。两强制要求：预包装食品包装物或包装容器最大表面面积大于 $35cm^2$ 时（最大表面面积计算方法见附录 A），强制标示内容的文字、符号、数字的高度不得小于 1.8mm；若外包装易于开启识别或透过外包装物能清晰地识别内包装物（容器）上的所有强制标示内容或部分强制标示内容，可不在外包装物上重复标示相应的内容；否则应在外包装物上按要求标示所有强制标示内容。一个销售单元的要求：一个销售单元的包装中含有不同品种、多个独立包装可单独销售的食品，每件独立包装的食品标志应当分别标注。

（三）预包装食品的标示内容

直接提供给消费者的预包装食品，所有事项均在标签上标示，包括食品名称、配料表、净含量和规格、生产者和（或）经销者的名称、地址和联系方式、生产日期和保质期、储存条件、食品生产许可证编号、产品标准代号及其他需要标示的内容。非直接向消费者提供的预包装食品标签上必须标示食品名称、规格、净含量、生产日期、保质期和储存条件，其他内容如未在标签上标注，则应在说明书或合同中注明。不属于本标准管理的标示标签标示内容可参考上述两种预包装食品标准执行。

1. 食品名称 通常是指国家标准、行业标准、地方标准中规定的食品名称或食品分类名称。若上述名称有多个时，可选择其中的任意一个或不引起歧义的等效的名称；在没有标准规定的情况下，应使用能够帮助消费者理解食品真实属性的常用名称或通俗名称。食品名称能够反映食品本身固有的性质、特性、特征，具有明晰产品本质、区分不同产品的作用。

2. 配料表 应以"配料"或"配料表"为引导词。当加工过程中所用的原料已改变为其他成分（如酒、酱油、食醋等发酵产品）时，可用"原料"或"原料与辅料"代替"配料"、"配料表"，并按本标准相应条款的要求标示各种原料、辅料和食品添加剂。加工助剂不需要标示。各种配料应按制造或加工食品时加入量的递减顺序一一排列；加入量不超过 2%的配料可以不按递减顺序排列。

如果某种配料是由两种或两种以上的其他配料构成的复合配料（不包括复合食品添加剂），应在配料表中标示复合配料的名称。复合配料在配料表中的标示分以下两种情况：①如果直接加入食品中的复合配料已有国家标准、行业标准或地方标准，并且其加入量小于食品总量的 25%，则不需要标示复合配料的原始配料。加入量小于食品总量 25%的复合配料中含有的食品添加剂，若符合《食品添加剂使用标准》（GB2760）规定的带入原则且在最终产品中不起工艺作用的，不需要标示，但复合配料中在终产品起工艺作用的食品添加剂应当标示。推荐的标示方式为：在复合配料名称后加括号，并在括号内标示该食品添加剂的通用名称，如"酱油（含焦糖色）"；②如果直接加入食品中的复合配料没有国家标准、行业标准或地方标准，或者该复合配料已有国家标准、行业标准或地方标准且加入量大于食品总量的 25%，则应在配料表中标示复合配料的名称，并在其后加括号，按加入量的递减顺序一一标示复合配料的原始配料，其中加入量不超过食品总量 2%的配料可以不按递减顺序排列。

进口预包装食品外文配料表的内容均须在中文配料表中有对应内容，原产品外文配料表中没有标注，但根据我国的法律、法规和标准应当标注的内容，也应标注在中文配料表中（包括食品生产加工过程中加入的水和单一原料等）。

3. 净含量和规格 净含量标示由净含量、数字和法定计量单位组成。标示位置应与食品名称在包装物或容器的同一展示版面。所有字符高度（以字母 L、kg、g 等计）应符合表 8-1 所示。"净含量"与其后的数字之间可以用空格或冒号等形式区隔。"法定计量单位"分为体积单位和质量单位。固态食品只能标示质量单位，液态、半固态、黏性食品可以选择标示体积单位或质量单位。

表 8-1 净含量字符的最小高度

净含量（Q）的范围	字符的最小高度（mm）
$Q\leq 50$ ml；$Q\leq 50$ g	2
50 ml$<Q\leq 200$ ml；50 g$<Q\leq 200$ g	3
200 ml$<Q\leq 1$ l；200 g$<Q\leq 1$ kg	4
$Q>1$ kg；$Q>1$ L	6

关于规格的标示：单件预包装食品的规格等同于净含量，可以不另外标示规格，可以标示为净含量（或净含量/规格）：450g；预包装内含有若干同种类预包装食品时，净含量和规格的具体标示为净含量（或净含量/规格）：40g×5；预包装食品内含有若干不同种类预包装食品时，净含量（或净含量/规格）可标示为：200g（A 产品 40g×3，B 产品 40g×2）。

4. 生产者和（或）经销者的名称、地址和联系方式 生产者名称和地址应当是依法登记注册、能够承担产品安全质量责任的生产者的名称、地址。有下列情形之一的，应按下列要求予以标示。①依法独立承担法律责任的集团公司、集团公司的子公司，应标示各自的名称和地址。②不能依法独立承担法律责任的集团公司的分公司或集团公司的生产基地，应标示集团公司和分公司（生产基地）的名称、地址；或仅标示集团公司的名称、地址及产地，产地应当按照行政区划标注到地市级地域。③受其他单位委托加工预包装食品的，应标示委托单位和受委托单位的名称和地址；或仅标示委托单位的名称和地址及产地，产地应当按照行政区划标注到地市级地域。④依法承担法律责任的生产者或经销者的联系方式应标示以下至少一项内容：电话、传真、网络联系方式等，或与地址一并标示的邮政地址。⑤进口预包装食品应标示原产国或原产地区的名称，以及在中国依法登记注册的代理商、进口商或经销者的名称、地址和联系方式；可不标示生产者的名称、地址和联系方式。原有外文的生产者的名称地址等不需要翻译成中文。

产地指食品的实际生产地址，是特定情况下对生产者地址的补充。如果生产者的地址就是产品的实际产地，或者生产者与承担法律责任者在同一地市级地域，则不强制要求标示"产地"项。以下情况应同时标示"产地"项：一是由集团公司的分公司或生产基地生产的产品，仅标示承担法律责任的集团公司的名称、地址时，应同时用"产地"项标示实际生产该产品的分公司或生产基地所在地域；二是委托其他企业生产的产品，仅标示委托企业的名称和地址时，应用"产地"项标示受委托企业所在地。食品产地可以按照行政区划标示到直辖市、计划单列市等副省级城市或者地级城市。地级市的界定按国家有关规定执行。

联系方式是依法承担法律责任的生产者或经销者的有效联系方式。联系方式应至少标示以下内容中的一项：电话（热线电话、售后电话或销售电话等）、传真、电子邮件等网络联系方式、与地址一并标示的邮政地址（邮政编码或邮箱号等）。

5. 生产日期和保质期 生产日期是指预包装食品形成最终销售单元的日期。预包装食品的生产日期和保质期应清晰标示，标示日期应按年、月、日的顺序，如果不按此顺序标示，应注明日期标示顺序。日期标示不得另外加贴、补印或篡改日期中年、月、日可用空格、斜线、连字符、句点等符号分隔，或不用分隔符。年代号一般应标示 4 位数字，小包装食品也可以标示 2 位数字。月、日应标示 2 位数字。日期的标示可以有如下形式：2016 年 9 月 10 日；2016 09 10；2016/09/10；20160910。

当同一预包装内含有多个标示了生产日期及保质期的单件预包装食品时，外包装上标示的保质期应按最早到期的单件食品的保质期计算。外包装上标示的生产日期应为最早生产的单件食品的生产日期，或外包装形成销售单元的日期；也可在外包装上分别标示各单件装食品的生产日期和保质期。进口预包装食品应根据保质期和最佳食用日期，以加贴、补印等方式如实标示生产日期。

销售单元包含若干标示了生产日期及保质期的独立包装食品时，外包装上的生产日期和保质期的标示可以选择以下三种方式之一标示：一是生产日期标示最早生产的单件食品的生产日期，保质期按最早到期的单件食品的保质期标示；二是生产日期标示外包装形成销售单元的日期，保质期按最早到期的单件食品的保质期标示；三是在外包装上分别标示各单件食品的生产日期和保质期。

保质期的标示：保质期可以有如下标示形式：最好在……之前食（饮）用；……之前食（饮）用最佳；……之前最佳；此日期前最佳……；此日期前食（饮）用最佳……；保质期（至）……；保质期××个月（或××日，或××天，或××周，或×年）。

6. 贮存条件 预包装食品标签应标示贮存条件：可以标示"贮存条件"、"贮藏条件"、"贮藏方法"等标题，或不标示标题。

储存条件可以有如下标示形式：①常温（或冷冻，或冷藏，或避光，或阴凉干燥处）保存；②××～××℃保存；请置于阴凉干燥处；③常温保存，开封后需冷藏；④温度：≤××℃，湿度：≤××%。

7. 食品生产许可证编号、产品标准代号 预包装食品标签应标示食品生产许可证编号及 SC 标志，标示形式按照相关规定执行。

产品标准代号：应当标示产品所执行的标准代号和顺序号，可以不标示年代号。产品标准可以是食品安全国家标准、食品安全地方标准、食品安全企业标准或其他国家标准、行业标准、地方标准和企业标准。标题可以采用但不限于这些形式：产品标准号、产品标准代号、产品标准编号、产品执行标准号等。

（四）预包装食品标示内容的监管

食品和食品添加剂与其标签、说明书的内容与预包装食品的标示内容不相符的，不得上市销售。食品经营者应当按照食品标签标示的警示标志、警示说明或者注意事项的要求销售食品。

（五）设备和贮存生产关键环节控制遵循食品良好生产规范

具体参见第三章。

五、不合格食品监督检查

《中华人民共和国产品质量法》规定，监督抽查产品质量不合格，由实施监督抽查的产品质量监督部门责令其生产者、销售者限期改正。逾期不改正的，由省级以上人民政府产品质量监督部门予以公告；公告后经复查仍不合格的，责令停业，限期整顿；整顿期满后经复查产品仍不合格的，吊销营业执照。监督抽查的产品有严重质量问题的，按照《中华人民共和国产品质量法》有关规定进行处罚。主要从以下三个方面进行检查：

（1）检查企业建立并保存不合格食品原料、食品添加剂、食品相关产品处理记录；对照企业进货验收记录，检查企业对采购的不合格食品原料、食品添加剂、食品相关产品的处理情况。

（2）检查企业建立并保存生产不合格产品处理记录；查阅出厂检验记录台账、委托检验报告、监督抽查报告，检查企业对生产的不合格产品的有效处理及不合格产品出厂销售的情况。

（3）检查各级食品安全监管部门对企业的监督抽查和检查发现的不合格情况，以及企业采取了哪些整改措施。

六、加强食品生产经营管理，落实食品召回管理办法

食品召回可以消除缺陷产品造成危害的风险，保障消费者的身体健康和生命安全，体现了食品生产环节经营者是保障食品安全第一责任人的管理要求。根据《食品安全法》及其实施条例等法律法规的规定，在中华人民共和国境内，食品生产经营者应当依法承担食品安全第一责任人的义务，建立健全相关管理制度，收集、分析食品安全信息，依法履行不安全食品的停止生产经营、召回和处置义务。县级以上食品安全监督管理部门组织应建立由医学、毒理、化学、食品、法律等相关领域专家组成的食品安全专家库，为不安全食品的停止生产经营、召回和处置提供专业支持。不安全食品是指食品安全法律法规规定禁止生产经营的食品以及其他有证据证明可能危害人体健康的食品。

《食品召回管理办法》规定食品生产经营者发现其生产经营的食品属于不安全食品的，应当立即停止生产经营，采取通知或者公告的方式告知相关食品生产经营者停止生产经营、消费者停止食用，并采取必要的措施防控食品安全风险，并按照召回计划召回不安全食品，其主要内容包括：食品生产者的名称、住所、法定代表人、具体负责人、联系方式等基本情况；食品名称、商标、规格、生产日期、批次、数量及召回的区域范围；召回原因及危害后果；召回等级、流程及时限；召回通知或者公告的内容及发布方式；相关食品生产经营者的义务和责任；召回食品的处置措施、费用承担情况和召回的预期效果。食品生产经营者通过自检自查、公众投诉举报、经营者和监督管理部门告知等方式知悉其生产经营的食品属于不安全食品的，应当主动召回；对于应当主动召回不安全食品而没有主动召回的，县级以上食品安全监督管理部门可以责令其召回。县级以上地方食品安全监督管理部门可以对食品生产经营者停止生产经营、召回和处置不安全食品情况进行现场监督检查。根据食品安全风险的严重和紧急程度，食品召回分为三级：

1. 一级召回 食用后已经或者可能导致严重健康损害甚至死亡的，食品生产者应当在知悉食品安全风险后 24 小时内启动召回，并向县级以上地方食品安全监督管理部门报告召回计划。食品生产者应当自公告发布之日起 10 个工作日内完成召回工作。

2. 二级召回 食用后已经或者可能导致一般健康损害，食品生产者应当在知悉食品安全风险后 48 小时内启动召回，并向县级以上地方食品安全监督管理部门报告召回计划。

食品生产者应当自公告发布之日起 20 个工作日内完成召回工作。

3. 三级召回　标签、标志存在虚假标注的食品，食品生产者应当在知悉食品安全风险后 72 小时内启动召回，并向县级以上地方食品安全监督管理部门报告召回计划。标签、标志存在瑕疵，食用后不会造成健康损害的食品，食品生产者应当改正，可以自愿召回。食品生产者应当自公告发布之日起 30 个工作日内完成召回工作。

食品生产经营者停止生产经营、召回和处置的不安全食品存在较大风险的，应当在停止生产经营、召回和处置不安全食品结束后 5 个工作日内向县级以上地方食品安全监督管理部门书面报告情况。对被召回的食品，应当进行无害化处理或者予以销毁，防止其再次流入市场。对因标签、标志或者说明书不符合食品安全标准而被召回的食品，应采取能保证食品安全且便于重新销售时向消费者明示的补救措施。

总之，为预防和控制食品安全风险，县级以上地方食品安全监督管理部门可以发布预警信息，要求相关食品生产经营者停止生产经营不安全食品，提示消费者停止食用不安全食品。

第四节　食品原料、半成品、成品等检验控制

检验控制是验证食品生产过程管理措施有效性、确保食品安全的重要手段。《食品安全法》规定食品检验机构按照国家有关认证认可的规定取得资质认定后，方可从事食品检验活动。即检验机构应当符合《食品检验机构资质认定条件》，并按照国家有关认证认可的规定取得资质认定后，方可在资质有效期和批准的检验能力范围内开展食品检验工作，法律法规另有规定的除外。承担复检工作的检验机构还应按照相关规定取得食品复检机构资质。原料检验、半成品检验、成品出厂检验由食品检验机构指定的检验人独立进行，实行食品检验机构与检验人负责制。检验机构和检验人对出具的食品检验报告及检验工作行为负责，并承担相应法律责任。

县级以上人民政府食品安全监督管理部门应当对原料检验、半成品检验、成品出厂检验进行定期或者不定期的抽样检验，并依据有关规定公布检验结果，不得免检。进行抽样检验，应当购买抽取的样品，委托符合本法规定的食品检验机构进行检验，并支付相关费用；不得向食品生产经营者收取检验费和其他费用。此外，在检验中还应综合考虑原料检验、半成品检验、成品出厂检验产品的特性、工艺特点、原料控制情况等因素，合理确定检验项目和检验频次以有效验证生产过程中的控制措施。对于净含量、感官要求以及其他容易受生产过程影响而变化的检验项目的检验频次应大于其他检验项目。同一品种不同包装的产品，不受包装规格和包装形式影响的检验项目可以一并检验。

一、抽（采）样和样品的处置控制

食品安全监督管理部门可以自行抽样或者委托具有法定资质的食品检验机构承担食品安全抽样工作。对于承担食品安全监督抽检抽样任务的机构和人员不得提前通知被抽样的食品生产经营者。食品安全监督抽检的抽样人员可以从食品生产者的成品库待销产品中或者从食品经营者仓库和用于经营的食品中随机抽取样品，不得由食品生产经营者自行提供样品。食品安全监督抽检的抽样人员在执行抽样任务时应当出示监督抽检通知书、委托书等文件及有效身份证明文件，并不得少于 2 人。

建立食品抽样管理制度。明确承担抽（采）样工作的检验机构应当建立食品抽（采）样工作程序，制定抽（采）样计划，明确技术要求，规范抽（采）样流程，加强对抽（采）样人员的培训考核，保证抽（采）样工作质量。食品安全监督抽检中的样品应当现场封样。复检备份样品应当单独封样，交由承检机构保存。抽样人员应当采取有效的防拆封措施，并由抽样人员、被抽样食品生产经营者签字或者盖章确认。食品安全监督抽检的抽样人员可以通过拍照、录像、留存购物票据等方式保存证据。值得注意的是，食品安全监督抽检的抽样人员应当使用规范的抽样文书，详细记录抽样信息。记录保存期限不得少于 2 年。抽样人员发现食品生产经营者存在违法行为、生产经营的食品及原料没有合法来源或者无正当理由拒绝接受食品安全抽样的，应当报告有管辖权的食品安全监督管理部门进行处理。

风险监测、案件稽查、事故调查、应急处置中的抽样，不受抽样数量、抽样地点、被抽样单位是否具备合法资质等限制。检验机构应当按照相关标准、技术规范、样品标签标志或委托方的要求进行样品的抽取或采集、运输、流转，确保样品的代表性、完整性、安全性和稳定性，并保存相关记录。对有特殊贮存和运输要求的样品，抽样人员应当采取相应措施，保证样品贮存、运输过程符合国家相关规定和包装标示的要求，不发生影响检验结论的变化。

检验机构应有样品的标志系统，并规范样品的接收、存储、流转、准备、保护、处置等工作，确保样品在整个检验期间处于受控状态，避免混淆、污染、损坏、丢失或者其他意外情况出现，影响检验工作的进行或者造成危害。样品的保存期限应满足相关法律法规、标准或委托方要求。

检验机构应在委托检验合同中明确对样品的处理方式，建立超过保存期样品无害化处置程序并保存相关审批、处置记录。样品处置过程应保障客户的所有权和信息安全。

二、检验环节的控制

建立实验室管理制度，明确各检验项目的检验方法。原料检验、半成品检验、成品出厂检验由检验机构指定的检验人独立进行，检验应严格依据检验标准，确保标准中相关要求的有效实施。因实际情况，对标准检验方法的合理性偏离，应经确认或验证，并在有文件规定、经批准和客户接受的情况下实施。

检验机构应当对检验工作如实进行记录，原始记录应当有检验人员的签名或者等效标志，确保检验记录信息完整，可追溯、复现检验过程。检验机构应当建立结果复核程序，在出现检验结果不合格或检验结果显示存在风险因素时进行复核确认并保存记录。对依照《食品安全法》规定实施的检验结论有异议的，食品生产经营者可以自收到检验结论之日起 7 个工作日内向实施抽样检验的食品安全监督管理部门或者其上一级食品安全监督管理部门提出复检申请，由受理复检申请的食品安全监督管理部门在公布的复检机构名录中随机确定复检机构进行复检。复检机构出具的复检结论为最终检验结论。复检机构与初检机构不得为同一机构。复检机构名录由国务院认证认可监督管理、食品安全监督管理、卫生行政、农业行政等部门共同公布。采用国家规定的快速检测方法对食用农产品进行抽查检测，被抽查人对检测结果有异议的，可以自收到检测结果时起 4 小时内申请复检。复检不得采用快速检测方法。食品生产企业可以自行对所生产的食品进行检验，也可以委托符合本法规定的食品检验机构进行检验。

因风险监测、案件稽查、事故调查、应急处置等工作需要，无规定的标准检验方法或现有标准检验方法无法满足需求时，检验机构可以采用经确认的食品非标准检验方法，但应当遵循科学、先进、可靠的原则，并由组织检验工作的政府相关部门同意后方可使用。

三、检验结果报告的控制

　　原料检验、半成品检验、成品出厂检验报告应当有检验机构资质认定标志以及检验机构公章或经法人授权的检验机构检验专用章，并有授权签字人的签名或者等效标志。电子版检验报告经具备资质的第三方服务商对相关盖章和签名进行认证后，具有与纸质版检验报告同等法律效力。检验机构应严格按照相关法律法规关于检验时限规定、委托检验合同约定和客户要求在规定的期限内完成委托检验工作，出具结果报告。

　　检验机构应建立信息上报制度，在检验工作中发现食品安全监督抽检的抽样检验结论表明不合格食品可能对身体健康和生命安全造成严重危害的，食品安全监督管理部门和承检机构应当按照规定立即报告或者通报。县级以上地方食品安全监督管理部门组织的监督抽检，检验结论表明不合格食品含有违法添加的非食用物质，或者存在致病性微生物、农药残留、兽药残留、重金属以及其他危害人体健康的物质严重超出标准限量等情形的，应当逐级报告至国家食品安全监督管理部门。对带有区域性、系统性、行业性食品安全风险隐患时，检验机构应当及时向行政区域内县级以上食品安全监督管理部门报告，并保留书面报告复印件、检验报告和原始记录。被抽检的食品生产经营者和标称的食品生产者可以自收到食品安全监督抽检不合格检验结论之日起5个工作日内，依照法律规定提出书面复检申请并说明理由。同意复检的，复检申请人应当在复检机构同意复检申请之日起3个工作日内向组织开展监督抽检的食品安全监督管理部门和初检机构提交复检机构名称、资质证明文件、联系人及联系方式、复检申请书、复检机构同意复检申请决定书等材料，复检机构应当在同意复检申请之日起3个工作日内按照样品保存条件从初检机构调取样品。

四、检验质量管理的控制

　　1. 管理体系　　检验机构应当健全组织机构，明确职责和权限，建立、实施和保持与检验工作相适应的管理体系。

　　2. 人员培训考核　　检验机构应当建立健全人员持证上岗制度，规范人员的录用、培训、管理，加强对人员关于食品安全法律法规、标准规范、操作技能、质量控制要求、实验室安全与防护知识、量值溯源和数据处理知识等的培训考核，确保人员能力持续满足工作需求。从事特殊专业检验的人员，应当依照相关法律法规要求取得相应的专业人员资格。检验机构不得聘用国家法律法规禁止从事食品检验工作的人员。

　　3. 设备与标准物质　　检验机构应建立健全仪器设备、标准物质、标准菌（毒）种档案，规范管理，加强量值溯源，保证仪器设备、标准物质、标准菌（毒）种的正常使用并准确可靠。

　　4. 采购验收　　检验机构应当规范对影响检验结果的标准物质、标准菌（毒）种、血清、细胞、试剂和消耗材料等供应品的购买、验收、储存等工作，并定期对供应商进行评价，列出合格供应商名单。实验动物的购买、验收、使用还应满足国家相关规定要求。

　　5. 文件管理　　检验机构应密切关注食品安全风险信息和食品行业的发展动态，及时收集政府相关部门发布的食品安全和检验检测相关法律法规、公告公示，确保管理体系内部和外部文件的有效。检验机构应定期开展食品标准查新，及时进行更新标准的确认，并向资质认定发证机构申请标准变更，防止使用失效标准。

6. 档案管理　检验机构应建立健全档案管理制度，指定专人负责，并有措施确保存档材料安全性、完整性。档案保存期限应满足相关法律法规要求和检验工作追溯需要。

7. 环境设施　检验机构应当确保其环境条件不会使检验结果无效，或不会对所要求的检验质量产生不良影响。对相互影响的检验区域应当有效隔离，互不干扰。微生物实验室和毒理学实验室生物安全等级管理应当符合国家相关规定。毒理学实验室动物饲养、试验设施还应当满足国家关于相应级别动物房管理要求。

8. 内部质量活动　检验机构应当对检验工作实施内部质量控制和质量监督，有计划地进行内部审核和管理评审，采取纠正和预防等措施定期审查和完善管理体系，不断提升检验能力，并保存质量活动记录。

9. 内部质控方式　检验机构应当定期采取加标回收、样品复测、人员比对、仪器比对、空白对照、质控图等方式，加强内部质量控制，确保检验结果准确可靠。毒理学实验室还应采用溶剂对照、阳性对照等方式，保证数据结果准确。

10. 承担政府委托检验工作要求　承担政府相关部门委托检验的机构应当制定相应的工作制度和程序，实施针对性的专项质量控制活动，严格按照任务委托部门制定的计划、实施方案和指定的检验方法进行抽（采）样、检验和结果上报，不得有意回避或者选择性抽样，不得事先有意告知被抽样单位，不得瞒报、谎报数据结果等信息，不得擅自对外发布或者泄露数据。根据工作需要，检验机构应接受任务委托部门安排，完成稽查检验和应急检验等任务。

11. 能力验证领域和频次　检验机构应当在营养成分、重金属、添加剂、药物残留、污染物、微生物、毒理学检测、理化性能等方面每年至少参加一次实验室间比对试验或能力验证，在毒素和转基因检测方面每两年至少参加一次实验室间比对试验或能力验证，并针对可疑或不满意结果采取有效措施进行改进。

12. 信息化要求　运用计算机与信息技术或自动设备系统对检验数据和相关信息采集、记录、处理、分析、报告及存储的，以及开展实验室质量管理、业务流程管理、数据记录集中管理的，检验机构应对上述工作与认证认可相关要求和本规范附件要求的符合性与适宜性进行完整的确认，并保留确认记录。

五、监督管理

检验机构应当在其网站或者以其他公开方式，公布资质认定范围、工作流程和期限、异议处理和投诉程序以及向社会公开遵守法律法规、独立公正从业、履行社会责任等承诺，并接受社会公众监督。同时检验机构也应当接受上级主管部门、资质认定部门的监督管理。政府相关部门应对承担其委托检验任务的检验机构依照本规范开展监督管理工作。自行检验应具备与所检项目适应的检验室和检验能力；由具有相应资质的检验人员按规定的检验方法检验；检验仪器设备应按期检定。

第五节　食品生产过程中人员控制

食品安全的关键在于生产过程控制，而过程控制的关键在人。企业是食品安全的第一责任人，可采用先进的食品安全管理体系和科学的分析方法有效预防或解决生产过程中的食品安全问题，但这些都需要由相应的人员去操作和实施。因此，食品生产过程中应有专职或者兼职的食品安全专业技术人员、食品安全管理人员和保证食品安全的规章制度。

一、食品生产过程中人员的要求

（1）食品生产环节加工企业负责人和主要管理人员应当了解与食品质量安全相关的法律法规知识；食品企业必须具有与食品生产环节相适应的专业技术人员、熟练技术工人和质量工作人员。从事食品生产环节加工的人员必须身体健康、无传染性疾病和影响食品质量安全的其他疾病。

（2）从事企业必备条件审查工作的审查人员应当具有大专以上学历或者具有中级以上专业技术职务任职资格，熟悉并从事过质量监督管理工作或者熟悉并从事过食品生产环节或者检验工作，经培训考核合格后，方可承担食品生产环节许可证的审查工作。

（3）食品检验人员应当具有规定的学历或者具有初级专业技术职务任职资格（含质量专业初级资格），从事过食品检验或者相关专业的检验工作，并经考核合格，方可承担食品质量检验工作。

（4）国家对从事食品质量安全必备条件审查的人员实行资格管理制度，对食品检验人员实行职（执）业资格管理制度。审查人员、检验人员需持证上岗。未经考核合格的人员，不得从事相应的审查或者检验工作。

二、食品安全专业技术人员、管理人员的培训

食品安全管理制度应与生产规模、工艺技术水平和食品的种类特性相适应，应根据生产实际和实施经验不断完善食品安全管理制度。

（1）强化对管理人员食品安全的基本原则和操作规范的培训，使其能够判断潜在的危险，采取适当的预防和纠正措施，确保有效管理。

（2）应建立食品生产环节相关岗位的培训制度，对食品加工人员以及相关岗位的从业人员进行相应的食品安全知识培训。

（3）应通过培训促进各岗位从业人员遵守食品安全相关法律法规标准和执行各项食品安全管理制度的意识和责任，提高相应的知识水平。

（4）应根据食品生产环节不同岗位的实际需求，制定和实施食品安全年度培训计划并进行考核，做好培训记录。

（5）当食品安全相关的法律法规标准更新时，应及时开展培训。

（6）应定期审核和修订培训计划，评估培训效果，并进行常规检查，以确保培训计划的有效实施。

食品生产经营企业应当加强对食品安全管理人员的培训和考核。经考核不具备食品安全管理能力的人员，不得上岗。食品安全监督管理部门应当对企业食品安全管理人员随机进行监督抽查考核并公布考核情况。

三、食品加工人员健康管理

食品加工人员健康管理应建立并执行食品加工人员健康管理制度。从事接触直接入口

食品工作的食品生产环节经营人员及食品加工人员应当每年进行健康检查，取得健康证明后，并经上岗卫生培训方可上岗工作。

对于食品加工人员如患有痢疾、伤寒、甲型病毒性肝炎、戊型病毒性肝炎等消化道传染病，以及患有活动性肺结核、化脓性或者渗出性皮肤病等有碍食品安全的疾病，或有明显皮肤损伤未愈合的，应当调整到其他不影响食品安全的工作岗位。并加强以下三个方面的监督检查：

（1）查阅企业质量管理文件，检查从业人员健康检查制度和健康档案制度，保存对直接接触食品人员健康管理的相关记录。

（2）查阅企业质量管理文件及记录，建立和保存对从业人员的食品质量安全知识培训记录；现场抽查工作人员，了解其对近期进行的食品质量安全知识培训的掌握情况。

（3）检查食品生产环节人员在岗名单，核实生产人员的健康证明，现场抽查直接接触食品人员的健康证明。

四、食品加工人员卫生管理及卫生要求

制定食品加工人员和食品生产卫生管理制度以及相应的考核标准，明确岗位职责，实行岗位责任制。应根据食品的特点以及生产、储存过程的卫生要求，建立对保证食品安全具有显著意义的关键控制环节的监控制度，良好实施并定期检查，发现问题及时纠正。应制定针对生产环境、食品加工人员、设备及设施等的卫生监控制度，确立内部监控的范围、对象和频率。记录并存档监控结果，定期对执行情况和效果进行检查，发现问题及时整改。应建立清洁消毒制度和清洁消毒用具管理制度。清洁消毒前后的设备和工器具应分开放置妥善保管，避免交叉污染。与此同时，还应注意以下问题：

（1）进入食品生产环节场所前应整理个人卫生，防止污染食品。

（2）进入作业区域应规范穿着洁净的工作服，并按要求洗手、消毒；头发应藏于工作帽内或使用发网约束。

（3）进入作业区域不应佩戴饰物、手表，不应化妆、染指甲、喷洒香水；不得携带或存放与食品生产环节无关的个人用品。

（4）使用卫生间、接触可能污染食品的物品或从事与食品生产环节无关的其他活动后，再次从事接触食品、食品工器具、食品设备等与食品生产环节相关的活动前应洗手消毒。

（5）来访者、非食品加工人员不得进入食品生产环节场所，特殊情况下进入时应遵守和食品加工人员同样的卫生要求。

（6）工作服管理：进入作业区域应穿着工作服。应根据食品的特点及生产工艺的要求配备专用工作服，如衣、裤、鞋靴、帽和发网等，必要时还可配备口罩、围裙、套袖、手套等；应制定工作服的清洗保洁制度，必要时应及时更换；生产中应注意保持工作服干净完好；工作服的设计、选材和制作应适应不同作业区的要求，降低交叉污染食品的风险；应合理选择工作服口袋的位置、使用的连接扣件等，降低内容物或扣件掉落污染食品的风险。

本 章 小 结

不同种类食品的生产过程都有各自的特点和要求，因此本章结合 GMP、HACCP、ISO 9000 系列标准及 ISO 22000 等先进的管理体系，依据《食品安全法》、《食品生产许可管理

办法》、《食品添加剂生产监督管理规定》、《食品召回管理办法》等相关法规以及 GB14881 和 GB 7718 等国家食品安全标准，为食品生产经营者的生产加工过程的监管仅仅起到了一个基本框架的作用，食品生产企业应根据食品生产的具体情况，应在此框架的基础上制定出适合本企业生产情况的详细条款。

复习思考题

1. 什么是食品生产许可，申请食品生产许可需要具备什么条件？
2. 试述食品生产许可的审查程序。
3. 简述食品生产加工过程的监管内容。
4. 简述食品生产过程中原料采购、原料验收、投料等原料的控制的主要内容。
5. 简述生产工序、设备、储存、包装等生产关键环节控制的主要内容。
6. 简述预包装食品的概念及预包装食品的基本要求。
7. 简述食品召回计划召回不安全食品的主要内容。
8. 简述预包装食品的标示的主要内容。
9. 简述食品加工人员健康管理以及食品加工人员卫生管理和卫生要求。

参 考 文 献

毕玉琦，田甜，凌云.2014. GB 14881-2013《食品生产环节通用卫生规范》解读.标准科学，4：65-68.
第十二届全国人民代表大会常务委员会.2015. 中华人民共和国食品安全法.
鲁燕骅，陈柄旭，杨丽仙. 2015. 结合 GB 14881-2013、食品生产环节许可审查通则谈食品生产环节许可现场对申请资料审核的内容和方法.食品安全质量检测学报，6（5）：1948-1958.
食品安全监督管理总局　国家卫生计生委关于做好《食品安全国家标准　食品生产通用卫生规范》实施工作的通知（食药监食监一〔2013〕234 号）
《食品安全抽样检验管理办法》（国家食品安全监督管理总局令第 11 号）
《食品生产加工企业质量安全监督管理实施细则（试行）》（质检总局令第 79 号）.食品生产环节加工企业质量安全监督管理实施细则.
《食品生产经营日常监督检查管理办法》（国家食品安全监督管理总局令第 23 号）.食品生产环节经营日常监督检查管理办法.
《食品生产许可管理办法》（国家食品安全监督管理总局令第 16 号）
《食品添加剂生产监督管理规定》（国家质量监督检验检疫总局令第 127 号）
《食品召回管理规定》（国家质量监督检验检疫总局令第 98 号）
《食用农产品市场销售质量安全监督管理办法》（国家食品安全监督管理总局令第 20 号）
GB 14881—2013 食品安全国家标准　食品生产环节通用卫生规范.
GB 7718—2011 食品安全国家标准　预包装食品标签通则等相关法规.

（杨建军）

第九章 食品经营环节的监督

学习要求

掌握 食品经营许可制度及食品经营许可证的管理;食品经营单位的日常监督。

熟悉 食品经营许可证申请、审查和决定;食品经营单位的食品安全要求;网络食品经营的监督;集贸市场食品安全监督;餐饮业和集体用餐配送单位的经营许可审查;餐饮业和集体用餐配送单位的日常监督。

了解 食品经营许可制度的相关法律;食品经营单位的日常监督相关法律;网络食品经营和集贸市场食品安全监督相关法律;餐饮食品安全监督相关法律;餐饮业的分类及其特点。

食品经生产加工、贮存、运输等过程,通过销售环节最终到达消费者手中。食品销售是保证食品安全的最后关口,也是最重要的环节之一。销售环节的环境、卫生设施以及从业人员食品安全知识水平、卫生习惯等都直接影响食品的卫生质量。因此,食品安全监督员必须掌握食品经营环节的主要食品安全问题,了解基本特点,依据法律、法规实施有效的食品安全监督和管理。

第一节 食品经营许可

我国对食品生产经营实行许可管理。从事食品生产、食品销售、餐饮服务,应当依法取得许可。

一、食品经营许可制度及法律依据

(一)食品经营许可的法律、法规、规章依据

《食品安全法》规定,国家对食品生产经营实行许可制度。《食品经营许可管理办法》中规定,在中华人民共和国境内,从事食品销售和餐饮服务活动,应当依法取得食品经营许可。食品经营许可实行一地一证原则,即食品经营者在一个经营场所从事食品经营活动,应当取得一个食品经营许可证。食品安全监督管理部门按照食品经营主体业态和经营项目的风险程度对食品经营实施分类许可。国家市场监督管理总局负责监督指导全国食品经营许可管理工作,制定食品经营许可审查通则。县级以上地方食品安全监督管理部门负责本行政区域内的食品经营许可管理工作。省、自治区、直辖市食品安全监督管理部门可以根据食品类别和食品安全风险状况,确定市、县级食品安全监督管理部门的食品经营许可管理权限。

(二)食品经营许可的种类

《食品安全法》第二条将食品销售和餐饮服务合并称为食品经营。食品销售经营者、

餐饮服务经营者、单位食堂三种主体业态应当取得《食品经营许可证》。食品经营者申请通过网络经营、建立中央厨房或者从事集体用餐配送的，应当在主体业态后以括号标注。食品经营项目分为预包装食品销售（含冷藏冷冻食品、不含冷藏冷冻食品）、散装食品销售（含冷藏冷冻食品、不含冷藏冷冻食品）、特殊食品销售（保健食品、特殊医学用途配方食品、婴幼儿配方乳粉、其他婴幼儿配方食品）、其他类食品销售；热食类食品制售、冷食类食品制售、生食类食品制售、糕点类食品制售、自制饮品制售、其他类食品制售等。列入其他类食品销售和其他类食品制售的具体品种应当报国家市场监督管理总局批准后执行，并明确标注。具有热、冷、生、固态、液态等多种情形，难以明确归类的食品，可以按照食品安全风险等级最高的情形进行归类。

二、食品经营许可证申请、审查和决定

食品经营许可证实施属地管理。《食品经营许可管理办法》规定县级以上地方食品安全监督管理部门负责本行政区域内的食品经营许可的申请、受理、审查、决定及其监督检查工作。食品经营申请者向所在地的食品安全监督管理部门提出经营许可申请。食品安全监督管理部门对经营者提供的材料进行审核，必要时到达经营现场勘验（现场核查应当由符合要求的核查人员进行。核查人员不得少于 2 人）。在承诺的期限内给予许可的答复。对符合规定条件的，准予许可；对不符合规定条件的，不予许可并书面说明理由。

（一）食品经营许可证的申请

1. 申请人 申请食品经营许可，应当先行取得营业执照等合法主体资格。企业法人、合伙企业、个人独资企业、个体工商户等，以营业执照载明的主体作为申请人。机关、事业单位、社会团体、民办非企业单位、企业等申办单位食堂，以机关或者事业单位法人登记证、社会团体登记证或者营业执照等载明的主体作为申请人。

2. 申请材料 申请食品经营许可，应当向申请人所在地县级以上地方食品安全监督管理部门提交下列材料：《食品经营许可申请书》；《营业执照》复印件（已取得主体资格的提交）或《名称预先核准通知书》复印件（未取得主体资格的提交）；食品经营场所的产权证明及房屋租赁协议；负责人及食品安全管理人员的身份证明；与食品经营相适应的经营设备、工具清单；食品经营场所的空间平面布局图和操作流程；食品安全管理制度文本；食品经营从业人员身体健康证明等。所有材料应真实、合法、有效，符合相关法律法规规定。

（二）食品经营许可证申请的审查

县级以上地方食品安全监督管理部门对申请人提出的申请决定是否受理并给予书面通知。受理后食品安全监督管理部门将开展食品经营许可审查工作。食品经营许可审核是食品安全监督管理部门的主要工作内容之一，必须依照《食品安全法》和《中华人民共和国行政许可法》、《食品经营许可管理办法》做好审核工作。对符合规定条件的，准予许可；对不符合规定条件的，不予许可并书面说明理由。审核的具体内容有：

1. 对食品安全管理制度和机构的审核

（1）是否有健全的食品安全管理制度和岗位的责任制。食品经营企业应当具有保证食品安全的管理制度。食品安全管理制度应当包括：食品采购和索证制度、库房与食品贮存

管理制度、食品销售过程的食品安全制度、从业人员健康检查和培训制度、食品用具清洗消毒制度、设施设备清洗消毒和维修保养制度、散装食品安全管理制度、过期食品和感官异常食品的处理制度、食品安全管理员制度、食品安全自检自查与报告制度、食品安全突发事件应急处置方案等。

（2）是否设有食品安全管理机构和组织结构，配有食品安全管理人员。大中型食品经营单位从管理层至不同部门均应设置食品安全负责人，小型食品经营单位也应设置相应大班组或柜台负责人，明确岗位食品安全责任制。

2. 对经营场所建筑及布局的审核

（1）面积必须与生产、经营的产品品种、数量相适应：食品经营者应当具有与经营的食品品种、数量相适应的食品经营和贮存场所。经营项目中有自制熟肉制品、面食制品等产品的，必须设置相应的专用加工间。

（2）建筑材料：地面应使用耐磨防滑、不渗水、易于清洗的材料铺设，墙面应采用浅色、无毒、不渗水材料涂覆，天花板应采用不吸水、光滑、无毒、防霉、不易脱落涂覆或吊装。

（3）经营场所的布局：经营场所布局的原则是防止食品交叉污染。大中型综合性商场（超市）必须划定相对集中的食品经营区域。小型综合性商店食品经营要设食品专柜。生的动物食品销售尽量远离直接入口食品经营柜台。应按照"生熟分开"的原则设定散装食品销售区域。生熟食品销售地点应保持一定的距离。散装食品销售区域应具有明显的区分或隔离标识并保持清洁。

3. 对食品安全卫生设施的审核 食品经营者应当根据经营项目设置相应的经营设备或设施，以及相应的消毒、更衣、盥洗、采光、照明、通风、防腐、防尘、防蝇、防鼠、防虫等设备或设施。直接接触食品的设备或设施、工具、容器和包装材料等应当具有产品合格证明，应为安全、无毒、无异味、防吸收、耐腐蚀且可承受反复清洗和消毒的材料制作，易于清洁和保养。

（1）库房：食品经营单位要设置食品库房，库房内设有离地的物品存放平台或层架，配备与食品保存相适应的设备、设施。配置与库房体积相适应的通风设施，通风面积与地面面积之比不小于1∶16，窗户进风口距地面2m以上。

（2）冷藏设施：配备与食品经营单位经营规模相适应的保鲜柜、冰箱、冰柜及冷冻、冷藏库。按照经营食品的品种满足生、熟食品分开的要求并有明显的标志。

（3）卫生防护设施：销售直接入口的散装食品必须配有无毒防护材料制作的防尘设施遮盖，并有禁止消费者触摸的标志。非长年使用空调的食品经营场所，应配置有防蝇、防尘的纱门、纱窗或门帘。库房与外界直接相通的木制门，下端应装有金属防鼠板，门缝间隙不得大于6mm。下水道出口处要有防鼠网，防鼠网网眼应小于6mm。

（4）更衣室：大中小食品经营单位应设更衣室、更衣柜。

（5）卫生间：食品经营单位内设的卫生间不能位于经营区域内，厕所必须是冲水式的，且配备有流动水的洗手设备。

（6）废弃物存放：经营场所内配备的废弃物盛放容器必须是密闭容器。严禁在散装食品经营区域放置废弃物处理设施。食品加工过程中废弃的食用油脂必须集中存放，定期按照相关规定予以处理。

（7）加工用水：加工用水的水质必须符合《生活饮用水卫生标准》。

（8）现场加工食品专用间：食品专用间应符合相应的卫生规范和要求。

（三）食品经营许可证申请的决定

除可以当场做出行政许可决定的外，县级以上地方食品安全监督管理部门应当自受理申请之日起 20 个工作日内做出是否准予行政许可的决定。因特殊原因需要延长期限的，经本行政机关负责人批准，可以延长 10 个工作日，并应当将延长期限的理由告知申请人。

县级以上地方食品安全监督管理部门应当根据申请材料审查和现场核查等情况，对符合条件的，做出准予经营许可的决定，并自做出决定之日起 10 个工作日内向申请人颁发食品经营许可证；对不符合条件的，应当及时做出不予许可的书面决定并说明理由，同时告知申请人依法享有申请行政复议或者提起行政诉讼的权利。

食品经营许可证发证日期为许可决定做出的日期，有效期为 5 年。

三、食品经营许可证管理

食品经营许可证分为正本、副本。正本、副本具有同等法律效力。

食品经营许可证应当载明：经营者名称、社会信用代码（个体经营者为身份证号码）、法定代表人、住所、经营场所、主体业态、经营项目、许可证编号、有效期、日常监督管理机构、日常监督管理人员、投诉举报电话、发证机关、签发人、发证日期和二维码。

在经营场所外设置仓库（包括自有和租赁）的，还应当在副本中载明仓库具体地址。

食品经营许可证编号由 JY（"经营"的汉语拼音字母缩写）和 14 位阿拉伯数字组成。数字从左至右依次为：1 位主体业态代码、2 位省（自治区、直辖市）代码、2 位市（地）代码、2 位县（区）代码、6 位顺序码、1 位校验码。

食品经营者应当妥善保管食品经营许可证，不得伪造、涂改、倒卖、出租、出借、转让。食品经营者应当在经营场所的显著位置悬挂或者摆放食品经营许可证正本。

第二节 食品经营单位的日常监督

食品安全监督部门对食品经营单位和经营者的资格及经营过程进行监督检查，及时发现和纠正违法行为，保证食品销售过程的食品安全，使消费者购买和食用安全放心的食品。

一、食品经营单位的食品安全要求

食品在销售过程中如果受到生物性、化学性、物理性的因素污染，会给消费者健康带来隐患。《食品安全法》规定对食品生产经营过程卫生要求来限定食品经营的行为，保证食品在销售环节的卫生安全。

1. 食品销售场所的卫生条件 食品经营场所及周围环境整洁、卫生，无明显污染源。食品经营场所和食品储存场所不得设在易受到污染的区域，距离粪坑、污水池、暴露垃圾场（站）、旱厕等污染源 25m 以上。食品销售场所建筑结构应坚固耐用，易于保持清洁，应能避免有害动物的侵入和栖息。地面应防滑、不透水、不易积垢且平整、无缝隙。

应有符合食品安全要求的防尘、防鼠、防虫害设施。经营场所直接与外部相通的门要设置防鼠板等设施，一般防鼠板的高度要达 1.5m。夏季要安装纱门或风幕等防蝇设施。库房防鼠设施可按每 15m² "两夹一盒"放置。库房内食品摆放应"离地离墙",离地 15cm,离墙 45cm。排水口和排气口应有网眼,网眼孔径应小于 6mm 以防鼠类侵入。灭蝇灯应悬挂于距地面 2m 左右的高度,且应与食品保持一定的距离,防止死蝇落在食品上。

食品销售场所应保持良好通风和及时排除潮湿和污浊空气。用水符合《生活饮用水卫生标准》。

2. 食品销售人员的卫生要求 来自食品销售人员的健康危害有两点:一是销售人员自身患有传染病,病原体可能通过接触或通过污染食品及包装物传染给顾客,如病毒性肝炎、痢疾等;二是销售人员不严格执行卫生规范和制度,使食品在销售过程中受到污染。

(1)食品从业人员健康管理:《食品安全法实施条例》规定食品从业人员每年至少进行一次健康检查,必要时接受临时检查。新参加或临时参加工作的人员,应经健康检查,取得健康合格证明后方可参加工作。从事接触直接入口食品工作的人员患有痢疾、伤寒、甲型病毒性肝炎、戊型病毒性肝炎等消化道传染病,以及患有活动性肺结核、化脓性或者渗出性皮肤病等有碍食品安全的疾病的,不得从事直接入口食品的工作。

(2)从业人员食品安全知识培训:对新参加及临时参加工作的食品经营人员要进行针对性的食品安全知识培训,合格后方能上岗。

(3)食品从业人员个人卫生:食品从业人员应保持良好的个人卫生:操作时穿戴清洁的工作服、工作帽(专间操作人员需戴口罩),头发不得外露,不能留长指甲、涂指甲油、佩戴饰物。工作时手部应保持清洁(工作前、处理食物前、处理生物后、处理动物或废弃物后、上厕所后、擤鼻子后以及任何可能污染双手活动后认真洗手),必要时还应进行手部消毒。

另外,个人衣物及私人物品不得带入食品加工区。在食品区内不得有吸烟、进食及其可能污染食品的行为。

3. 食品安全管理与机构要求 食品经营单位应该设置食品安全管理职责部门,负责本单位的食品安全管理。单位的法人代表为食品安全的第一责任人,要配置专职或兼职的食品安全管理员。食品安全管理部门负责制定本单位的食品安全管理制度、岗位责任制,并对执行情况进行检查。组织从业人员健康检查及卫生知识培训。配合食品监督部门对本单位的食品安全监督检查工作。制定卫生检查计划、检查标准。建立食品安全管理档案(食品采购索证档案、从业人员健康档案、卫生管理档案、食品监督管理部门督查档案、超期等问题食品处理档案等)。

4. 食品安全管理设施 食品经营场所主要食品安全设施包括:库房、食品防腐保鲜设施、卫生保洁设施、消毒设施、防虫防鼠设施、个人卫生设施等。

(1)库房:食品经营场所要有与经营功能及品种相应的库房,为了保证食品在储存期间不受污染并防止食品品质劣化。库房的卫生要求是:①库房管理人员持有有效的健康证和卫生知识培训合格证上岗。②防蝇、防鼠设施完善,做到无蝇、无鼠、无蟑螂。③入库食品先验质,肉、禽类食品必须有兽医卫生检验合格证明,其他食品有食品检验合格证明。做好验收登记。④库房内食品存放做到分类、分架、隔墙离地、通风防潮。⑤生熟食品要分开存放,各种食品要有明显标志,粮油食品单独存放。⑥库存食品做到先存先出,定期清点,无标签、超期、感官异常的食品要及时清除。⑦保持环境卫生清洁、货物摆放整齐,无积尘、无卫生死角。

随着仓储超市的出现和食品配送的专业化,在一些经营机构,库房与营业室已经合二为一，一些小的经营机构不再设置库房。

（2）食品防腐保鲜设施：食品防腐保鲜的含义是在储存过程中保持食品固有的色、香、味、形及其营养成分。食品防腐保鲜设施是指用于食品防腐保鲜的冷冻、冷藏设备。在食品销售环节主要指冷库、冰箱、食品销售冷冻、冷藏柜台，这些都是食品冷链的关键环节。冷链是指实施食品出厂到销售的整个过程都在适宜的冷藏状态下，实施食品冷链技术是保证食品卫生安全，防止营养素损失的最有效途径。食品冷藏设施的卫生要求：①所有储存食品都要附上日期标签。②生熟要分开存放。③所有食品要用保鲜纸或锡纸包好，或存放在有盖的食物安全容器内；生果和蔬菜无需掩盖。④水果、蔬菜、海产、家禽和肉类分开储存。⑤严格执行食品先存先出原则。⑥温度测量器要保持良好状态，经常检查和校准。⑦冰箱内切勿结霜，不可有水点凝聚。

（3）保洁设施：食品经营场所应在营业室外的合适地点设置废弃物临时集中存放设施。设施结构应密闭，能防止害虫进入、滋生，防止有害动物侵入、不良气味或污水溢出。废弃物要做到日产日清，储存场所和容器要定期清洗和消毒，经营场所内设置一定数量为顾客使用的废弃物容器。

要制定卫生保洁制度及卫生要求，用于清扫、清洗的设施应放置在专门场所管理，食品经营场所要采用湿式清扫、擦拭，不能在营业中进行干式清扫。

（4）清洗消毒卫生设施：食品经营者应制定清洗消毒制度，并按要求配置相应的清洗消毒设施，所用的洗涤剂、消毒剂应符合《食用工具、设备用洗涤剂卫生标准》和《食用工具、设备用洗涤消毒剂卫生标准》。食品经营环节的消毒有：付款工具的消毒，熟食制品的刀具和砧板的消毒，从业人员手部消毒。

（5）防虫防害设施：要对防虫防害设施定期检查，发现不符合要求的要及时更换，杀虫剂、鼠药必须符合卫生安全要求，禁止使用限定食品加工区使用的药品。药品存放应有固定场所，包装上应有明显的警示标志，并有专人保管，采购和使用要有记录。

（6）个人卫生设施：要设置满足从业人员更衣需要的专门更衣室，并有一定数量的衣箱。工作服要保持清洁，定期清洗更换。食品经营场所应配置从业人员专用的厕所和洗手设施。水龙头要采用脚踏式或感应式。从业人员不得穿工作服进入厕所。

二、食品经营单位的日常监督

1. 经营许可证和管理制度的监督检查

（1）经营许可证监督检查：目的是通过对经营许可证的监督检查，核准经营者是否具有有效的合法经营食品的资格。

检查的内容：一是检查经营许可证是否在有效期内。食品经营许可证发证日期为许可决定做出的日期，有效期为5年。二是检查经营许可是否按规定年检。年检是对许可证以年度为单位进行审核。其目的是考核相对人许可的条件是否发生改变，如卫生设施、流程是否改变。在本年度经营者是否有严重的违法行为；是否接受二次较大的行政处罚。三是检查是否有超范围经营。经营许可证的经营范围是根据申请人的条件依法核准的，超过许可范围经营食品就是超过其经营能力，可能会带来严重的卫生安全后果。四是检查是否亮证经营。食品经营者应把《食品经营许可证》悬挂在醒目位置，向顾客明示其合法的经营资格。

(2) 从业人员健康检查的监督、个人卫生教育和培训的监督管理：食品生产经营人员，食品生产经营企业应当配备食品安全管理人员，加强对其培训和考核。经考核不具备食品安全管理能力的，不得上岗。食品安全监督管理部门应当对企业食品安全管理人员随机进行监督抽查考核并公布考核情况。

(3) 食品安全管理制度的监督检查：按照《食品安全法》规定，食品经营者应进行食品安全的自身管理，食品监督部门应定期检查食品经营单位是否制定了食品安全管理制度，管理机构及人员是否健全，责任制是否落实，是否有检查记录，发现问题是否及时解决等。

(4) 食品经营索证和进货查验制度的监督检查：依据《食品安全法》规定，食品经营者在采购食品时应向供应商索取食品生产许可证及该产品的检验合格证报告，监督员要定期对索证食品的索证情况、索证档案的建立情况进行督查，要严格检查有关证件的真伪。对持假许可证、假伪检验报告单、检验合格证要依据《食品安全法》予以处罚。

2. 经营现场的监督检查

(1) 内外环境的监督检查：看内外环境是否整洁，卫生设施、消毒设施、防腐冷藏设施、防鼠等设施是否完备并能有效运转，垃圾废物是否及时清运；虫、鼠的密度及侵害程度。

(2) 食品经营过程监督检查

1) 食品经营单位禁止销售产品的监督检查：依据《食品安全法》，食品经营单位不得销售下列食品。①用非食品原料生产的食品或者添加食品添加剂以外的化学物质和其他可能危害人体健康物质的食品，或者用回收食品作为原料生产的食品；②致病性微生物，农药残留、兽药残留、生物毒素、重金属等污染物质以及其他危害人体健康的物质含量超过食品安全标准限量的食品、食品添加剂、食品相关产品；③用超过保质期的食品原料、食品添加剂生产的食品、食品添加剂；④超范围、超限量使用食品添加剂的食品；⑤营养成分不符合食品安全标准的专供婴幼儿和其他特定人群的主辅食品；⑥腐败变质、油脂酸败、霉变生虫、污秽不洁、混有异物、掺假掺杂或者感官性状异常的食品、食品添加剂；⑦病死、毒死或者死因不明的禽、畜、兽、水产动物肉类及其制品；⑧未按规定进行检疫或者检疫不合格的肉类，或者未经检验或者检验不合格的肉类制品；⑨被包装材料、容器、运输工具等污染的食品、食品添加剂；⑩标注虚假生产日期、保质期或者超过保质期的食品、食品添加剂；⑪无标签的预包装食品、食品添加剂；⑫国家为防病等特殊需要明令禁止生产经营的食品；⑬其他不符合法律、法规或者食品安全标准的食品、食品添加剂、食品相关产品。

2) 检查销售非定型包装直接入口食品的从业人员是否穿戴清洁的工作衣帽，保持手部清洁，经常性手部消毒；进入熟食卤味专间是否戴口罩。销售非定型包装直接入口食品是否有防尘、防蝇设施；销售时是否使用专用工具，并附带清洁无毒的包装材料，货款分开，防止污染食品。

3) 熟食卤味要根据销售或供应情况采购或加工，避免储存时间过长。需进行分割的，应在销售或供应前即时进行改刀。储存时间超过 2 小时的，应进行冷藏。需要冷藏的熟食卤味，应当在放凉后再冷藏。隔夜以烧制方式加工的非定型包装熟食卤味必须充分再加热后方可销售或供应。

(3) 对所售食品的监督检查：对食品经营单位的日常食品安全监督检查的重点是对所

售食品的检查,主要内容为:

1)对食品包装的标识检查:所售定型包装食品的包装材料应无毒无害,不能破损和污秽不洁。食品包装标识必须清楚,容易辨识。标签必须标注名称、规格、净含量、生产日期;成分或者配料表;生产者的名称、地址、联系方式;保质期;产品标准代号;储存条件;所使用的食品添加剂在国家标准中的通用名称;生产许可证编号;法律、法规或者食品安全标准规定应当标明的其他事项等内容。进口食品是否有中文标志、检验检疫证明等。

2)对食品贮存条件的检查:重点检查食品是否按要求贮存,食品库房要达到相应的卫生要求,防腐保鲜设施是否运行良好,是否有定期检查记录,贮存在冷藏设施内的食品是否做到分类存放,是否有交叉污染可能。冷藏设施是否定期除霜,是否有滴水现象。

鲜肉应在0~4℃冷库内吊挂存放,冻肉应在-18℃以下冷库存放,肉制品加工原料腌制温度为2~4℃;肉品分割、熟肉制品存放应在较低温度下进行。水产品贮存中心温度为-12℃,鲜蛋的贮存温度为1~5℃,消毒乳应在2~8℃的冷藏条件下保存。

3)对超期食品的处理检查:食品保质期是指预示在标签上规定的贮藏条件下的食品质量保证期限。在此期限内食品完全适用与出售。出售超过保质期的食品,违反《食品安全法》规定,将予以处罚。

为防止涂改生产日期或对超期食品更换包装及超期食品作为食品原料的违法行为的发生,要严格监督食品经营单位对超期食品的管理,检查企业是否有专人管理超期食品;是否有详细记录、登记;超期食品的处理方式及流向。发现违法行为要依法处理。

第三节 网络食品经营和集贸市场食品安全监督

网络食品销售是新型的食品经营形式,集贸市场是我国传统的商业形式。随着我国电子商务经济的迅猛发展,线下和线上食品交易的现象越来越普遍;而集贸市场具有覆盖面广、销售场所卫生设施等条件差以及服务对象以低收入人群为主的特点。两者均为食品监督管理的主要内容,本节对网络经营食品和集贸市场的监督管理进行阐述。

一、网络食品经营的监督

网络食品交易是指通过互联网销售食品(含食用农产品、食品添加剂)的经营活动。从事网络食品交易应当遵循公平、诚实信用的原则,依法开展经营活动,保证食品安全,遵守商业道德和公序良俗,接受社会监督,承担社会责任。国家市场监督管理总局负责监督指导全国网络食品安全违法行为查处工作。县级以上地方食品安全监督管理部门负责本行政区域内网络食品安全违法行为查处工作。网络食品交易第三方平台提供者和入网食品生产经营者(简称入网食品生产经营者)应当履行法律、法规和规章规定的食品安全义务:应当对网络食品安全信息的真实性负责;应当配合食品安全监督管理部门对网络食品安全违法行为的查处,按照食品安全监督管理部门的要求提供网络食品交易相关数据和信息。鼓励网络食品交易第三方平台提供者和入网食品生产经营者开展食品安全法律、法规以及食品安全标准和食品安全知识的普及工作。任何组织或者个人均可向食品安全监督管理部门举报网络食品安全违法行为。

（一）入网食品经营者义务

（1）入网食品经营者应当依法取得食品经营许可或者备案凭证。未取得食品经营许可或者备案凭证的，不得从事网络食品经营活动。除非法律、法规规定不需要办理许可或者备案。入网食品经营范围应当与其许可或者备案范围一致。入网食品经营者可以通过自行设立网站从事网络食品经营，也可以通过网络食品交易第三方平台从事网络食品经营，不得委托他人从事网络食品经营。

（2）入网食品经营者应当将自行设立网站或者所在网络食品交易第三方平台的网址、IP地址，书面告知原颁发许可或者备案凭证的食品安全监督管理部门，同时应当在其网站首页或者经营活动的主页面醒目位置公示营业执照、许可证件或者备案凭证。食品经营许可或者备案凭证等信息发生变更的，网络食品经营者应当在信息变更被核准后及时在其网站首页以及网络食品信息发布页面进行更新。

（3）发布的网络食品信息应当合法有效，内容应当真实准确，不得作虚假宣传和虚假表示，不得涉及疾病预防和治疗功能。①发布的食品名称、成分或者配料表、生产者名称、地址或者产地、保质期、贮存条件等信息应当与销售食品的标签或标志一致；②食品质量认证标志、食品检测报告、合格证明标志等应当真实有效；③对在贮存、运输、食用等方面有特殊要求的食品，应当予以充分的说明和提示。

（4）入网食品经营者进货时，应当查验供货者的许可证和食品出厂检验合格证或者其他合格证明，并在网络食品信息发布页面的醒目位置公示该食品合格证明文件。入网食品经营者应当严格履行进货查验和销货记录义务，建立进货和销售电子台账，如实记录食品的名称、规格、数量、生产批号、保质期、供货（购买）者名称及联系方式、进（销）货日期等内容。

（5）销售有保鲜、保温、冷藏或者冰冻等特殊要求食品的，入网食品经营者应当对食品采取保证食品安全的储运措施，或委托具备相应储运能力的企业进行储运。

（6）入网食品经营者应当按照国家有关规定向消费者出具发票等销售凭证；征得消费者同意的，可以以电子化形式出具。电子化的销售凭证，可以作为处理消费投诉的依据。

（7）入网食品经营者应当留存完整有效的供货企业资质证明文件、购销凭证等信息，保证食品来源合法、质量合格。记录、凭证的保存期限不得少于产品保质期满后6个月，没有明确保质期的，不得少于2年。

（8）入网食品经营者对消费者个人信息具有保密义务。未经消费者同意，入网食品经营者不得公开消费者的个人信息。

（9）入网食品经营者对问题食品有召回义务。入网食品经营者对食品安全监督管理部门公布的存在质量问题或者其他安全隐患的食品，应当及时采取停止销售、召回等措施。

（10）入网食品经营者应当积极配合食品安全监督管理部门的监督检查，在信息查询、数据提取等方面提供必要的技术支持。

（11）入网食品经营者应当根据销售食品的性质，在交易时与消费者确认并达成是否无理由退货的协议，未提醒消费者确认的，消费者有权依据《消费者权益保护法》的规定无理由退货。

（12）协商和解制度。入网食品经营者应当建立网络食品交易纠纷协商和解制度，向消费者公布并提供地址、联系方式、售后服务等信息，依法妥善解决食品交易纠纷。

（二）对网络食品交易第三方平台提供者的要求

（1）网络食品交易第三方平台提供者应当在通信主管部门批准后 30 个工作日内，向所在地省级食品安全监督管理部门备案，取得备案号。通过自建网站交易的食品生产经营者应当在通信主管部门批准后 30 个工作日内，向所在地市、县级食品安全监督管理部门备案，取得备案号。省级和市、县级食品安全监督管理部门应当自完成备案后 7 个工作日内向社会公开相关备案信息。备案信息包括域名、IP 地址、电信业务经营许可证、企业名称、法定代表人或者负责人姓名、备案号等。

（2）网络食品交易第三方平台提供者应当根据保证食品安全的要求，建立并执行经营主体审查登记、销售食品信息审核、平台内交易管理规则、食品安全应急处置、投诉举报处理、消费者权益保护等管理制度，保证食品安全。

网络食品交易第三方平台提供者应当对申请进入平台的食品经营者资质进行审查，并及时核实更新经营者许可证件或者备案凭证等内容。个人通过网络销售自产食用农产品的，网络食品交易第三方平台提供者应当对其真实身份信息进行审查和登记，并及时核实更新。

网络食品交易第三方平台提供者应当建立在其平台经营的食品经营者档案，审查并记录食品经营者的基本情况、经营品种、品牌和供货商、物流提供者资质等信息。

（3）网络食品交易第三方平台具有食品经营日常检查报告义务。网络食品交易第三方平台提供者应当建立检查制度，设置专门的管理机构或者指定专职管理人员，对平台内销售的食品及信息进行检查，对虚假信息、夸大宣传、超范围经营等违法行为以及食品质量安全问题或者其他安全隐患，及时制止，并向所在地县级食品安全监督管理部门报告，发现严重违法行为的，应当立即停止向其提供网络食品交易平台服务。

（4）网络食品交易第三方平台提供者应当审查、记录、保存在其平台上发布的食品安全信息内容及其发布时间。

平台内经营者的许可证和营业执照信息记录保存时间从经营者在平台内结束经营活动之日起不少于 2 年，交易记录等其他信息记录备份保存时间不得少于产品保质期满后 6 个月，没有明确保质期的，不得少于 2 年。

网络食品交易第三方平台提供者应当采取数据备份、故障恢复等技术手段确保网络食品交易数据和资料的完整性与安全性，并应当保证原始数据的真实性。

（5）网络食品交易第三方平台提供者应当及时接收、处理和报告食品安全信息。

县级以上地方食品安全监督管理部门发现网络食品交易第三方平台内有违反食品安全法律法规的行为，依法要求网络食品交易第三方平台提供者采取措施制止的，网络食品交易第三方平台提供者应当予以配合。

（6）网络食品交易第三方平台提供者对食品安全监督管理部门公布的存在质量安全问题或者其他安全隐患的食品，应当及时采取停止销售、协助召回等措施。

（7）鼓励网络食品交易第三方平台提供者引入第三方机构开展网络食品交易主体身份认证、质量安全认证、食品抽检评价、信用评价、信息化管理等专业服务，提高网络食品交易第三方平台的食品安全管理水平。

（8）消费者通过网络食品交易第三方平台购买食品，其合法权益受到损害的，可以向入网食品经营者要求赔偿。网络食品交易第三方平台提供者不能提供经营者的真实名称、地址和有效联系方式的,由网络食品交易第三方平台提供者赔偿。网络食品交易第三方平台提供者赔偿后,有权向入网食品经营者追偿。网络食品交易第三方平台提供者做出更有利于消费者的承诺的,应当履行其承诺。

网络食品交易第三方平台提供者知道或者应当知道入网食品经营者利用其平台侵害消费者合法权益,未采取必要措施的,或未依本办法履行审查义务的,依法与该入网食品经营者承担连带责任。

(9)网络食品交易第三方平台提供者应当采取措施,建立并执行消费纠纷解决和消费者权益保障制度,鼓励网络食品交易第三方平台提供者建立消费预赔金制度。

(10)食品安全监督管理部门进行监督检查时,网络食品交易第三方平台提供者应当在销售信息查询、数据提取、停止服务等方面提供必要的技术支持。

(11)网络食品交易第三方平台提供者自身从事网络食品经营的,应当依法取得食品经营许可或者备案凭证,并遵守相关的规定。

(三)网络食品经营活动的监督

1. 许可证的监督检查　网络食品经营者在经营所在地县级以上食品安全监督管理部门取得备案。未履行相应备案义务的,由县级以上地方食品安全监督管理部门责令改正,给予警告;拒不改正的,处5000元以上30000元以下罚款。

对当事人的同一违法行为,两个以上食品安全监督管理部门都有管辖权的,由最先立案的食品安全监督管理部门管辖;两个以上食品安全监督管理部门因管辖权发生争议的,报请共同的上级食品安全监督管理部门指定管辖。

2. 网络食品交易的日常监管　县级以上地方食品安全监督管理部门应当指定专门的机构,配备专业技术力量,开展网络食品交易活动日常监管。包括:①进入当事人网络食品交易场所实施现场检查;②对网络交易的食品进行抽样检验;③询问有关当事人,调查其从事网络食品交易行为的相关情况;④查阅、复制当事人的交易数据、合同、票据、账簿及其他相关资料;⑤调取网络交易的技术监测、记录资料;⑥法律、法规规定可以采取的其他措施。

国家市场监督管理总局承担全国网络食品经营信息监测工作,建立全国统一的网络食品经营信息监测系统和统一监测、分级处理工作机制。国家市场监督管理总局对监测发现的涉嫌违法行为的信息,通过网络涉嫌违法案件查办机制,转送违法行为发生地的省级食品安全监督管理部门处理。

食品安全监督管理部门应当加强与公安机关、网络信息主管部门、电信主管部门等合作,实现监管部门之间数据共享,加强对网络食品经营行为的监督检查,强化行政处罚与刑事司法的有效衔接。

二、集贸市场食品安全的监督

集贸市场是我国传统的商业形式,是我国农村城乡结合部的主要食品、农副产品的销售场所。集贸市场按其功能可以分为综合集贸市场、一般集贸市场、专业集贸市场、农村集市、城镇早晚市场、庙会和食品展会等。

(一)集贸市场的食品安全问题

集贸市场因其自身特点,其食品安全问题有特殊性。集贸市场的环境卫生都比较差,布局不尽合理，所售食品易被污染；缺少防止食品腐败变质的卫生设施；非法销售未经检验检疫或死因不明的禽、畜、水产品及制品；在一些地区假冒伪劣食品在集贸市场集中销售，特别是一些城镇专业批发市场成为集散地；农村集贸市场销售"三无"食品，超期食品问题严重；销售的蔬菜、水果常有农药超标问题；食品现场加工条件简陋，达不到食品安全要求；集贸市场自身管理薄弱，从业人员的食品安全意识较差。

（二）集贸市场食品安全的监督

食品安全监督管理部门依据《食品安全法》、《食品生产经营日常监督检查管理办法》、《食用农产品市场销售质量安全监督管理办法》、《集贸市场食品卫生管理规范》依法对集贸市场进行监督检查。

1. 集贸市场经营许可监督检查

（1）集贸市场经营许可的审核：市场的主办单位应向当地食品安全监督部门申请办理经营许可证。批发或零售食品的摊贩均应申请办理经营许可证。

市场的选址应地势平坦，易于排水，周围无昆虫大量滋生，25m 内无污染源，集贸市场内不同产品，不同品种应分区域经营，食品与其他商品分开，非定型包装食品与定型包装食品分开，直接入口食品与其他食品分开。卫生设施齐全，有符合经营规格和范围需要的食品的储存场所，货架、柜台。有完善的排水、消毒、防蝇、防尘、垃圾污物存放场所及存放设施。

食品经营场所和食品仓库内严禁存放化肥、农药、桐油等有毒有害物品。

集贸市场内生产、加工直接入口食品的，参照食品生产单位的有关规定；销售直接入口食品的，参照食品经营单位的有关规定；从事餐饮经营的，参照餐饮业的有关规定。

（2）对集贸市场经营许可的监督管理：市场经营者是否取得经营许可证；许可证是否在有效期内；是否按期年检；是否存在着超范围经营行为，是否亮证经营。

2. 对集贸市场食品安全的监督 ①食品安全管理机构是否健全，是否有专兼职食品安全管理人员并开展工作；食品安全管理制度，食品安全检查制度，食品安全奖惩制度及专项食品安全制度是否健全，有否检查记录，食品安全相关档案是否健全。②经营人员是否按规定接受健康检查和食品安全知识培训。③是否落实进出货台账制度。④禽畜肉类是否经过兽医卫生检疫，并查验检疫证明与肉类数量是否相符。⑤食品进货是否按有关规范的规定进行索证。⑥生产、加工或经营过程是否符合规范规定的卫生要求。⑦是否经营禁止生产经营的食品；尤其要对食品现场加工、经营中使用的原料进行检查，防止使用非食用物质或法律、法规禁止使用的原料。⑧是否有其他违反市场食品安全管理制度的行为。

3. 对经营过程的卫生监督

（1）集贸市场禁止现场加工和经营的食品的监督。检查市场是否存在违反《食品安全法》禁止出售食品的售卖行为。

（2）集贸市场内的食品安全卫生设施是否完备并运转正常；是否实施工具付货，是否销售超期食品，是否使用不符合食品安全标准的包装材料、容器，所使用的工具、餐具是否符合消毒要求并详细记录，对超期、腐败变质的食品管理是否规范，是否实施对蔬菜水果的农药残留进行监测并公告，废弃物是否做到日产日清。

4. 对庙会、食品展会的卫生监督 庙会、食品展会、美食节等是一种特殊的食品销售形式，其卫生监督检查的重点应放在场地审批和现场检查等方面。

（1）经营许可证的审批：举办庙会、展会等临时性食品生产经营活动的单位，应在开幕前向食品安全监督管理部门申请临时许可证，申请内容包括：举办单位、负责人及主管部门；展会地址、面积和展销方式；展销的食品种类、范围；参展的食品生产单位、经营单位的经营许可证；参展外埠食品应符合索证要求并提供有关证件；从业人员的健康证明；有现场加工食品，必须有上下水等卫生设施。

当地食品安全监督管理部门对所报资料核实后发放展销会临时经营许可证。

（2）现场监督检查：对庙会、食品展会监督检查的重点叙述如下。①所售食品是否符合有关规定，是否有《食品安全法》禁止出售的食品销售。这是这类经营活动中主要的卫生问题。②从业人员是否持有效健康证明。③卫生设施如上下水，垃圾储存是否符合有关要求，防尘、防蝇设施是否完备。④现场制售食品必须符合餐饮的有关卫生要求。⑤盛放食品的用具、器具、包装材料必须清洁卫生，无毒无害，应使用消毒的餐具或一次性餐饮具。⑥展销期间内发布的食品广告，其内容必须符合卫生许可的事项，不得使用医疗用语或者易与药品混淆的用语。⑦举办方要制定食物中毒预案，熟知报告程序和要求。⑧举办庙会、展会必须在既定期内结束。

第四节　餐饮食品安全监督

中国的饮食以独特的工艺、精良的制作、诱人的美味、繁多的品种吸引着天下众多的食客。餐饮业是食物链的最末端，是保证消费者健康的最后一道"关卡"。保证餐饮业食品安全对提升我国食品安全整体水平具有重要的作用，所以餐饮业一直都被食品监督管理部门列为监督管理的重点内容。

一、餐饮业的分类及其特点

（一）分类

1. 餐馆　指以饭菜为主要经营项目的单位，有酒家、酒楼、酒店、饭庄等，也包括火锅店、烧烤店以及宾馆、招待所、度假村、培训中心内的餐厅等。

2. 小吃店　指以点心、小吃、早点为主要经营项目的单位和提高简单餐饮的酒吧、咖啡厅、茶室、歌厅等。

3. 快餐店　指以集中加工配送、当场分餐使用并快速提供餐饮服务为主要加工供应形式的单位。

4. 食堂　指设于机关、学校、企业、工地等地点（场所），为供应内部职工、学生等就餐的单位。

5. 集体用餐配送　指根据集体服务对象订购要求，集中加工、分送食品但不提供就餐场所的单位。

（二）特点

餐饮业与食品加工业、食品销售业相比，在加工制作方法、消费方式等方面有其自身特点。膳食种类较多，制作工艺复杂；原料多种多样，来源不易控制；餐饮单位规模千差万别，多数缺乏有效的自身管理；从业人员自身素质低、流动性大，难以管理。

二、餐饮业和集体用餐配送单位的经营许可审查

审核企业的食品安全管理制度、组织和经过专业培训的专兼职食品安全管理人员设置情况；食品加工经营场所的选址、环境、建筑结构、布局、分隔、面积等情况；厕所、加工制作专间、更衣室、库房、供水、通风、采光、防尘防鼠防虫害、废弃物存放、清洗、消毒、餐用具等卫生设施和设备设置情况；食品采购、贮存、加工制作及供餐等操作过程中的污染控制措施；从业人员健康检查情况等。

三、餐饮业和集体用餐配送单位的日常卫生监督

日常卫生监督是指食品生产经营者取得经营许可证后，食品安全监督部门对其进行的监督活动。巡回监督检查、食物中毒调查、行政控制、食品卫生监测、投诉举报调查、行政处罚等均属日常卫生监督内容，它是保证餐饮业和集体用餐配送单位卫生的主要措施。本节所指的日常监督主要指巡回监督检查。巡回监督检查的目的是发现被检查单位的违法行为和食物中毒隐患、宣传食品卫生知识、督促餐饮业和集体用餐配送单位改进食品卫生水平，保证食品卫生。监督检查的方式包括听取情况介绍、查阅有关资料、现场检查、询问有关人员、现场测量或检验等。

（一）监督检查的法律依据

餐饮食品安全监管依据《食品安全法》。《食品安全法》是食品卫生行政监督管理的一部专门法律，进行餐饮业和集体用餐配送单位的食品安全监督检查，首先必须符合《食品安全法》的有关规定。为了保证《食品安全法》在餐饮业和集体用餐配送单位的实施，各职能部门相继制定了《餐饮服务食品安全监督管理办法（卫生部令第71号）》、《学生集体用餐卫生监督办法》、《学校食堂与集体用餐卫生管理规定》，这些专门规章是进行监督检查时经常使用的，此外还应遵守《食品卫生监督程序》等通用的食品安全规章。另外餐饮食品安全监管还应遵循食品安全相关技术性规范，如《餐饮业和集体用餐配送单位卫生规范》、《学生营养餐生产企业卫生规范》（WS 103—1999）及各类食品安全标准等。

（二）巡回监督检查准备

餐饮业食堂全面施行食品安全监督量化分级管理制度，应根据分级结果，把存在问题较多的餐饮单位列为监督检查的重点对象。确定监督检查对象后，应对这些单位的档案资料进行了解，开展检查如上次检查时发现的问题、检测结果等，以便有针对性地开展工作。食品安全监督员还应准备好食品中心温度计、表面温度计、测量消毒液浓度的试纸、紫外线照度计等快速测量或检验设备，以便对被监督单位做出客观评价。

（三）监督检查主要内容

每次监督检查的内容既要全面，又要重点突出，注重实效。全面是指对照《餐饮业和集体用餐配送单位卫生规范》或餐饮业量化分级管理评分表，对被查单位的各个环节进行监督检查。重点是指对可能引发食物中毒的关键环节，能否利用食品安全卫生专业知识，查出存在的食物中毒隐患。实效是指能发现存在的问题并采取各种措施予以纠正，而不是走过场，贪求完成监督数量。

不同类别、不同规模的餐饮单位监督检查的内容应各有侧重，现以较大规模的餐馆为例，对监督检查的主要内容简述如下：

1. 经营许可证 首先检查是否持有经营许可证，许可证是否在有效期内，是否擅自变更许可证核定的内容。在餐饮业特别是小型餐馆未经许可经营凉菜的现象非常普遍，是检查的重点。经营凉菜可通过查看供客人点菜的菜谱，或现场有凉菜实物来证实。

2. 管理资料

（1）食品安全管理员：是否按要求设有专职或兼职食品卫生管理员，食品安全管理员是否经过考核，是否履行了管理职责。通过食品安全管理员检查记录或其他管理档案资料来验证。

（2）食品安全管理制度：是否有食品安全管理制度的文字资料，制度是否完善。通过现场检查、查看记录资料核实制度的执行情况。实施 HACCP 管理的单位，还需检查是否有 HACCP 计划并查验 HACCP 体系的执行情况。

3. 加工过程 是监督检查的重点，应重点查找食物中毒隐患，可通过查看、询问、测量、必要时要求从业人员现场演示等方法验证加工过程是否符合食品安全要求。监督检查应按照清洁操作区、准清洁操作区、一般操作区的顺序进行。

（1）凉菜专间：进入凉菜专间检查应更换专间专用工作服，查看洗手设施、冷藏设备是否运转正常，冷藏设备是否专供熟食或清洗处理后的食物使用；询问工具、容器清洗消毒过程，必要时可要求实际操作，如果使用化学消毒，现场没有消毒剂，或厨师不知道如何配消毒液或消毒液不能把工具、容器完全浸泡则证明消毒措施没有完全予以落实；对冰箱内温度、室温、消毒液浓度、紫外线照度等进行实地测量。

裱花间除检查上述内容外，还要查看蛋糕坯、裱花蛋糕的存放温度。

（2）备餐及供餐：备餐专间应检查是否符合专间的要求，检查烹饪后至食用前超过 2 小时的食品的存放温度，热菜是否高于 60 ℃，凉菜是否低于 10℃。

（3）水果拼盘及现榨果汁：检查瓜果是否经过清洗，工用具是否专用，能否落实使用前消毒，使用后清洗并保洁存放。

（4）生食海产品加工：检查工用具是否专用，能否落实使用前消毒，使用后清洗并保洁存放。加工后生食海产品是否冰鲜保存并在 1 小时内食用。

（5）烹调加工：检查食品是否烧熟煮透，通过感官检查、温度测量验证食物中心温度是否高于 70℃。没有实际操作时，可以通过询问从业人员、查看记录来证实。检查盛装容器是否为熟食专用。

（6）粗加工及切配：检查动物性食品与植物性食品是否分池清洗，易腐食品的半成品，特别是加热后的半成品，未及时使用的是否冷藏保存，隔餐使用的是否冷藏保存。

（7）餐用具容器：检查工具、容器是否做到原料、半成品、成品分开。询问、查看餐用具和容器清洗消毒过程，热力消毒的查看消毒柜温度，化学消毒的测量消毒液浓度，验证清洗消毒方法是否符合要求，检查消毒后餐用具感官是否清洁，是否保洁存放。

（8）环境卫生：检查垃圾是否及时清理，地面是否整洁，是否发现老鼠、蟑螂、苍蝇，控制措施是否得当。

（9）原料采购与库房：检查食品采购记录，抽查几种食品与记录对照，能否出具购货凭据证明食品来源，向生产单位、批发市场批量采购的食品能否出具索取的卫生许可证（复印件）、检验（检疫）合格证明。库房内是否存有禁止销售的食品，已经准备销毁的食品是否与其他食品分开存放并予以标注。食品库房是否存放有杀虫剂、杀鼠剂等有毒有害物资。冷库的温度是否符合要求。

（10）个人卫生：除检查健康证明外，通过检查管理制度、自身检查记录、询问厨师来验证发生腹泻等病症后是否能立即脱离岗位。检查洗手制度是否得到了落实，工作服是否清洁，其他个人卫生状况是否符合要求。检查培训资料，并通过询问了解从业人员掌握食品安全知识的情况。

（11）各种设施是否运转正常。

（四）集体用餐配送单位

除餐饮业的监督检查内容外，应根据集体用餐配送特点进行重点的监督检查。分餐间是否符合专间要求，分餐前空气、环境是否消毒；分餐人员是否戴口罩，洗手消毒是否符合要求；容器、餐具清洗消毒能否使用热力消毒；外包装箱是否标有生产时间（指几点几分生产）和食用时限；运输是否为密闭车辆，是否有冷藏或热藏设备。

四、检查结束后的处理

监督检查完毕后，对查出的问题要督促改进，对存在违法行为的单位应进行行政处罚，特别是对存在的食物中毒隐患更要抓住不放，对整改情况还应进行复查。巡回监督检查的过程还应成为宣传食品安全法律法规和食品安全知识的过程，针对存在的问题在现场对从业人员进行教育，效果会更明显。

本 章 小 结

食品经营环节是食品安全控制的重要环节之一。本章阐述了食品经营许可证制度、食品经营单位的日常监督、网络经营食品和集贸市场的食品安全监督、餐饮食品安全监督。其执法依据为《食品安全法》、《中华人民共和国食品安全法实施条例》、《食品生产经营日常监督检查管理办法》、《食品经营许可管理办法》、《网络食品安全违法行为查处办法》《餐饮服务食品安全监督管理办法》等多部法律。

复习思考题

我国食品经营环节的监督管理现状如何？提出相应的监管对策？

参 考 文 献

《餐饮服务食品安全监督管理办法（2010）》
《餐饮服务许可管理办法（2010）》
《食品生产经营日常监督检查管理办法（2016）》
《食品经营许可管理办法（2015）》
《食用农产品市场销售质量安全监督管理办法（2015）》
《网络食品安全违法行为查处办法（2016）》
《中华人民共和国食品安全法（2015）》
《中华人民共和国食品安全法实施条例（2009）》

（李　李）

第十章 特殊食品与食品相关产品的监管

学习要求

掌握 转基因食品、保健食品、进出口食品、婴幼儿食品、特殊医学用途配方食品、新食品原料、食品添加剂、强化食品以及食品包装材料的基本理论、管理监督办法和管理要求。

熟悉 各类特殊食品的监管法律依据。

了解 各类特殊食品的发展动态情况及安全性问题。

为保障人民群众身体健康和生命安全，顺应食品监管环境的新变化，应对转基因食品等特殊食品及食品相关产品实行严格监督管理，保护消费者的合法权益，促进特殊食品产业健康发展。要求深入了解特殊食品的安全性因素，严格控制可能引起食品安全问题的各个环节。特殊食品的生产企业应当按照良好生产规范的要求建立与所生产食品相适应的生产质量管理体系，为消费者提供优质、健康的产品，保证食品安全。

第一节 转基因食品

近年来，我国的转基因研究取得了较大的进展。转基因食品丰富了人们的餐桌，而且由于转基因使食物结构发生明显调整，不仅可以提高营养价值，而且还能提升食品的附加值，消费者可以直接受益。

一、转基因食品的概念及分类

（一）概念

转基因技术（genetically modified technique）是指使用基因工程或分子生物学技术有针对性地将遗传物质导入活细胞或生物体中，使生物体表现出人们预期的生物学性状，以满足生产及生活的需要的相关技术。

转基因生物（genetically modified organisms，GMOs）是指通过转基因技术改变遗传物质而不是以自然增殖或自然重组的方式产生的生物，包括转基因植物、转基因动物和转基因微生物三大类。

转基因食品（genetically modified food，GMF）又称基因改性食品、基因改良食品、基因食品、基因修饰食品。转基因食品指通过转基因技术将有利的基因转移到另外一种特定生物上去而得到转基因生物，目的主要使其获得有利特性，如增强动植物的抗病虫害能力、提高营养成分等，由此可增加食品的种类、提高产量、改变营养成分的构成、延长货架期等。由此类生物制成的食品或食品添加剂就是转基因食品。

（二）转基因食品的种类

转基因食品具有极大的社会价值和广阔的市场前景。近几年来，世界范围内各种转基因食品发展迅速。目前对转基因食品尚无明确分类，依据的标准不同分类也不同。根据转基因食品来源不同可分为：①植物性转基因食品：即含有转基因的植物为原料的转基因食品，这类食品比较多。例如，为了培育抗虫玉米，向玉米中转入一种来自于苏云金杆菌的基因，它仅能导致鳞翅目昆虫死亡，因为只有鳞翅目昆虫有这种基因编码的蛋白质的特异受体，而人类及其他动物、昆虫均没有这样的受体，所以培育出的玉米对人无毒害作用，但能抗虫。②动物性转基因食品：即含有转基因的动物为原料的转基因食品。例如，在牛体内转入某些具有特定功能的人的基因，就可以利用牛乳生产基因工程药物，用于人类疾病的治疗。③微生物转基因食品：即含有转基因的微生物为原料的转基因食品。例如，生产奶酪的凝乳酶，以往只能从杀死的小牛的胃中才能取出，现在利用转基因微生物已能够使凝乳酶在体外大量产生，避免了小牛的无辜死亡，也降低了生产成本。④转基因特殊食品：例如，科学家利用生物遗传工程，将普通的蔬菜、水果、粮食等农作物，变成能预防疾病的神奇的"疫苗食品"使人们在品尝鲜果美味的同时，达到防病的目的。

根据食品中转基因的不同功能分类：①增产型转基因食品；②控熟型转基因食品；③高营养型转基因食品；④保健型转基因食品；⑤新品种型转基因食品。

目前批量化生产的转基因食品中，转基因植物及其衍生品占到90%以上，因此现阶段所提及的转基因食品实际上主要指转基因植物性食品。

二、转基因食品的生产和发展

在转基因作物方面，自1983年首例转基因烟草诞生，1986年转基因植物进入田间试验，1993年延熟保鲜转基因番茄作为第一个转基因食品在美国上市，目前国际上已培育出抗虫、抗病、抗除草剂的转基因棉花、大豆、玉米、油菜、马铃薯为重点的至少120种转基因植物，按照种植面积多少排序依次为大豆、玉米、棉花、油菜、马铃薯。截至2010年年底，全球已有24种植物的转基因产品通过了安全性评估，批准用于商业化种植或食用。这些植物包括棉花、玉米、大豆、白菜型油菜、欧洲型油菜、番木瓜、水稻、小麦、马铃薯、番茄、甜菜、玫瑰、矮牵牛、甜椒、烟草、亚麻、苜蓿、香石竹、菊苣、杨树、李子、西葫芦、甜瓜等。几年来，转基因作物种植发展也异常迅速。我国转基因食品的研究和开发起步较晚，但发展迅速，先后获得了高抗青枯病的转基因马铃薯、耐储藏的转基因番茄、抗病毒的转基因甜椒、番茄。转基因作物的开发给农业带来了可观的经济效益，生物农业成为农业发展的趋势。

三、转基因食品的安全性问题

转基因食品的出现是科技进步的产物，标志着人类改造自然的能力迈上了新台阶，但像其他技术产品一样，其对人类也具有双刃性。转基因产品是否无毒、无副作用，在人体内是否会发生突变而有害人体健康，基因转入后是否会产生新的有害遗传性状等一系列安全问题都应予以重视。

(一) 转基因食品安全性的提出

1998 年,英国阿伯丁罗特研究所普庇泰教授对转基因食品最早提出质疑,研究报道幼鼠食用转基因土豆后,会使内脏和免疫系统受损。虽然 1999 年 5 月英国皇家学会宣布此项研究漏洞百出,结论不成立,但是引发了全世界对转基因食品安全性的讨论。随后更多的科学家用实验表明转化的基因是经过筛选的、作用明确的,转基因食品是安全的。

人类对基因了解有限,利用基因重组技术制造出了转基因作物和转基因食品,难免人们会对其安全性产生怀疑。至目前为止,转基因食品是否安全、是否适合人类食用,尚无明确结论。

(二) 转基因食品的安全性及其评价

1. 转基因食品的安全性 转基因产品具有生产成本低、产量高、抗性强、品质好及商品经济效益高等优点,但众多的消费者对转基因食品的安全性始终心存疑虑。转基因食品的安全性问题主要表现为食品安全性和环境安全性两方面:

(1) 对人体健康的影响:①标识基因传递 (gene transfer):转基因食品中新基因或活的微生物标志基因可能会传递给人或家畜的肠道微生物,危害人或家畜的健康;②可能含有潜在免疫或致敏物质,引起机体产生变态反应或过敏性反应;③影响人肠道微生物生态环境:转基因食品中的标志基因有可能传递给人肠道正常微生物群,引起菌群谱和数量变化,菌群失调可能影响人的正常消化功能;④转基因产品中的主要成分、微量营养成分及抗营养因子变化幅度大,可能对人群膳食营养产生影响。

(2) 对生态环境的影响:①基因的逃逸现象:如转入植物的除草剂基因通过花粉的传播与受精,可能漂入野生近缘种近缘杂草上而产生难以控制的"超级杂草"或"超级害虫"。②对生物多样性的影响:如一些动物实验证明,植物引入抗除草剂或抗虫的基因后,有些小生物食用了具有杀虫功能的转基因作物可能死亡;有的使一些害虫产生抵御杀虫剂的抗体;有的造成生物数量剧减甚至有使其灭绝的危险等。③破坏生态环境:如对转基因抗虫棉产生抗性的棉铃虫,需要喷洒更多的农药,破坏生态环境。

2. 转基因食品的安全性评价 转基因技术在为农业生产、人类生活和社会进步带来巨大利益的同时,也可能对生态环境和人类健康产生潜在的危害,关键是要权衡利弊,做出抉择。20 世纪 80 年代后期,转基因食品进入商业化生产,食品安全开始受到人们的关注。传统的毒理学的食品安全评价方法已不能完全适用于转基因食品。国际经济合作与发展组织(OECD)于 1993 年提出了转基因食品安全性分析的实质等同性(substantial equivalence)原则,其含义是"在评价生物技术生产的新食品和食品成分的安全性时,现有的食品或食品来源生物可以作为比较的基础。如果一种转基因食品与现有的传统同类食品相比较,其特性、化学成分、营养成分、所含毒素以及人和动物食用和饲用此类食品情况是类似的,那么它们就具有实质等同性"。1995 年 WHO 将实质等同性原则正式应用于转基因食品安全性评价,将转基因作物的食品分为三类:与市售传统食品具有"实质等同性";除某些特定的差异外,与传统食品具有"实质等同性";与传统食品没有"实质等同性"。该方法是安全性评价过程中关键步骤,但不是安全性评价的全部内容。因为实质等同性不能给危险性定性,因而只能是安全性评价的组成成分:①若某一转基因食品与传统食品具有实质等同性,则认为是安全的;②若某转基因食品与传统食品除引入的新性状外具有实质等同性,则需实行严格的安全性评价;③若某转基因食品与传统食品不具有实质等同性,则应从营养性向安全性角度进行全面分析。

四、转基因食品的监管

转基因食品的安全性问题成为全世界聚焦的热点,各国政府都制定了各自对转基因生物的管理法规,负责对其安全性进行评价和监控。尽管他们在转基因食品监管上都本着保证人类健康、农业生产和环境安全的同时促进其发展的出发点,然而由于各国文化和对转基因食品理解的差异,管理模式不尽相同,主要分为两大集团,美国、加拿大、阿根廷及中国香港特区的宽松管理模式;其他国家和地区主要采取强制标示的管理办法。

(一) 以美国、加拿大为代表的宽松管理模式

在美国,转基因生物及其产品主要由食品安全监督管理局(FDA)、农业部(USDA)、环境保护局(EPA)、职业安全与卫生管理局(OSHA)和国立卫生研究院(NIH)五个部门进行管理。目前 FDA 对转基因生物和其他产品的管理没有差别,只要转基因生物产品通过新成分、变应原、营养成分和毒性等常规的检验就允许上市。该部门的食物安全与应用营养中心是管理绝大多数食物的法定权力机构。USDA 的食品安全和检测部门负责肉、禽和蛋类产品的管理。EPA 负责食品作物杀虫剂的合理使用和安全性的管理。美国对转基因食品的管理采取相对宽松政策,其管理原则是转基因生物及其产品与非转基因生物及其产品没有本质的区别。因此,美国的转基因作物和转基因食品发展非常迅速,在世界上处于垄断地位。

加拿大和美国的情况类似,主要由食品检查服务站(CFIA)和健康组织(HC)两家管理机构对转基因植物产品进行监管。CFIA 主要负责环境排放、田间测试、对环境的安全性、种子法案、饲料法案、品种登记等。HC 主要负责新型食品的安全性评估。生产转基因食品的厂家在生产前必须得到"健康保护部门"的审批,要向该部门备案。生产商应负责保证转基因食品及其相关产品安全,且符合《新食品法规》(1995、1996),《新食品安全性评估标准》(1994)等条例管理要求。

(二) 以欧盟为代表的严厉管理模式

欧盟国家的管理原则是首先假定转基因生物及其产品有潜在危险,所有与之有关的活动都采取了非常严格的管理办法,并对基因工程技术制定新的法规,包括"水平法规"和"产品法规"。1990~2003 年先后四次颁布实施的欧盟理事会条例对转基因产品的标识做出了严格的规定,特点是:①标识制度具有强制性、规范性及科学性;②强制要求转基因食品必须标识,无论是否可以检测出含有转基因食品的 DNA 和蛋白质;③转基因生物原料成分超过 0.9%就必须在标签中标识。在此基础上,2003 年 9 月欧洲议会和欧洲理事会的 1830/2003 条例提出了关于转基因生物的可追溯性和标识,即转基因生物产品投放市场时,经销者必须保证向下一级经销者传递转基因生物原料相关信息。由于一些消费者强烈反对转基因生物及其产品,欧洲成为世界上对其管理最为严格的地区。奥地利政府还制定了一部纯净种子的法律,禁止常规种子受到高于检测限的转基因品种的污染,甚至明令禁止转基因玉米的出售。

(三) 我国对转基因食品的管理

我国一直非常重视转基因作物和转基因食品的管理。20 世纪 80 年代,国务院有关部

门就十分重视基因工程的安全问题，相继颁布了一系列的相关规定，使农业转基因生物的安全管理工作走上了法制化轨道。1993年12月原国家科学技术委员会（现国家科技部）发布了《基因工程安全管理办法》，主要从技术角度对转基因生物进行宏观管理，用于指导全国的基因工程研究和开发工作，为我国的基因工程管理建立了一个明确而有效的管理框架。办法按照潜在的危险程度将基因工程分为对人类健康和生态环境尚不存在危险、具有低度危险、具有中度危险、具有高度危险四个等级。规定从事基因工程实验研究的同时，还应当进行安全性评价，其重点是目的基因、载体、宿主和遗传工程体的致病性、致癌性、抗药性、转移性和生态环境效应以及确定生物控制和物理控制等级。

2000年，国家环境保护总局制定了《中国国家生物安全框架》，提出了我国在生物安全方面的政策体系、法规框架、风险评估、风险管理技术准则等。同年7月第九届全国人民代表大会常务委员会第十六次会议通过的《中华人民共和国种子法》对转基因植物做出规定，如转基因植物品种的选育、试验、审定和推广应该进行安全性评价，应采取严格的安全性控制措施，销售转基因植物品种种子的必须用明显方子标注，并应提示使用的安全控制措施。该法于2004年、2013年进行两次修正。新修订《中华人民共和国种子法》（以下简称《种子法》）已由第十二届全国人民代表大会常务委员会第十七次会议于2015年11月4日修订通过，自2016年1月1日施行。

2001年5月，国务院以304号令发布了《农业转基因生物安全管理条例》，条例中将农业转基因生物进行了定义，规定了生产、加工要取得生产许可证；经营，要取得经营许可证。要求在中国境内销售列入目录的农业转基因生物要有明显的标志，要标识。对进口与出口做了相应的规定。国家对农业转基因生物安全实行分级管理评价制度，从事农业转基因生物研究或进行中间试验的报告及审批制度，农业转基因生物投入生产和应用前申请转基因生物安全证书的申领制度，生产、加工农业转基因生物的审批制度，以及农业转基因生物在经营过程中的标示制度。对所有出口到中国来的转基因生物以及加工的原料，都需要中国颁布的转基因生物安全证书，如果不符合要求，要退货或者销毁处理。

2002年1月农业部发布三个配套细则：《农业转基因生物进口安全管理办法》、《农业转基因生物标识管理办法》、《农业转基因生物安全许可管理办法》，从实验研究、中间试验、环境释放、商业化生产等方面进行全面管理。其中《农业转基因生物标识管理办法》对转基因食品及含有转基因成分的食品实行产品标识制度，从2002年3月20日开始，中国对转基因农产品贴上标签。第一批被贴上标签的食品包括大豆种子、大豆、大豆粉、大豆油、玉米种子、玉米油、玉米粉、油菜种子、油菜子、油菜子油、油菜子粕、棉花种子、番茄种子、鲜番茄、番茄酱。

《农业转基因生物加工审批办法》由2006年1月16日农业部第3次常务会议审议通过，自2006年7月1日起实施。它明确了从事农业转基因生物加工应具备的条件，并提出从事农业转基因生物加工的单位和个人应当取得加工所在地省级人民政府农业行政主管部门颁发的《农业转基因生物加工许可证》，才能生产加工。

截至目前，我国转基因食品安全制度经历了快速的变迁。我国政府非常关注生物技术食品的安全，采取一系列的严格管理措施，对转基因食品从实验研究到商品化生产的全过程进行安全性评价和监控管理，伴随着2005年加入联合国《卡塔赫纳生物安全议定书》的契机，我国转基因食品安全制度正逐步朝着国际普遍标准规范化的方向发展，对保障人类和环境安全有重要意义。

第二节 保健食品

保健食品作为一类特殊食品，具有一般食品的共性，又因为其具有特定的保健功能而备受特定人群喜爱。保健食品有两个基本特征：一是安全性，对人体不产生任何急性、亚急性或慢性危害；二是功能性，具有调节人体某一方面功能的作用。保健食品是针对特定的人群而设计的，食用的范围不同于一般食品，但不能代替药物的治疗作用。对保健食品的监督管理比一般食品更严格。

一、保健食品的概念

保健食品（health food）是中国对某一种类食品的统一名称，其他国家多称之为健康食品或功能性食品。保健食品于20世纪90年代初期首先在日本等亚洲国家兴起。1996年我国卫生部颁布并施行的《保健食品管理办法》中第一次明确了保健食品的定义："保健食品是指具有特定保健功能的食品，即适用于特定人群食用，具有调节机体功能，不以治疗疾病为目的的食品。"2005年7月1日，国家食品安全监督管理总局颁布并实施的《保健食品注册管理办法（试行）》中规定："保健食品是指声称具有特定保健功能或者以补充维生素、矿物质为目的的食品，即适用于特定人群食用，具有调节机体功能，不以治疗疾病为目的，并且对人体不产生任何急性、亚急性或者慢性危害的食品。"我国保健食品的定义不仅科学地对保健食品给予说明，而且体现了对传统"食补学说"的认同。

2015年10月实施的新《食品安全法》强调保健食品不得对人体产生急性、亚急性或者慢性危害，其标签、说明书不得涉及疾病预防、治疗功能，内容应当真实，并载明适宜人群、不适宜人群、功效成分或者标志性成分及其含量等；产品的功能和成分应当与标签、说明书相一致。首次进口的保健食品应当是出口国（地区）主管部门准许上市销售的产品。保健食品首先必须是食品，必须无毒无害。其所具有的"特定保健"作用必须明确、具体，而且经过科学实验所证实。同时，不能取代人体正常膳食摄入和对各类营养素的需要。

二、保健食品的分类

目前我国允许注册的保健食品共有27种功能：①增强免疫力；②辅助降血脂；③辅助降血糖；④抗氧化；⑤辅助改善记忆；⑥缓解视疲劳；⑦促进排铅；⑧清咽；⑨辅助降血压；⑩改善睡眠；⑪促进泌乳；⑫缓解体力疲劳；⑬提高缺氧耐受力；⑭对辐射危害有辅助保护功能；⑮减肥；⑯改善生长发育；⑰增加骨密度；⑱改善营养性贫血；⑲对化学性肝损伤有辅助保护功能；⑳去痤疮；㉑祛黄褐斑；㉒改善皮肤水分；㉓改善皮肤油分；㉔调节肠道菌群；㉕促进消化；㉖通便；㉗对胃黏膜有辅助保护功能。

此外，我国的保健食品还包括营养素补充剂，即以维生素、矿物质为主要原料，以补充人体微量营养素为目的的保健食品。

三、保健食品的监管

对于保健食品的监管，相关食品安全法规对保健食品注册、生产等方面做出了特别规定，我国保健食品逐渐走入健康发展轨道。

1987年10月卫生部发布实施《中药保健药品的管理规定》。1995年《食品卫生法》颁布实施，正式把保健食品纳入了法制管理的范畴。1996年3月，卫生部颁布了《保健食品管理办法》，对保健食品的审批、生产、标示、广告、监管、检验机构认定等做出了具体的规定。随后，卫生部陆续颁布了一系列对《保健食品的管理办法》的细化和补充的相关文件。2003年，按相关职能调整的要求，卫生部将保健食品的审批职能移交给了国家食品安全监督管理总局。2005年国家食品安全监督管理总局发布并实施《保健食品注册管理办法（试行）》。

2015年10月实施新《食品安全法》明确提出，将保健食品注册制改为注册与备案双规制。该法第七十八条还规定："保健食品的标签、说明书不得涉及疾病预防、治疗功能，内容应当真实，与注册或者备案的内容相一致，载明适宜人群、不适宜人群、功效成分或者标志性成分及其含量等，并声明'本品不能代替药物'。保健食品的功能和成分应当与标签、说明书相一致。"新法还规定保健食品标签要写明成分含量。现在以法律的形式要求标明含量，能有效保障保健食品消费者的知情权。同时，这一条款要求保健食品的说明书、标签声明"本品不能代替药物"，对于一些不具备足够知识的消费者，也能防止他们被欺骗。

2016年国家食品药品监督管理总局发布并实施《保健食品注册与备案管理办法》（国家食品药品监督管理总局令第22号），《保健食品注册管理办法（试行）》同时废止。新办法对保健食品实行注册与备案相结合的分类管理制度，开创了我国对特定保健食品实施备案审批的新时代。此外，新办法明确了保健食品注册与备案的定义，细化了总局、省局及基层局等部门职责，严格申请人和备案人义务，完善保健食品注册及延续资料要求，增设保健食品注册批件补办程序。新办法对保健食品实行注册与备案相结合的分类管理制度。具体而言，国家对使用保健食品原料目录以外原料的保健食品和首次进口的保健食品实行注册管理，对使用的原料已经列入保健食品原料目录的和首次进口的属于补充维生素、矿物质等营养物质的保健食品首次实行备案管理。省级以上人民政府食品安全监督管理部门应当及时向社会公布已注册或者备案的保健食品目录。2018年国务院行政机构改革，国家市场监督管理总局食品安全监管部门承担保健食品注册审批管理等职能。

（一）监督执法主体及其职责

国家市场监督管理总局负责保健食品注册管理，以及首次进口的属于补充维生素、矿物质等营养物质的保健食品备案管理，并指导监督省、自治区、直辖市食品安全监督管理部门承担的保健食品注册与备案相关工作。省、自治区、直辖市食品安全监督管理部门负责接收本行政区域内相关保健食品的备案材料和备案管理，并配合国家市场监督管理总局开展保健食品注册现场核查等工作。市、县级食品安全监督管理部门负责本行政区域内注册和备案保健食品的监督管理，承担上级食品安全监督管理部门委托的其他工作。国家市场监督管理总局行政受理机构负责受理保健食品注册和接收相关进口保健食品备案材料；保健食品审评机构负责组织保健食品审评，管理审评专家，并依法承担相关保健食品备案工作；审核查验机构负责保健食品注册现场核查工作。

（二）保健食品的注册

保健食品注册是指食品安全监督管理部门根据注册申请人申请，依照法定程序、条件和要求，对申请注册的保健食品的安全性、保健功能和质量可控性等相关申请材料进行系统评价和审评，并决定是否准予其注册的审批过程。下列产品应当申请保健食品注册：①使用保健食品原料目录以外原料（以下简称目录外原料）的保健食品；②首次进口的保健食品（属于补充维生素、矿物质等营养物质的保健食品除外），即非同一国家、同一企业、同一配方申请中国境内上市销售的保健食品。

保健食品（包括首次进口保健食品）注册申请需要提交以下十类材料，国家市场监督管理总局行政受理机构负责受理。

（1）保健食品注册申请表以及申请人对申请材料真实性负责的法律责任承诺书。

（2）注册申请人主体登记证明文件复印件。

（3）产品研发报告，包括研发人、研发时间、研制过程、中试规模以上的验证数据，目录外原料及产品安全性、保健功能、质量可控性的论证报告和相关科学依据，以及根据研发结果综合确定的产品技术要求等。

（4）产品配方材料，包括原料和辅料的名称及用量、生产工艺、质量标准，必要时还应当按照规定提供原料使用依据、使用部位的说明、检验合格证明、品种鉴定报告等。

（5）产品生产工艺材料，包括生产工艺流程简图及说明，关键工艺控制点及说明。

（6）安全性和保健功能评价材料，包括目录外原料及产品的安全性、保健功能试验评价材料，人群食用评价材料；功效成分或者标志性成分、卫生学、稳定性、菌种鉴定、菌种毒力等试验报告，以及涉及兴奋剂、违禁药物成分等检测报告。

（7）直接接触保健食品的包装材料种类、名称、相关标准等。

（8）产品标签、说明书样稿；产品名称中的通用名与注册的药品名称不重名的检索材料。

（9）3个最小销售包装样品。

（10）其他与产品注册审评相关的材料。

申请首次进口保健食品注册，除提交以上规定的材料外，还应当提交下列材料：

（1）产品生产国（地区）政府主管部门或者法律服务机构出具的注册申请人为上市保健食品境外生产厂商的资质证明文件。

（2）产品生产国（地区）政府主管部门或者法律服务机构出具的保健食品上市销售一年以上的证明文件，或者产品境外销售以及人群食用情况的安全性报告。

（3）产品生产国（地区）或者国际组织与保健食品相关的技术法规或者标准。

（4）产品在生产国（地区）上市的包装、标签、说明书实样。

申请材料不齐全或者不符合法定形式的，受理机构当场或者在5个工作日内一次性告知注册申请人需要补充的全部内容。以受理为注册审批起点，将生产现场核查和复核检验调整至技术审评环节，并对审评内容、审评程序、总体时限和判定依据等提出具体严格的限定和要求。技术审评按申请材料核查、现场核查、动态抽样、复核检验等程序开展，对申请材料真实，产品科学、安全、具有声称的保健功能，生产工艺合理、可行和质量可控，技术要求和检验方法科学、合理的，提出予以注册的建议。任一环节不符合要求均可终止审评，提出不予注册建议。国家市场监督管理总局对审评程序和结论的合法性、规范性及完整性进行审查，做出准予注册或者不予注册的决定。保健食品注册证书载明产品名称、注册人名称和地址、注册号、颁发日期及有效期、保健功能、功效成分或者标志性成分及含量、产品规格、保质期、适宜人群、不适宜人群、注意事项等内容。注册号格式：国产保健食品为国食健注G+4位年代号+4位顺序号；进口保健食品为：国食健注J+4位年代号+4位顺序号。注册证书有效期5年，可以延续、变更或申请补发，补发的保健食品注册证书应当标注原批准日期，并注明"补发"字样。

（三）保健食品备案

保健食品备案是指保健食品生产企业依照法定程序、条件和要求，将表明产品安全性、保健功能和质量可控性的材料提交食品安全监督管理部门进行存档、公开、备查的过程。生产和进口下列保健食品应当依法备案：①使用的原料已经列入保健食品原料目录的保健食品；②首次进口的属于补充维生素、矿物质等营养物质的保健食品，其营养物质应当是列入保健食品原料目录的物质。备案的产品配方、原辅料名称及用量、功效、生产工艺等应当符合法律、法规、规章、强制性标准及保健食品原料目录技术要求的规定。

国产保健食品的备案人应当是保健食品生产企业，原注册人可以作为备案人；进口保健食品的备案人，应当是上市保健食品境外生产厂商。申请保健食品备案，除应当提交保健食品注册申请的4条、5条、6条、7条、8条规定的材料外，还应提交以下材料，由国家市场监督管理总局行政受理机构负责受理。

（1）保健食品备案登记表，以及备案人对提交材料真实性负责的法律责任承诺书。

（2）备案人主体登记证明文件复印件。

（3）产品技术要求材料。

（4）具有合法资质的检验机构出具的符合产品技术要求全项目检验报告。

（5）其他表明产品安全性和保健功能的材料。

申请进口保健食品备案的，除提交以上规定的材料外，补充的材料同申请首次进口保健食品注册及其他材料文件。

食品安全监督管理部门收到备案材料后，不符合要求的，应当一次性告知备案人补全相关材料。备案材料符合要求的，当场备案，完成备案信息的存档备查工作，并发放备案号。国产保健食品备案号格式为：食健备G+4位年代号+2位省级行政区域代码+6位顺序编号；进口保健食品备案号格式为：食健备J+4位年代号+00+6位顺序编号。此外，还应当按照相关要求的格式制作备案凭证，并将备案信息表中登载的信息在其网站上公布。保健食品备案信息应当包括产品名称、备案人名称和地址、备案登记号、登记日期及产品标签、说明书和技术要求。如备案信息变更，应当将变更情况登载于变更信息中，将备案材料存档备查。

（四）标签、说明书及命名

申请保健食品注册或者备案，其产品标签、说明书样稿须包括产品名称、原料、辅料、功效成分或者标志性成分及含量、适宜人群、不适宜人群、保健功能、食用量及食用方法、规格、储存方法、保质期、注意事项等内容及相关制定依据和说明等，且不得涉及疾病预防、治疗功能，并声明"本品不能代替药物"。

保健食品的名称由商标名、通用名和属性名组成。商标名是指保健食品使用依法注册的商标名称或者符合《中华人民共和国商标法》规定的未注册的商标名称，用以表明其产品是独有的、区别于其他同类产品；通用名是指表明产品主要原料等特性的名称；属性名是指表明产品剂型或者食品分类属性等的名称。新办法对保健食品的名称和通用名均提出了若干禁止性情形。

（五）保健食品的生产

我国保健食品中多数产品未能确定功效成分，缺乏有效的市场监督手段。因此，与普通食品相比，保健食品生产环节的监督显得更为重要。

1. 生产许可 生产具有特定保健功能食品的企业在生产前必须向所在地的省级食品安全监督管理部门提出申请，经省级食品安全监督管理部门审查同意后，并在申请者的食品生产许可证上加注"××保健食品"的许可项目方可进行生产。未经国家市场监督管理总局行政受理机构审查批准的食品，不得以保健食品名义生产经营。

2. 保健食品良好生产规范 1998年5月5日，卫生部制定了《保健食品良好生产规范》（GB17405）。保健食品的生产过程和生产条件必须符合《保健食品良好生产规范》的要求，它是保健食品优良品质和安全卫生的可靠保证体系。我国《保健食品良好生产规范》与国际上的GMP在制定目的、原则上是一致的，因此该规范也可以称为我国的保健食品GMP，与GMP的大致框架类似。《保健食品良好生产规范》的主要内容包括厂房设计与设施、原料、生产过程、品质管理、成品储存与运输、人员、卫生管理等七部分内容。其具备了较好的实用性和可操作性，《保健食品良好生产规范》的内容包括了保健食品生产过程的卫生要求和质量规格要求，既包括生产过程的质量控制，又包括防止污染。

生产保健食品使用的原料应当对人体安全、无害。保健食品声称的保健功能，应当具有科学依据。保健食品生产者必须按照批准内容进行组织生产，不得改变产品配方、生产工艺、企业产品质量标准以及产品的名称、标签、说明书等。对生产工艺执行情况的监督应重点放在对原材料的投放和监督检查上，尤其是对那些贵重或稀有原料的使用情况以及有无滥加违禁物质现象的关注。保健食品的生产工艺应能保持产品功效成分的稳定性。加工过程中功效成分不损失、不破坏和不产生有害的中间体。应采用定型包装，直接与保健食品接触的包装材料或容器必须符合有关卫生标准或卫生要求；包装材料或容器及包装方式应有利于保持保健食品功效成分的稳定。成品的储存和运输应符合《食品生产通用卫生规范》（GB14881）的卫生要求。成品出厂应采用"先产先销"的原则。对标签说明书的监督着重检查是否有虚假、夸大的功效宣传。

食品安全监督管理部门应当依照《保健食品良好生产规范》和相关规定，对保健食品生产经营企业进行跟踪检查，并有权采取下列措施：①进入生产经营场所实施现场检查；②对生产经营的保健食品进行抽样检验，原料安全无毒，产品功能确切，配方科学，工艺合理；③查阅、复制有关合同、票据、账簿、批生产记录、检验报告及其他有关资料；④责令停止生产经营并召回不符合保健食品标准的产品；⑤查封、扣押假冒及有证据证明不符合保健食品标准的产品，违法使用的保健食品原料、食品添加剂、食品相关产品，以及用于违法生产经营或者被污染的工具设备；⑥查封违法从事保健食品生产经营的场所。国家食品安全监督管理部门和省、自治区、直辖市食品安全监督管理部门应当根据保健食品质量抽查检验情况，发布保健食品抽验结果。可用于保健食品生产但不得用于其他食品生产的物质目录以及用量（以下称可用于保健食品原料目录）和允许保健食品声称的保健功能的目录，由国务院食品安全监督管理部门会同国务院卫生行政部门、国家中医药管理部门制定、调整并公布。

此外，还可以加强市场监督保证保健食品的质量。包括：①功效成分的监督检测；②功能验证；③对违法加入药物行为的监督，如对具有减肥功能的产品开展加入药物等违禁物质的检测等。

第三节 进出口食品

作为世界上的人口大国，我国的食品供应，无论是在满足国内需求还是在对外出口创汇方面都取得了令人瞩目的成就。中国加入 WTO 后，对全球贸易的参与度越来越密切，进出口食品在我国的对外贸易及居民的日常消费中所占的比例与日俱增。

一、进出口食品的概念及分类

进口食品，是指非本国品牌的食品，亦即其他国家和地区食品，包含在其他国家和地区生产并在国内分包装的食品。目前我国较为常见的进口食品种类包括：①休闲食品：糖果、巧克力、糕点、饼干、曲奇、干果蜜饯、肉脯干货、膨化食品等；②冲调饮品：果蔬汁、纯净/矿物质水、碳酸饮料、养生冲饮、茶/茶饮、咖啡等；③粮油/调味品：橄榄油、速食/面类、罐头、调味品、意大利面/面酱等；④水果类：进口水果；⑤母婴用品：进口奶粉、进口辅食、进口营养品等。

出口食品，是指由我国生产加工的，并出口销售至其他国家和地区的食品。目前，我国较为常见的出口食品种类包括：饮料饮品、餐饮食品、果蔬饮料、植物蛋白饮料、茶饮料（绿茶、红茶、乌龙茶等）、休闲食品、方便食品、糖果糕点、调味品、水产品、海产品、酒类（白酒、啤酒、葡萄酒、黄酒、果酒等）、地理标志产品、土特产、食用油、花生油、棕榈油、山茶油、橄榄油、玉米油、优质大米、有机大米、有机食品、新鲜蔬菜、脱水蔬菜、新鲜水果、鲜活农产品等。

二、我国进出口食品现状

随着我国国民经济持续增长，人均收入不断增加，城市化进程的加快，人民的消费档次逐渐提高，普通百姓的饮食品位已从过去的温饱型逐渐向营养型、健康型、休闲型、风味型和体验型转变。各种进口食品以其特殊的异域风味、先进的生产工艺，精美的包装，带给大众丰富的味觉享受和更多的礼品选择。近年来，我国进口食品市场和进口食品贸易大约以每年 15% 的速度增长。据国家质量监督检验检疫总局此前的报告显示，中国进口食品来自欧美、韩国、日本、东南亚等 140 多个国家和港澳台地区，约十大系列逾 20 000 个品种。根据海关数据统计显示，2013 年我国食品出口总量达到 579.5 亿美元，食品的出口额在我国的产品出口总额中所占比重近 30%，且有增长趋势，表明我国食品出口仍有一定的潜力，目前乃至今后一个时期内食品出口仍在我国出口贸易中占据相当重要的地位。

在我国进出口食品呈现稳步发展态势的同时，也存在着一些问题。2013 年集中爆发的多起进口食品安全事件，引起我们重新思考进出口食品的安全问题。2013 年 1 月，欧洲爆出牛肉掺假事件，令进口牛肉的质量蒙上一层阴影；2013 年 8 月，全球最大乳制品供应商新西兰恒天然集团向新西兰政府通报其生产的 3 个批次浓缩乳清蛋白检出肉毒杆菌，该批次产品的流向包括多美滋、娃哈哈等 4 家中国企业。虽然在随后的复检中确认为非治病性的生孢梭菌而非肉毒杆菌，但依旧在人群中造成了严重的恐慌，并造成了严重的经济损失。食品安全事件同样是影响我国出口食品占国际市场份额的重要因素，现在我国是世界上遭受反倾销最严重的国家之一，其中食品反倾销案件更是不在少数，这给我国的食品出口企业造成了巨大损失。一些国家和国家集团，通过提高检验检测标准，利用技术性贸易壁垒封杀我国出口食品，也是我国食品出口的一大阻碍。因此，国家出入境检验检疫部门对进出口食品安全实施严格监督管理显得尤为重要。

三、进出口食品安全的监管

（一）我国进出口食品安全监管基本原则

1. 以科学为基础 是食品安全监管所遵循的基本原则，要强调风险分析，根据风险状况调整活动，依靠鉴别危险、评估危险的剂量反应特性，估计或测量暴露的能力，而后判断暴露的可能频率和对健康的影响程度。一个有效的食品安全监管体系还要求在系统的各个层面上把科学和分析结合起来，包括风险管理、信息和技术传递及消费者教育，才能建立一个健全的依靠科学采取行动的体系。

2. 食品生产和消费协调发展 在保证民众消费安全的同时，充分考虑我国当前生产力实际水平、农业和食品工业发展需要及食品国际贸易需要，通过科学的风险分析，合理设置食品安全控制技术指标，建立既符合国际贸易要求又与我国经济发展水平相适应的食品安全保障体系，增强我国食品的国际竞争力。

3. 把握现在与将来 以解决我国近期出现的食品安全问题为重点，从我国食品安全存在的问题及其制约因素入手，以大宗和出口优势产品为监管重点，集中力量，解决好植物源性食品的农药残留超标、动物源性食品的兽药、渔药残留超标和药物滥用、食品的微生物污染等严重影响公民身体健康的食品安全问题。同时，充分考虑采用新技术、新资源、新材料对食品安全可能带来的影响，预测未来对食品安全的进一步要求，借鉴国外食品安全管理成功经验和做法，制定中长期发展目标，确保食品安全保障体系的科学性、先进性和预见性。

4. 食品供应过程全面监管 在整个食品供应的各个环节，都有可能受到各种危害的影响，安全的食品是通过食品生产和供应进行有效控制的结果。食品安全管理与控制应该覆盖食品"从农田到餐桌"的所有环节，包括化肥、农药、饲料的生产与使用；产品的生产、加工包装、存储和运输；与食品接触工具或容器的卫生性；操作人员的健康与卫生要求；食品标签提供信息的充分性和真实性以及消费者的正确使用等。不仅要对食源性疾病与危害进行监控，还要对潜在危害进行监控。根据这一原则推进食品监管：即从市场监管向产地监管前移；从销区监管向产区监管前移；从消费末端监管向生产源头监管前移；从流通监管向规范生产监管前移。强化生产过程源头污染的治理以及加工过程二次污染的防治，积极推行食品安全市场准入制度，加强市场监管。

5. 预防原则 由于科学存在不确定性，对于新产品和新技术的安全性不能确定，因此食品安全管理与控制应采取预防原则。预防原则适用于危险管理者确定危及健康的合理依据，即支持的信息及数据不足以做出全面评估时，决策者或危险管理者可基于预防原则寻找更多详细专业及相关数据，以采取措施或行动来保证健康安全。但预防原则必须伴随进一步寻找科学的确定性，并在新的证据基础上重新评价其安全性。同时在法律上还应实行审批制度，要求任何新产品、新项目和新技术必须提供充分的证据证明其安全性后才能上市。

6. 可追溯性原则 食品可追溯性是指食品和原料在商业流通应保有它们的溯源，在需要的情况下，还可以为有资格的机构提供溯源的相关信息。食品、饲料、供食品制造用的家畜，以及与食品、饲料制造相关的物品，在生产、加工、流通的各个环节必须建立明晰的可追溯的系统。因此，应要求各个阶段的主体标记所生产的产品，并记录食品原料和配料供应商信息，以保证可以确认以上各种提供物的来源和方向。从而当食品发生潜在危害时，可以及时从市场召回。

7. 透明性原则　　其一是指消费者的知情权，有权获得清楚的食品质量、构成成分、营养物质的含量、营养物质功效及合理均衡膳食等方面的信息，这样消费者才能根据信息做出选择；其二是指法律法规、标准的修订与执行应在公开、透明、互动的方式下进行。消费者拥有获得政府立法和管理信息的权利，并能够通过正规的渠道提出自己的意见。

（二）进出口食品监管

1998年，商检、动植检和卫检机构体制合并成立国家检验检疫机构，继承了原有商检、动植检和卫检机构的执法权。检验检疫部门实行垂直领导体制，进出口食品安全的主管机构是国家质量监督检验检疫总局，职能部门是进出口食品安全局、中国国家认证认可监督管理局、动植物检疫监管司等。各地出入境检验检疫局由国家质量监督检验检疫总局直接领导垂直管理，负责进出口食品的监管，进口食品实行商品最终检验，出口食品实行全程监管检验。管理体系主要包括食品安全标准体系、食品安全风险评价体系、食品安全检验检测体系、食品认证认可体系。2010年7月22日国家质量监督检验检疫总局局务会议审议通过的《进出口食品安全管理办法》以及2015年10月起实施的新《食品安全法》在此基础上对进出口食品的监管进行了一定调整。2018年国务院行政机构改革，出入境检验检疫划入海关总署，但依旧承担进出口食品监管职能。

1. 监管主体　　国家出入境检验检疫部门是进出口食品的监管主体。进口食品进入国内流通环节的监管主体为县级以上食品安全监督管理部门。县级以上人民政府食品安全监督管理部门对国内市场上销售的进口食品实施监督管理，发现存在严重食品安全问题的，国务院食品安全监督管理部门应当及时向国家出入境检验检疫部门通报，该部门应当及时采取相应措施。此举明确划分了各职能部门对进口食品的监管界限，有利于各食品监管部门各司其职，避免互相推诿，提高监管效能。

2. 检验检疫相关法律、法规及规章要求　　进口的食品、食品添加剂应当经出入境检验检疫机构依照进出口商品检验相关法律、行政法规的规定检验合格且随附合格证明材料。境外出口商、境外生产企业应当保证向我国出口的食品、食品添加剂、食品相关产品符合新《食品安全法》规定以及我国其他有关法律、法规的规定和食品安全国家标准的要求，并对标签、说明书的内容负责。

3. 出口食品监管模式　　新《食品安全法》第九十九条"出口食品生产企业应当保证其出口食品符合进口国（地区）的标准或者合同要求"改变了原《食品安全法》第六十八条"出口的食品由出入境检验检疫机构进行监督、抽检，海关凭出入境检验检疫机构签发的通关证明放行"，为此要求检验检疫部门要及时调整对出口食品的监管方式，通过境外通报、群众举报等方式加强对出口食品的后续监管，及时发现企业的不法行为，对相关企业实行监管。

4. 进出口食品的监管制度　　向我国境内出口食品的境外出口商或者代理商、进口食品的进口商应当向国家出入境检验检疫部门备案。进口商应当建立食品、食品添加剂进口和销售记录制度，如实记录食品、食品添加剂的名称、规格、数量、生产日期、生产或者进口批号、保质期、境外出口商和购货者名称、地址及联系方式、交货日期等内容，并保存相关凭证。向我国境内出口食品的境外食品生产企业应当经国家出入境检验检疫部门注册。此外，国家出入境检验检疫部门应当对进出口食品的进口商、出口商和出口食品生产企业实施信用管理，建立信用记录并予以公布。对有不良记录的进口商、出口商和出口食品生产企业，应当加强对其进出口食品的检验检疫。国家出入境检验检疫部门可以对向我国境内出口食品的国家（地区）的食品安全管理体系和食品安全状况进行评估和审查，并根据评估和审查结果，确定相应检验检疫要求。已经注册的境外食品生产企业提供虚假材料，或者因其自身的原因致使进口食品发生重大食品安全事故的，国家出入境检验检疫部门应当撤销注册，并予以公告且应当定期公布已经备案的境外出口商、代理商、进口商和已经注册的境外食品生产企业名单。

5. 与地方政府及相关部门联动　新《食品安全法》第九十五条不仅规定了国家出入境检验检疫部门应当向国务院食品安全监督管理、卫生行政、农业行政部门通报境外发生的食品安全事件或者在进口食品中发现的严重食品安全问题，而且还规定了国务院食品安全监督管理部门应当及时向国家出入境检验检疫部门通报国内市场上销售的进口食品中发现存在的严重食品安全问题，明确了检验检疫部门与相关部门间的互联互通。通过与相关政府部门的互动，出入境检验检疫部门就能及时掌握进口食品的安全状况，更好地进行风险性评估，提高进出口食品的监管成效。

国家出入境检验检疫部门应当收集、汇总下列进出口食品安全信息，并及时通报相关部门、机构和企业：①出入境检验检疫机构对进出口食品实施检验检疫发现的食品安全信息；②食品行业协会、消费者反映的进口食品安全信息；③国际组织、境外政府机构发布的食品安全信息、风险预警信息，以及境外食品行业协会等组织、消费者反映的食品安全信息；④其他食品安全信息。

当前我国食品安全形势依然存在着诸多问题，例如，食品污染、食品掺杂掺假、食品标识滥用等，这些问题不仅存在于国内食品市场，也存在于进出口食品。针对此类问题，如何构建一套科学高效的食品安全预警防范体系，实现对食品生产、流通等各领域的全局控制，在食品安全领域充分行使职权，保障人民的食品消费安全，维护社会稳定和国家安全，依旧是相关政府职能部门需要面对的一项重大课题。

第四节　婴幼儿食品

婴幼儿作为一个特殊群体，他们的健康成长需要优质、营养、安全的食品，尤其需要特别的膳食来保证其生长发育必需的营养。儿童食品，特别是婴幼儿食品是一个多学科研发、多企业生产、多部门管理、大人群使用的特殊营养源。它不仅展示了一个国家的科学、技术、法制、管理水平，而且呈现了全社会的文明程度、文化氛围和道德、教育水准。婴幼儿食品关乎民族，进一步加强婴幼儿食品的安全性监管尤为迫切和重要。

一、婴幼儿食品概述

婴幼儿是一个特殊的人群，根据 2010 年修订的婴幼儿食品新标准的规定，婴儿是 0～12 月龄，幼儿是 12～36 月龄。婴幼儿食品是一类专门供给出生至 3 周岁婴幼儿的食品，可分为婴儿配方食品、较大婴儿和幼儿配方食品、婴幼儿转奶期食品。母乳是婴幼儿最理想的食品。在缺乏母乳或无母乳的情况下，婴幼儿配方食品是母乳的最佳替代品。按照配方不同，婴幼儿配方食品主要可分为三大类：①配方乳粉；②配方豆粉；③特殊配方食品。配方乳粉通常以牛乳或者羊乳为基础，参考健康母乳成分组成或根据婴幼儿的生长发育特点配制而成；配方豆粉通常以大豆蛋白为主要原料配制而成，对于乳糖不耐受或对牛乳蛋白过敏的婴幼儿较适用；特殊配方食品是专门针对早产儿、低体重儿或代谢紊乱的婴儿的特殊营养需要而设计的。

0~6个月的婴儿应该倡导纯母乳喂养。6个月以上的婴儿由于需要的营养素增多，母乳已无法满足生长发育的需要，这时必须添加辅助食品。婴幼儿辅助食品又称婴幼儿断奶食品、婴幼儿转奶食品。添加辅助食品的目的有两点：一是让婴儿习惯由流体食物过渡到半流体、固体食物；二是摄取足够的营养素维持身体健康，补充一日所消耗的营养和身体生长发育所必需的营养。根据原料、适应年龄段和包装形式的差异，婴幼儿辅助食品可分为两大类：①婴幼儿谷物食品，即以谷物或豆类为原料加工成粉状、薄片状或饼干等食品，用液体（水或牛乳等）冲调成糊状喂食的食品；②灌装婴幼儿食品，即以各种蔬菜、水果、鱼、禽、肉、肝等为原料加工制成的汁、泥、酱、糊状类即食食品。

二、我国婴幼儿食品发展现状

目前国内婴幼儿食品品种基本为：①婴幼儿主食品：以乳、谷乳为主的婴儿配方乳粉、幼儿代乳粉、断奶期辅助食品等；②婴幼儿辅助食品：包括肉类、蔬菜类加工食品，如肉泥、胡萝卜泥、鸡肉菜泥等；③婴儿强化食品：是指在食品中添加铁、钙、锌等微量元素和各种维生素的加工食品，如强化饼干等。

我国非常重视婴幼儿食品的安全管理。目前，我国虽然有专门针对婴幼儿食品的法规标准，但基本体系有待完善。相关食品安全法律责任还不够严厉，有些制度缺失，导致监管和治理乏力。国内食品安全事件频发，很大程度上是由于某些企业诚信意识、法律意识和责任意识淡薄，2004年阜阳乳粉事件和2008年三聚氰胺毒奶粉事件使中国婴幼儿食品行业受到全社会乃至国际的高度关注，极大影响了消费者的信心，这些事件使婴幼儿食品行业受到重创的同时，也反映出加强婴幼儿食品安全保障体系建设，提高我国婴幼儿食品安全水平的紧迫性。

婴幼儿食品的营养含量和卫生安全不仅影响婴幼儿生长发育水平，与儿童期乃至成人期和生命后期的生命质量与安全也息息相关。2015年10月，国家发布了《中共中央关于制定国民经济和社会发展第十三个五年计划的建议》，其中一条内容"全面实施一对夫妇可生育两个孩子政策"引发社会高度关注。有专家预计中国在未来5~8年将出现婴幼儿生育潮，婴幼儿食品消费市场也将迎来黄金期。儿童食品，特别是婴幼儿配方食品是迟早必须按照国际标准进行设计、生产、检验、营销的一类特殊产品。只有不断完善相关的法律法规，加强执法力度，标本兼治，才能以强制性手段健全婴幼儿食品监管法治秩序，建立婴幼儿食品安全卫生的长效机制。

三、婴幼儿食品的监管

（一）监管法律依据

我国高度重视婴幼儿配方食品的安全保障，研究制定了《关于进一步加强婴幼儿配方乳粉质量安全的工作意见》、《婴幼儿配方乳粉的生产许可审查细则》、《关于不准委托贴牌分装等婴幼儿配方乳粉的公告》等法律文件。婴幼儿食品标准基于科学证据而制定，目的是为婴幼儿提供安全充足的营养素，满足婴幼儿生长发育的需求。婴幼儿食品营养标准是保证婴幼儿食品质量的基石，不仅是婴幼儿配方食品和婴幼儿配方食品检验方法标准，还涉及食品添加剂标准、食品营养强化剂标准、包装材料标准，还有检验方法以外的其他检验方法标准等，这个标准是一套体系。目前，我国针对婴幼儿食品的标准主要有 GB107700《婴幼儿灌装辅助食品》、GB10769《婴幼儿谷类辅助食品》、GB10767《较大婴儿和幼儿配方食品》、GB10765《婴儿配方食品》、GB25596《特殊医学用途婴儿配方食品通则》等五大类。

2015 年 10 月实施的新《食品安全法》对婴幼儿食品的注册、生产及销售做了严格规定。我们将结合新食品安全法的贯彻实施，进一步研究完善婴幼儿配方乳粉的相关监管制度。

（二）监管措施

1979 年 CAC 第 13 次会议上讨论通过，并在 1981 年第 14 次会议上作了补充的《婴幼儿卫生操作规范》规定了婴幼儿食品卫生操作的基本要求，为婴幼儿食品的品质控制和质量管理提供了参考：①用于婴幼儿食品生产的原材料应该品质优良，安全卫生。②对于婴幼儿食品生产厂区的建立，选址和设计应科学合理，设施和设备应安全无污染，并建立严格的卫生控制程序。③婴幼儿食品生产过程中每天与食品接触的工作人员必须进行健康体检，受伤或患病人员不得从事生产；生产过程中保证良好的个人卫生和行为。④对成品进行严格的检验，包括农药残留、食品添加剂、微生物等项目的检测。⑤应重视婴幼儿食品中微生物的分析。生产婴幼儿配方食品的企业，应当按照良好生产规范的要求建立与所生产食品相适应的生产质量管理体系，定期对该体系的运行情况进行自查，保证其有效运行，并向所在地县级人民政府食品安全监督管理部门提交自查报告。

2015 年 10 月实施的新《食品安全法》中规定国家对婴幼儿配方食品应实行严格监督管理。婴幼儿配方食品生产企业应当实施从原料进厂到成品出厂的全过程质量控制，对出厂的婴幼儿配方食品实施逐批检验，保证食品安全。

新《食品安全法》提出对婴幼儿配方乳粉的配方实行备案管理，婴幼儿配方食品生产企业应当将食品原料、食品添加剂、产品配方及标签等事项向省、自治区、直辖市人民政府食品安全监督管理部门备案。规定婴幼儿配方乳粉的产品配方应当经国务院食品安全监督管理部门注册，注册时应当提交配方研发报告和其他表明配方科学性、安全性的材料，并对相关材料的真实性负责。婴幼儿配方乳粉生产企业应当按照注册或者备案的产品配方、生产工艺等技术要求组织生产。对婴幼儿配方乳粉的配方实行注册管理，有利于保证这类特殊食品的安全。

不同于一般食品，婴幼儿食品有其特殊的营养和卫生要求，必须符合相应的法规标准。婴幼儿配方乳一直是政府食品安全监管的重点。生产婴幼儿配方食品使用的生鲜乳、辅料等食品原料、食品添加剂等，应当符合法律、行政法规的规定和食品安全国家标准，保证婴幼儿生长发育所需的营养成分。

新修改后的食品安全法明确规定不得以分装方式生产婴幼儿配方乳粉，同一企业不得用同一配方生产不同品牌的婴幼儿配方乳粉。主要是考虑仅采用分装方式生产婴幼儿配方乳粉存在着很大的安全隐患，最主要的问题是这种分装容易引起二次污染，特别是还容易让一些不法分子在二次分装过程中，造成非法添加、以次充好。另外，通过禁止婴幼儿配方乳粉分装的这种行为，鼓励国内的生产企业集中力量提升研发能力和生产的技术水平，进一步保障婴幼儿配方乳粉的质量安全。

此外，提高婴幼儿食品生产许可证颁发条件，是婴幼儿食品质量安全得到有效保证的重要方面。一方面对婴幼儿食品加工企业实行严格审核，对于质量不合格、不具备生产条件、技术装备无保证的企业，取消其生产资格；另一方面，对婴幼儿食品生产企业营业执照审批制度制定严格标准，从生产条件上保证婴幼儿食品质量安全。婴幼儿配方乳粉生产企业应当按照注册或者备案的产品配方、生产工艺等技术要求组织生产。

（三）婴幼儿食品中食品添加剂的使用管理

婴幼儿食品安全是目前安全工作的重点。目前，婴幼儿食品中违规使用食品添加剂的现象依然存在。为建立合理、安全、适当的添加原则，减少因滥用食品添加剂引起的健康问题，国际组织和我国均制定了相应的法律法规。

婴幼儿食品中使用的食品添加剂必须符合相应的法典规格。根据婴幼儿这一特定人群的暴露量及 ADI 等资料，联合食品添加剂专家委员会（JECFA）对食品添加剂进行危险性评估，确定某种食品添加剂在婴幼儿食品中允许的最大使用量或残留。婴幼儿食品中使用的营养素建议列表（CAC/GL10），详细列出了婴幼儿食品中允许使用的营养物质，并标明了物质来源及使用范围，主要包括：矿物质和微量元素、维生素、氨基酸、肉碱、牛磺酸、胆碱、肌醇、核苷酸等多种营养素的参考清单，以及用作营养素载体的食品添加剂名单和限量要求。随着中国在国际社会中角色的变化，中国婴幼儿食品法规与《国际食品法典》之间的沟通也将日益频繁与深入。

根据新颁布的《食品安全法》的规定，对于用于婴幼儿配方食品的添加剂，生产企业应当向省、自治区、直辖市人民政府食品安全监督管理部门备案，严格监管。GB2760 规定了食品添加剂的使用品种、使用范围和使用量等，关于婴幼儿食品中使用的食品添加剂规定在各类食品添加剂的条款中。营养强化剂是食品添加剂的一类，广泛用于婴幼儿食品的营养强化，GB14880《食品营养强化剂使用卫生标准》及卫生相关公告对婴幼儿食品中营养强化剂的来源、品种、使用范围及使用量等作了详细规定。在 CAC 的法规体系中，营养强化剂不属于食品添加剂范畴，对其有单独的管理规定。我国允许在婴幼儿食品中使用的食品添加剂品种：①婴幼儿配方食品（婴儿配方食品、较大婴儿配方食品和幼儿配方食品）：乳化剂（单甘油脂肪酸酯、双甘油脂肪酸酯、三甘油脂肪酸酯）、酸度调节剂、抗氧化剂（维生素 C 棕榈酸酯）、其他（主要为钙和铁促进吸收剂）；②婴幼儿断奶期食品：乳化剂（单甘油脂肪酸酯、双甘油脂肪酸酯、三甘油脂肪酸酯）、酸度调节剂、抗氧化剂（维生素 C 棕榈酸酯）、水分保持剂、膨松剂（磷酸氢钙）、其他（主要为钙促进吸收剂）。

第五节 特殊医学用途配方食品

在我国，特殊医学用途配方食品已有较长的使用历史，取得较好的临床效果。特殊医学用途配方食品在法规管理层面比普通食品和保健食品更加严格。根据我国国家标准体系的构建，特殊医学用途配方食品在我国归入特殊膳食用食品的范畴。随着我国人口老龄化程度的加深和医疗保障体系的不断完善，特殊医学用途配方食品的临床需求越来越大。因此，亟需建立相应法规标准以规范和指导此类食品的生产与应用。

一、特殊医学用途配方食品的概念

所谓特殊医学用途配方食品（food for special medical purposes，FSMP）就是为了满足进食受限、消化吸收障碍、代谢紊乱或特定疾病状态人群对营养素或膳食的特殊需要，专门加工配制而成的配方食品，包括适用于 0～12 月龄的特殊医学用途婴儿配方食品和适用于 1 岁以上人群的特殊医学用途配方食品。该类产品必须在医生或临床营养师指导下，单独食用或与其他食品配合食用。在疾病状况下，无法进食普通膳食或无法用日常膳食满足目标人群的营养需求时，可使用特殊医学用途配方食品提供营养支持。相比于保健食品，特殊医学用途配方食品是为了满足疾病人群对部分营养素或膳食的特殊要求的配方食品，经过医学验证，具有充分的理论基础和临床证据，必须在医生或者营养师的指导下给予选择。特殊医学用途配方食品的色泽、滋味、气味、组织状态、冲调性应符合相应产品的特性，不应有正常视力可见的外来异物。

二、特殊医学用途配方食品的分类

适用于 0～12 月龄的特殊医学用途婴儿配方食品包括无乳糖配方食品或者低乳糖配方食品、乳蛋白部分水解配方食品、乳蛋白深度水解配方食品或者氨基酸配方食品、早产或者低出生体重婴儿配方食品、氨基酸代谢障碍配方食品和母乳营养补充剂等。

借鉴国际食品法典委员会（CAC）和欧盟对特殊医学用途配方食品的分类方法，根据不同临床需求和适用人群，《特殊医学用途配方食品通则》（GB29922）将适用于 1 岁以上人群的特殊医学用途配方食品分为三类，即全营养配方食品、特定全营养配方食品和非全营养配方食品。基本涵盖了目前临床上需求量大、研究证据充足的产品。全营养配方食品适用于需对营养素进行全面补充且对特定营养素没有特别要求的人群；特定全营养配方食品适用于特定疾病或医学状况下需对营养素进行全面补充的人群，并可满足人群对部分营养素的特殊需求，如糖尿病全营养配方食品，呼吸系统疾病全营养配方食品，肾病全营养配方食品，肿瘤全营养配方食品等；非全营养配方食品则适用于需要补充单一或部分营养素的人群，如蛋白质组件、脂肪组件、糖类组件等专用于提供某一营养素，不适用于作为单一营养来源。

三、特殊医学用途配方食品的监管

（一）国外关于特殊医学用途配方食品的管理

早在二十世纪八九十年代国外就已经在临床上普遍使用该类产品，在美国、欧盟等许多发达国家都得到广泛的应用和认可,是临床治疗中不可或缺的产品。目前,不少国家已经将此类产品列入医疗保险报销范围,并将其作为一种特殊膳食用食品来管理。很多国际组织和发达国家都有针对性地制定了相应的管理政策和法律法规。国际食品法典委员会(CAC)的标准中也有特殊医学用途配方食品标准。各国政府根据国家和企业标准进行必要的监管。多数国家不要求进行产品的专门注册、批准,少数国家要求产品上市前到相关管理部门备案。

CAC 制定了两项关于 FSMP 的标准:一是 Codex Stan 180-1991《特殊医用食品标签和声称法典标准》,此标准主要对特殊医学用途配方食品的定义和标签标识进行了详细规定;二是 Codex Stan 72-1981(2011 修改)《婴儿配方及特殊医用婴儿配方食品标准》,对于 1 岁以下人群的特殊医用食品的安全使用给出了规定。全球有很多国家的特殊医学用途食品法规是以上述标准为基础建立的。

欧盟将 FSMP 同样称为特殊医学用途配方食品,属于特殊用途食品的一类。1999 年欧盟在充分参考食品科学委员会(Scientific Committee for Food,SCF)在营养素含量、添加剂制定等方面提出的建议和意见的基础上,正式颁布了《特殊医用食品指令》。该标准直接采用了 CAC 对 FSMP 的定义、标签标识等,规定了各种营养素含量,允许根据特定的疾病、紊乱或医疗状况对营养素做出适当调整。2001 年,欧盟颁布的《可用于特殊营养目的用食品中的营养物质名单》明确规定了可使用在特殊医学用途配方食品中的营养物质,包括化合物来源及使用量等。在食品添加剂的使用方面,只需要符合食品添加剂通用标准。在欧盟,特殊医学用途配方食品在欧盟不需要上市前的注册批准,个别成员国要求产品上市前到相关部门备案。欧盟 28 个成员国均遵循上述法规要求。

美国习惯将 FSMP 称为"医用食品"(medical food)。美国对于 FSMP 的管理相对宽松,只有《医用食品进口和生产指导手册》。该标准将 FSMP 分为全营养配方、非全营养配方、用于 1 岁以上的代谢紊乱患者的配方食品及口服的补水产品四类。和普通食品的要求一样,对于医用食品中新成分/新原料的使用,美国规定必须经过 GRAS(general recognized as safe)的评估。新产品不需要上市前的注册和批准,只需生产厂家进行注册即可。

(二)我国关于特殊医学用途配方食品的管理

1. 法律依据 为满足特殊医学状况婴儿的营养需求,指导和规范我国特殊医学用途婴儿配方食品的生产经营,我国卫生部于 2010 年颁布了《特殊医学用途婴儿配方食品通则》(GB 25596),适用于 0~12 月龄婴儿的特殊医学用途婴儿配方食品,对其营养素含量、标签标识等方面进行规定。2013 年,在充分借鉴国际食品法典委员会、欧盟、美国及其他国家的相关规定,结合我国国情的基础上,国家卫生和计划生育委员会颁布了《特殊医学用途配方食品通则》(GB 29922)和《特殊医学用途配方食品良好生产规范》(GB 29923)两项国家标准。其中,在《特殊医学用途配方食品通则》标准中明确了 1 岁以上人群特殊医学用途配方食品的定义及全营养配方食品、特定全营养配方食品和非全营养配方食品三种分类,制定了特殊医学用途配方食品的各项限量要求,并要求企业慎重使用食品添加剂和营养强化剂,最大限度保护适宜人群健康。《特殊医学用途配方食品良好生产规范》对特殊医学用途配方食品的生产过程提出要求。标准从厂房和车间的设计布局、建筑内部结构与材料、设施、设备、清洁和消毒、验收、包装、运输、储存等各个环节进行详细的规定。它适用于特殊医学用途配方食品(包括特殊医学用途婴儿配方食品)的生产企业。2015 年

10月实施的新《食品安全法》重点指出国家应对保健食品、特殊医学用途配方食品和婴幼儿配方食品等特殊食品实行严格监督管理。《特殊医学用途配方食品注册管理办法》是根据《中华人民共和国食品安全法》等法律法规，由国家食品安全监督管理部门制定的，适用在中华人民共和国境内生产销售和进口的特殊医学用途配方食品的《特殊医学用途配方食品注册管理办法》自2016年7月1日起施行。2018年国务院行政机构改革，国家市场监督管理总局承担食品监管的职能，同时承担了特殊医学用途配方食品的监管。

2. 特殊医学用途配方食品的注册 是指国家市场监督管理总局根据申请，依照《特殊医学用途配方食品注册管理办法》规定的程序和要求，对特殊医学用途配方食品的产品配方、生产工艺、标签、说明书以及产品安全性、营养充足性和特殊医学用途临床效果进行审查，并决定是否准予注册的过程。新《食品安全法》也对特殊医学用途配方食品应当经国务院食品安全监督管理部门注册做出规定。注册时，应当提交产品配方、生产工艺、标签、说明书以及表明产品安全性、营养充足性和特殊医学用途临床效果的材料。特殊医学用途配方食品广告适用《中华人民共和国广告法》和其他法律、行政法规关于药品广告管理的规定。

（1）注册申请：拟在我国境内生产并销售特殊医学用途配方食品的生产企业和拟向我国境内出口的特殊医学用途配方食品的境外生产企业应当具备与所生产特殊医学用途配方食品相适应的研发、生产能力，设立特殊医学用途配方食品研发机构，配备专职的产品研发人员、食品安全管理人员和食品安全专业技术人员，按照良好生产规范要求建立与所生产食品相适应的生产质量管理体系，具备按照特殊医学用途配方食品国家标准规定的全部项目逐批检验的能力。

申请注册时，应当向国家食品安全监督管理部门提交的材料包括：①特殊医学用途配方食品注册申请书；②产品研发报告和产品配方设计及其依据；③生产工艺资料；④产品标准要求；⑤产品标签、说明书样稿；⑥试验样品检验报告；⑦研发、生产和检验能力证明材料；⑧其他表明产品安全性、营养充足性以及特殊医学用途临床效果的材料。⑨申请特定全营养配方食品注册，还应当提交临床试验报告。

（2）审批

1）受理：国家食品安全监督管理部门负责特殊医学用途配方食品注册申请的受理工作。如果申请材料不齐全或者不符合法定形式的，应当当场或者在5个工作日内一次告知申请人需要补正的全部内容，逾期不告知的，自收到申请材料之日起即为受理。

2）现场核查与检验：审评机构应当对申请材料进行审查，并根据实际需要组织对申请人进行现场核查、对试验样品进行抽样检验、对临床试验进行现场核查和对专业问题进行专家论证。核查机构应当通知申请人所在地省级食品安全监督管理部门参与现场核查，省级食品安全监督管理部门应当派员参与现场核查，应当自接到审评机构通知之日起20个工作日内完成对申请人的研发能力、生产能力、检验能力等情况的现场核查，40个工作日内完成对临床试验的真实性、完整性、准确性等情况的现场核查，并出具核查报告。

3）审查决定：审评机构应当委托具有法定资质的食品检验机构进行抽样检验，30个工作日内完成。审评机构应当自收到受理材料之日起60个工作日内根据核查报告、检验报告及专家意见完成技术审评工作，并做出审查结论，即认为申请材料真实，产品科学、安全，生产工艺合理、可行和质量可控，技术要求和检验方法科学、合理的，应当提出予以注册的建议，受理机构自决定之日起10个工作日内颁发、送达特殊医学用途配方食品注册证书,且应当载明下列事项:产品名称;企业名称、生产地址;注册号及有效期;产品类别;产品配方;生产工艺;产品标签、说明书。特殊医学用途配方食品注册证书有效期限为 5 年。特殊医学用途配方食品注册证书有效期届满,需要继续生产或者进口的,应当在有效期届满 6 个月前,向国家食品安全监督管理部门提出延续注册申请,并提交下列材料:特殊医学用途配方食品延续注册申请书;特殊医学用途配方食品质量安全管理情况;特殊医学用途配方食品质量管理体系自查报告;特殊医学用途配方食品跟踪评价情况。如果审评机构提出不予注册建议的,应当向申请人发出拟不予注册的书面通知。申请人对通知有异议的,应当自收到通知之日起 20 个工作日内向审评机构提出书面复审申请并说明复审理由。

(3)标签和说明书:特殊医学用途配方食品的标签应符合 GB 13432 和产品标准中对标签的特殊要求,其标签和说明书的内容应当一致,涉及特殊医学用途配方食品注册证书内容的,应当与注册证书内容一致,并标明注册号。特殊医学用途配方食品标签、说明书应当按照食品安全国家标准的规定在醒目位置标示下列内容:请在医生或者临床营养师指导下使用;不适用于非目标人群使用;本品禁止用于肠外营养支持和静脉注射。生产企业对其提供的标签、说明书的内容负责,不得含有虚假内容,不得涉及疾病预防、治疗功能。同时特殊医学用途配方食品应在标签中对产品的配方特点、配方原理或营养学特征进行描述或说明,包括对产品与适用人群疾病或医学状况的说明、产品中能量和营养成分的特征描述、配方原理的解释等,其目的是便于医生或临床营养师指导患者正确使用。

(4)监督检查:特殊医学用途配方食品生产企业应当按照批准注册的产品配方、生产工艺等技术要求组织生产,保证特殊医学用途配方食品安全。下列任何一条为出现时,国家食品安全监督管理部门根据利害关系人的请求或者依据职权,可以撤销特殊医学用途配方食品注册:①工作人员滥用职权、玩忽职守做出准予注册决定的;②超越法定职权做出准予注册决定的;③违反法定程序做出准予注册决定的;④对不具备申请资格或者不符合法定条件的申请人准予注册的;⑤食品生产许可证被吊销的;⑥依法可以撤销注册的其他情形。下列任何一条出现时,国家食品安全监督管理部门应当依法办理特殊医学用途配方食品注册注销手续:①企业申请注销的;②有效期届满未延续的;③企业依法终止的;④注册依法被撤销、撤回,或者注册证书依法被吊销的;⑤法律法规规定应当注销注册的其他情形。

第六节　新食品原料

随着食品工业的发展,人们充分利用和开发自然资源,新食品原料的开发成为食品原料发展趋势。新食品原料必须在保障食品安全的基础上才可以投入生产。新食品原料的开发和管理非常复杂,目前有中药材热衷申请开发为新食品原料的现象,对此我们既不能一概拒绝,也不能放任不管,在确保新食品原料的食品定位基础上,保障消费者食品安全,也应兼顾资源的可持续利用。

一、新食品原料的概念

随着 2013 年 10 月 1 日我国《新食品原料安全性审查管理办法》的生效,在我国实行了近30年的新资源食品制度发展为新食品原料制度,新资源食品概念被新食品原料代替。新食品原料在范围上涵盖了过去新资源食品的内容。《新食品原料安全性审查管理办法》指出新食品原料是指在我国无传统食用习惯的以下物品:①动物、植物和微生物;②从动物、植物和微生物中分离的成分;③原有结构发生改变的食品成分;④其他新研制的食品原料,但不包括转基因食品、保健食品、食品添加剂新品种。新食品原料应当具有食品原料的特性,符合应当有的营养要求,且无毒、无害,对人体健康不造成任何急性、亚急性、慢性或者其他潜在性危害。《新食品原料安全性审查管理办法》明确指出,其内容所称的新食品原料不包括转基因食品。该定义删除了 2007 年《新资源食品管理办法》中"加工过程中使用的微生物新品种",因无此类产品申报,也因存在合成等新科技产品,因此新办法增加了"其他新研制的食品原料"。

二、新食品原料的安全性评价

新食品原料的安全性评价必须遵循"科学公认、风险控制、安全评估、实质等同、个案分析"等进行综合判断。各毒理学试验方法应当符合《食品安全性毒理学评价程序》(GB15193)对各试验的具体要求。进口原料毒理学试验应当符合国际 OECD 等国际认可的毒理学指导原则要求,其检测指标至少和我国《食品安全性毒理学评价程序》中各试验的要求一致。

1. 成分分析报告资料要求 全成分分析报告由第三方机构出具,纳入企业标准的指标至少有三批次的检测数据。项目指标一般包括主要营养成分以及可能含有的天然有害物质。

2. 卫生学检验报告要求 由我国具有食品检验资质的检验机构(CMAF)出具三批有代表性样品的微生物和污染物检测报告。项目指标包括污染物、微生物等指标。污染物检测项目因原料特点和生产工艺而异,同时根据生产工艺特点,检测在生产加工过程中使用的溶剂及可能产生的有害物质,增加相关检测指标以及增加农药残留检测和兽药残留指标。微生物检测一般包括菌落总数、大肠菌群、真菌、酵母菌、致病菌(沙门菌、金黄色葡萄球菌等)。

3. 毒理学评价 毒理学检验和评价是安全性评价的重要内容,由我国具有食品检验资质的检验机构(CMAF)出具中国境内试验报告,进口产品可由国外符合良好实验室规范(GLP)的实验室出具。不同的新食品原料进行的毒理学试验项目需符合《新食品原料申报与受理规定》的要求:①国内外均无传统食用习惯的(不包括微生物类),原则上应当进行急性经口毒性试验、三项遗传毒性试验、90日经口毒性试验、致畸试验和生殖毒性试验、慢性毒性和致癌试验及代谢试验;②仅在国外个别国家或国内局部地区有食用习惯的(不包括微生物类),原则上进行急性经口毒性试验、三项遗传毒性试验、90日经口毒性试验、致畸试验和生殖毒性试验;③若有关文献材料及成分分析未发现有毒性作用且人群长期食用历史而未发现有害作用的新食品原料,可以先评价急性经口毒性试验、三项遗传毒性试验、90日经口毒性试验和致畸试验;④已在多个国家批准广泛使用的(不包括微生物类),在提供安全性评价材料的基础上,原则上进行急性经口毒性试验、三项遗传毒性试验、28日经口毒性试验;⑤国内外均无食用习惯的微生物,应当进行急性经口毒性试验/致病性试验、三项遗传毒性试验、90日经口毒性试验、致畸试验和生殖毒性试验;⑥仅在国外个别国家或国内局部地区有食用习惯的微生物类,应当进行急性经口毒性试验/致病试验、三项遗传毒性试验、90日经口毒性试验；⑦已在多个国家批准食用的微生物类，可进行急性经口毒性试验/致病性试验、两项遗传毒性试验。

根据新食品原料可能的潜在危害，选择必要的其他敏感试验或敏感指标进行毒理学试验，或者根据专家评审委员会的评审意见，验证或补充毒理学试验。

三、新食品原料的监管

（一）法律依据

中国是世界上较早制定新资源食品管理制度的国家。1987年原卫生部根据《食品卫生法（试行）》第二十二条规定出台《食品新资源卫生管理办法》，1990年对此办法进行了修订，规定了新资源食品的试生产制度、新资源食品在正式生产前必须进行试生产，试生产期限为2年。随着《食品卫生法》的正式实施，2006年12月26日原卫生部部务会议讨论通过《新资源食品管理办法》，以加强对新资源食品的监督管理，保障消费者身体健康。2009年《食品安全法》发布，其中第四十四条规定"申请利用新的食品原料从事食品生产或者从事食品添加剂新品种、食品相关产品新品种生产活动的单位或者个人，应当向国务院卫生行政部门提交相关产品的安全性评估材料"。2009年的《食品安全法》中把"新食品资源"概念更改为"新的食品原料"（新食品原料在2015年修订时继续延用）。

为与之相衔接，更为了解决《新资源食品管理办法》实施过程中存在的有关问题：实质等同问题（无量化指标，缺乏实际可操作性）、现场核查问题（无具体规定，缺乏可操作性）、交叉管理问题、与其他产品的界定问题、判定难问题等，2013年5月31日，国家卫生和计划生育委员会令第1号公布《新食品原料安全性审查管理办法》，废止原卫生部2007年12月1日公布的《新资源食品管理办法》。2014年4月21日，国家卫生和计划生育委员会在"新食品原料、普通食品和保健食品有关问题的说明"中，明确新食品原料、普通食品的界定与管理。

从1987年的《食品新资源卫生管理办法》，到2007年《新资源食品管理办法》，再到2013年《新食品原料安全性审查管理办法》，完成了从产品管理向原料管理的过渡，体现了法律的演变、与国际接轨、源头管理。

新办法修改了名称，修改了定义、范围，增加了新食品原料的属性要求、网上申报内容和征求意见的程序、风险评估报告要求，补充并完善了新食品原料现场核查要求，调整了实质等同判定主体，完善了评审结论的处理程序，删除了生产经营和卫生监督相关内容。因此，上述修订更好地贯彻落实了《食品安全法》对新的食品原料管理的要求，进一步明确了新食品原料许可职责、程序和要求。

（二）新食品原料的安全性审查和许可

《新食品原料安全审查管理办法》针对新食品原料要落实管理办法，强化管理。新办法第四条和第五条规定：新食品原料应当经过国家行政部门安全性审查后，方可用于食品生产经营，国家卫生行政部门负责新食品原料安全性评估材料的审查和许可工作。国家卫生行政部门所属卫生监督中心承担新食品原料安全性评估材料的申报受理、组织开展安全性评估材料的审查等具体工作。

拟从事新食品原料生产、使用或者进口的单位或者个人，应当提出申请并提交以下材料，申请者对材料的真实性负责，并承担相应的法律责任。

（1）申请表。

（2）新食品原料研制报告。

（3）安全性评估报告。

（4）生产工艺。

（5）执行的相关标准（包括安全要求、质量规格、检验方法等）。

（6）标签及说明书。

（7）国内外研究利用情况和相关安全性评估资料。

（8）有助于评审的其他资料。

另附未启封的产品样品1件或者原料30g。申请进口新食品原料的，除提交以上规定的材料外，还应当提交出口国（地区）相关部门或者机构出具的允许该产品在本国（地区）生产或者销售的证明材料以及生产企业所在国（地区）有关机构或者组织出具的对生产企业审查或者认证的证明材料。

国家卫生行政部门受理新食品原料申请后，向社会公开征求意见（充分体现"一家申报、多家受益"），并组织专家对新食品原料安全性评估材料（包括卫生学检验报告、毒理学检验报告和风险评估报告等）进行审查，必要时对生产工艺进行现场核查，根据其安全性做出审查结论，对符合食品安全要求的，准予许可并予以公告。新食品原料安全性评估材料审查和许可的具体程序按照《行政许可法》及《卫生行政许可管理办法》等有关法律法规规定执行。

《新食品原料安全性审查管理办法》规定，有下列情形之一的，国家卫生行政部门应当及时组织对已公布的新食品原料进行重新审查：①随着科学技术的发展，对新食品原料的安全性产生质疑的；②有证据表明新食品原料的安全性可能存在问题的；③其他需要重新审查的情形。对重新审查不符合食品安全要求的新食品原料，国家卫生行政部门可以撤销许可。《新食品原料安全性审查管理办法》指出，相关申请人隐瞒有关情况或者提供虚假材料申请新食品原料许可的，国家卫生行政部门会将不予受理或者不予许可，并给予警告，且申请人在一年内不得再次申请该新食品原料许可。以欺骗、贿赂等不正当手段通过新食品原料安全性评估材料审查并取得许可的，国家卫生行政部门将予以撤销许可。

第七节　食品添加剂

由于食品添加剂不是食物中的天然成分，少量长期摄入有可能对机体产生潜在危害，如致癌、致畸、致突变等。要确保食品添加剂食用安全，必须加强食品添加剂的监管，包括食品添加剂法规、食品添加剂的毒理学评价、食品添加剂使用量标准的制定、食品添加剂的标准审批、生产或使用食品添加剂审批手续等。

一、食品添加剂的概念

各国对食品添加剂（food additives）的理解不同，对其定义也不尽相同。1983年，国际食品法典委员会（CAC）将食品添加剂定义为："食品添加剂是指其本身不作为食品消费,也不是食品特有成分,而且不管其有无营养价值,在食品的制造、加工、调制、处理、装填、包装、运输或储存过程中,由于技术目的有意加入食品中的物质,但不包括污染物或为提高食品营养价值而加入食品中的物质。"此定义既不包括污染物,也不包括营养强化剂。日本、美国均把食品营养强化剂归为食品添加剂。

我国《食品安全国家标准 食品添加剂使用标准》(GB 2760—2014)将食品添加剂定义为改善食品品质和色、香、味,以及为防腐、保鲜和加工工艺的需要而加入食品中的人工合成或者天然物质。食品用香料、胶基糖果中基础剂物质、食品工业用加工助剂也包括在内。食品用香料包括天然香料和合成香料两种。食品工业用加工助剂是指保证食品加工能顺利进行的各种物质,与食品本身无关。如助滤、澄清、吸附、脱模、脱色、脱皮、提取溶剂、发酵用营养物质等。该定义与我国 2015 年 10 月实施的新版《食品安全法》对食品添加剂的规定一致。食品添加剂在一定范围内使用一定的剂量,对人体无害,但食品添加剂毕竟不是食品的天然成分,如果滥用也会引起各种形式的毒害作用。因此,世界各国一般都规定了食品添加剂的 ADI 值。

二、食品添加剂的分类

1. 按来源分类 可分为天然食品添加剂与人工合成食品添加剂两大类。天然食品添加剂主要来自动、植物组织或微生物的代谢产物及一些矿物质,用干燥、粉碎、提取、纯化等方法而制得的物质。在现阶段天然食品添加剂的品种少、价格高、毒性小,应着重发展天然食品添加剂。人工合成添加剂是通过化学手段使元素或化合物经过氧化、还原、缩合、聚合、成盐等反应合成的化学物质,其中包括天然等同色素和天然等同香料。合成食品添加剂品种比较齐全、价格较低、使用量小,但毒性通常大于天然食品添加剂,当合成食品添加剂质量不符合要求或使用量过大时,更易造成机体的危害。

2. 按用途分类 食品添加剂按功能用途可分为很多类别,每个添加剂在食品中可具有一种或多种功能。在《食品添加剂使用标准》(GB2760)中将食品添加剂按用途分为 22 大类:E1. 酸度调节剂;E2. 抗结剂;E3. 消泡剂;E4. 抗氧化剂;E5. 漂白剂;E6. 膨松剂;E7. 胶基糖果中基础剂物质;E8. 着色剂;E9. 护色剂;E10. 乳化剂;E11. 酶制剂;E12. 增味剂;E13. 面粉处理剂;E14. 被膜剂;E15. 水分保持剂;E16. 防腐剂;E17. 稳定剂和凝固剂;E18. 甜味剂;E19. 增稠剂;E20. 食品用香料;E21. 食品工业用加工助剂;E22. 其他。

三、食品添加剂的监管

目前国内外对于食品添加剂的安全性问题均给予高度重视,我国制定了一系列的法律和标准,以保证和控制食品添加剂的安全食用及合理使用。食品添加剂应当在技术上经过风险评估证明安全可靠,方可列入允许使用的范围。食品添加剂按照标准并在进行卫生和安全性的监督管理下在允许范围内使用,一般说是安全的。我国政府从 20 世纪 50 年代开始对食品添加剂实行管理,60 年代后加强了对食品添加剂的生产管理和质量监督。

(一)国际组织监管

联合国粮农组织和世界卫生组织(FAO/WHO)专门成立了食品添加剂联席专家委员

会（JECFA）对食品添加剂的食用安全性进行评价。同时，食品添加剂与污染物分委员会（CCFAC）及食品添加剂法典委员会（CCFA）都是国际食品法典委员会（CAC）内设的重要委员会。CCFAC 具体负责国际法典食品添加剂的标准制定和修订工作。CCFAC 根据 JECFA 的毒理学评价资料和人群的暴露水平，制定或批准各项食品添加剂和污染物（包括环境污染物）以及食物和动物饲料中天然存在的有毒物质的最大允许限量或推荐值。CCFA 是综合委员会中最早成立的，具体负责规定食品添加剂的最大使用量、功能分类、规格和纯度、食品添加剂分析方法，以及提出的 FAO/WHO 联合 JECFA 优先评价名单等相关内容。CCFA 每年定期召开会议，对食品添加剂制定统一的规格和标准，确定食品添加剂统一的实验方法和评价方法，对食品添加剂联席专家委员会（JECFA）所通过的各种食品添加剂的标准、安全性评价方法等进行审议和认可，在提交食品法典委员会（CAC）复审后公布。

（二）我国监管的法律依据

我国根据食品添加剂的特殊情况制定了一系列的使用标准和相关法规，通过强制性手段对食品添加剂进行监管。为了规范食品添加剂的使用、保障食品添加剂使用的安全性，国家卫生行政部门根据《中华人民共和国食品安全法》和《食品安全国家标准管理办法》的有关规定，经食品安全国家标准审评委员会审查通过，2014 年 12 月 31 日发布了《食品安全国家标准 食品添加剂使用标准》（GB 2760—2014），该标准将替代 2011 年版本并于 2015 年 5 月 24 日起实施。本标准规定了食品添加剂的使用原则、允许使用的食品添加剂品种、使用范围及最大使用量或残留量。为了加强对食品添加剂的安全保证，2002 年国家卫生部颁布了《食品添加剂生产企业卫生规范》。2010 年 6 月 1 日起实施了《食品添加剂生产监督管理规定》，规定了生产企业选址、设计与设施、原料采购、生产过程、储存、运输和从业人员的基本卫生要求和管理原则等。此外，2015 年我国实施的《食品安全法》中对食品添加剂的生产、经营等也有相应法律规定。

（三）食品添加剂使用的基本要求

（1）不应对人体产生任何健康危害。
（2）不应掩盖食品腐败变质。
（3）不应掩盖食品本身或加工过程中的质量缺陷或以掺杂、掺假、伪造为目的而使用食品添加剂。
（4）不应降低食品本身的营养价值。
（5）在达到预期效果的前提下尽可能降低在食品中的使用量。

（四）在下列情况下可使用食品添加剂

（1）保持或提高食品本身的营养价值。
（2）作为某些特殊膳食用食品的必要配料或成分。
（3）提高食品的质量和稳定性，改进其感官特性。
（4）便于食品的生产、加工、包装、运输或者储存。

（五）食品添加剂带入原则

（1）在下列情况下食品添加剂可以通过食品配料（含食品添加剂）带入食品中：

1）根据《食品添加剂使用标准》（GB 2760-2014），食品配料中允许使用该食品添加剂。

2）食品配料中该添加剂的用量不应超过允许的最大使用量。

3）应在正常生产工艺条件下使用这些配料，并且食品中该添加剂的含量不应超过由配料带入的水平。

4）由配料带入食品中的该添加剂的含量应明显低于直接将其添加到该食品中通常所需要的水平。

（2）当某食品配料作为特定终产品的原料时，批准用于上述特定终产品的添加剂允许添加到这些食品配料中，同时该添加剂在终产品中的量应符合 GB 2760—2014 的要求。在所述特定食品配料的标签上应明确标示该食品配料用于上述特定食品的生产。

（六）食品用香料、香精的使用原则

（1）在食品中使用食品用香料、香精的目的是使食品产生、改变或提高食品的风味。食品用香料一般配制成食品用香精后用于食品加香，部分也可直接用于食品加香。食品用香料、香精不包括只产生甜味、酸味或咸味的物质，也不包括增味剂。

（2）食品用香料、香精在各类食品中按生产需要适量使用，巴氏杀菌乳、新鲜水果蔬菜、婴幼儿配方食品及饮用水等类食品没有加香的必要，不得添加食品用香料、香精，法律、法规或国家食品安全标准另有明确规定者除外。较大婴儿和幼儿配方食品中可以使用香兰素、乙基香兰素和香荚兰浸膏（提取物），最大使用量分别为 5mg/100ml、5mg/100ml 和按照生产需要适量使用（100ml 以即食食品计）；婴幼儿谷类辅助食品中可以使用香兰素，最大使用量为 7mg/100g（100g 以即食食品计）；凡使用范围涵盖 0～6 个月婴幼儿配方食品不得添加任何食品用香料。

（3）用于配制食品用香精的食品用香料品种应符合《食品添加剂使用标准》（GB2760-2014）的规定。用物理方法、酶法或微生物法从食品制得的具有香味特性的物质或天然香味复合物可用于配制食品用香精。天然香味复合物是一类含有食用香味物质的制剂。

（4）具有其他食品添加剂功能的食品用香料，在食品中发挥其他食品添加剂功能时，应符合《食品添加剂使用标准》（GB 2760—2014）的规定，如苯甲酸、肉桂醛、瓜拉纳提取物、双乙酸钠（又名二醋酸钠）、琥珀酸二钠、磷酸三钙、氨基酸等。

（5）食品用香精可以含有对其生产、储存和应用等所必需的食品用香精辅料（包括食品添加剂和食品），应符合以下要求：①食品用香精中允许使用的辅料应符合相关标准的规定。在达到预期目的的前提下尽可能减少使用品种；②作为辅料添加到食品用香精中的食品添加剂不应在最终食品中发挥功能作用，在达到预期目的的前提下尽可能降低在食品中的使用量。

（6）食品用香精的标签应符合相关标准的规定。

（7）凡添加了食品用香料、香精的食品应按照国家相关标准进行标示。

（七）食品工业用加工助剂使用原则

（1）加工助剂应在食品生产加工过程中使用且应具有工艺必要性，在达到预期目的前提下应尽可能降低使用量。

（2）加工助剂一般应在制成最终成品之前除去，无法完全除去的，应尽可能降低其残留量，其残留量不应对健康产生危害，不应在最终食品中发挥功能作用。

(3) 加工助剂应该符合相应的质量规格要求。

（八）食品添加剂生产经营

2015 年实施的《食品安全法》规定我国对食品添加剂的生产实行许可制度。即已列入 GB2760 的食品添加剂，要生产的工厂应当具有与所生产食品添加剂品种相适应的场所、生产设备或者设施、专业技术人员和管理制度，并依照《食品安全法》第三十五条第二款规定的程序，取得食品添加剂生产许可。食品相关产品的生产者应当按照食品安全标准对所生产的食品、食品添加剂、食品相关产品进行检验，检验合格后方可出厂或者销售。

食品添加剂生产者应当建立食品添加剂出厂检验记录制度，查验出厂产品的检验合格证和安全状况，如实记录食品添加剂的名称、规格、数量、生产日期或者生产批号、保质期、检验合格证号、销售日期以及购货者名称、地址、联系方式等相关内容，并保存相关凭证。记录和凭证保存期限不得少于产品保质期满后 6 个月，没有明确保质期的，保存期限不得少于两年。

食品添加剂经营者采购食品添加剂，应当依法查验供货者的许可证和产品合格证明文件，如实记录食品添加剂的名称、规格、数量、生产日期或者生产批号、保质期、进货日期以及供货者名称、地址、联系方式等内容，并保存相关凭证。记录和凭证保存期限不得少于产品保质期满后 6 个月，没有明确保质期的，保存期限不得少于两年。

（九）食品添加剂标签、说明书及包装

2015 年实施的《食品安全法》对食品添加剂应当有标签、说明书和包装做出相关规定和说明。食品和食品添加剂的标签、说明书，应当清楚、明显，生产日期、保质期等事项应当显著标注，容易辨识且不得含有虚假内容，不得涉及疾病预防、治疗功能。食品添加剂的标识和说明书要实事求是，不得扩大使用范围或扩大使用效果。此外，还要对是食品添加剂的禁忌与安全注意事项给予警示性提示。生产经营者对其提供的标签、说明书的内容负责，如食品添加剂与其标签、说明书的内容不符的，不得上市销售。标签、说明书应当载明以下事项：①名称、规格、净含量、生产日期；②成分或者配料表；③生产者的名称、地址、联系方式；④保质期；⑤产品标准代号；⑥储存条件；⑦生产许可证编号；⑧食品添加剂的使用范围、用量、使用方法，并在标签上载明"食品添加剂"字样；⑨法律、法规或者食品安全标准规定应当标明的其他事项。

第八节　强化食品

随着生活水平的提高，民众对健康营养的要求日益强烈，而营养素的缺乏是全球性问题，可造成阻碍体质和智力的发展，影响免疫系统的发育等后果。食品营养强化、平衡膳食/膳食多样化、应用营养素补充剂是世界卫生组织推荐的改善人群微量营养素缺乏的三种主要措施。大多数国家采取强制性强化和（或）自愿性强化的方式，结合适宜的食品强化项目来提高人群微量营养素的摄入水平。

一、强化食品的概念

所谓强化食品指的是按照规定加入了标准量营养强化剂的食品。《食品营养强化剂使

用卫生标准》（GB14880—2012）将食品营养强化剂定义为：为了增加食品的营养成分（价值）而加入到食品中的天然或人工合成的营养素和其他营养成分。

营养素是指食品中具有特定生理作用，能维持机体生长、发育、活动、繁殖以及正常代谢所需的物质，包括蛋白质、脂肪、糖类、矿物质、维生素等。

根据不同的营养状况、不同区域、不同工作、不同生长发育期人群的营养缺乏水平和营养需要，将人群广泛消费的食品作为载体，加入特定营养素，生产营养强化食品，补充人群所缺乏的营养素。

生物强化（biofortification）是通过育种或栽培手段提高现有农作物中能为人体吸收利用的微量营养元素的含量。可以通过传统杂交育种，也可通过转基因技术，生物强化不同于普通的营养强化。主要是因为生物强化聚焦于在植物生长的过程中使植物食物更加营养，而不是在合成加工的过程中人为地加入微量营养物质。

二、食品强化的目的

在现代营养科学的指导下，不需要改变人们的饮食习惯就可以增加人群对某些营养素的摄入量，从而达到纠正或预防人群微量营养素缺乏的目的。食品营养强化既能覆盖较大范围的人群，又能在短时间内收效，而且花费不多，是经济、便捷的营养改善方式，在世界范围内广泛应用。《食品营养强化剂使用卫生标准》（GB 14880—2012）中明确营养强化的主要目的有以下四点：①弥补食品在正常加工、储存时造成的营养素损失；②在一定的区域范围内，有相当规模的人群出现某些营养素摄入水平低或缺乏，通过强化可以改善其摄入水平低或缺乏导致的健康影响；③某些人群由于饮食习惯和（或）其他原因可能出现某些营养素摄入水平低或缺乏，通过强化可以改善其摄入水平低或缺乏导致的健康影响；④补充和调整特殊膳食用食品营养素和（或）其他营养成分的含量。

三、国际上食品营养强化的管理情况

国际社会十分重视食品营养强化工作。食品法典委员会（CAC）在食品强化方面通过的法律体系主要包括：《食品卫生通用原则》（1985）、《食品中基本营养素添加的通用原则》（1987）、《食品包装标签的通用标准》（1991）、《特殊膳食包装食品标签与声明的通用标准》（1985）、《营养标签指南》（1985）、《声明通用指南》（1991）、《危害分析关键控制点的运用指南》（1993）等，为各国的营养强化政策提供指导。在CAC原则的指导下，各国通过相关法规来规范本国的食品强化。

与其他发达国家相比，美国联邦政府对食品强化的管理政策相对较宽松。美国早在1936年就提出食品强化。根据1938年《美国联邦食品、药品、化妆品法》的授权，食品安全监督管理局（FDA）通过强化标准对食物强化进行管理，确定哪些营养素可以添加至食物中以及添加的数量，并且由各州自行决定其是否执行强化标准。美国制定了一系列食品营养强化标准，实施联邦法规第21卷104部分中"营养强化政策"，对食品生产单位进行指导。

加拿大对强化食品的管理主要是通过《食品和药品法案》制定产品标准来保护消费者的健康和利益，并未专门针对食品强化立法。

关于对强化食品的管理，澳大利亚是通过《食品标准法典》中的系列标准实施的，包括强制性强化和自愿性强化两部分。强制性强化由政府和食品立法者确定强化营养素、食物载体及强化水平，要求食品生产商必须按照食品法规规定在特定食品中进行强化；自愿性强化是指经政府批准的，由食品生产商自行决定的食品强化行为，即生产商可以不生产强化食品，但如果生产则必须按照法规规定进行强化。

2006年12月欧盟发布了《食品中维生素与矿物质元素及其他替代品的添加规章》。该规章规范了强化食品中添加的维生素与矿物质元素及除此之外的其他的加入食品中的可导致摄入过量的物质，旨在避免由于各成员国对于食品中营养素强化量不一致而造成的贸易影响。其他国家也通过标准或管理规范等途径对食品营养强化进行管理。

四、我国食品营养强化的管理情况

（一）法律依据

我国食品行业发展迅速，相比较一些发达国家，营养强化食品兴起较晚。20世纪50年代，"5410"婴儿代乳粉作为我国首例食品营养强化食品问世。我国食品营养强化标准化法制管理工作起始于1986年，卫生部门颁布了《食品营养强化剂使用卫生标准（试行）》及《食品营养强化剂卫生管理办法》。1990年食品营养强化剂作为食品添加剂的一个类别纳入《食品添加剂使用卫生标准》（GB 2760—1990）。1994年卫生部颁布实施了国家标准《食品营养强化剂使用卫生标准》（GB 14880—1994），以标准附录的形式发布了实施细则。

当前，我国营养强化食品的发展已经进入一个新的阶段，现行的部分标准已经很难适应现阶段的需要。实施了10多年的《食品营养强化剂使用卫生标准》（GB 14880—1994）很难适应食品营养强化剂可应用的食物品种和应用范围不断增加的发展现状。因此卫生部于2012年对该标准进行修订并发布，新的《食品营养强化剂使用标准》（GB 14880—2012）于2013年1月1日起实施，对促进强化食品产业的发展、强化食品的有效监管及更快地改变国民的营养状况与身体素质十分必要。本标准包括正文和四个附录。正文包括了范围、术语和定义、营养强化的主要目的、使用营养强化剂的要求、可强化食品类别的选择要求、营养强化剂的使用规定、食品类别（名称）说明和营养强化剂质量标准八个部分。四个附录则对允许使用的营养强化剂品种、使用范围及使用量，允许使用的营养强化剂化合物来源，允许用于特殊膳食用食品的营养强化剂及化合物来源，以及食品类别（名称）四个不同方面进行了规定。

（二）使用营养强化剂的要求

（1）营养强化剂的使用不应导致人群食用后营养素及其他营养成分摄入过量或不均衡，不应导致任何营养素及其他营养成分的代谢异常。

（2）营养强化剂的使用不应鼓励和引导与国家营养政策相悖的食品消费模式。

（3）添加到食品中的营养强化剂应能在特定的储存、运输和食用条件下保持质量的稳定。

（4）添加到食品中的营养强化剂不应导致食品一般特性如色泽、滋味、气味、烹调特性等发生明显不良改变。

（5）不应通过使用营养强化剂夸大食品中某一营养成分的含量或作用误导和欺骗消费者。

(三)可强化载体

《食品营养强化剂使用标准》(GB 14880—2012)附录 D 参考了国际和其他国家的食品分类,结合我国颁布实施的食品安全国家标准,并考虑到一些产品的实际情况而确定的食品类别(名称)。附录 D 中对营养强化剂用于各类食品的使用范围给出说明。规定允许某一营养强化剂应用于某一食品类别(名称),则允许其应用于该类别下的所有类别食品,另有规定的除外。该食品类别(名称)是为了规范营养强化剂的使用,仅适用于本标准。可强化食品的类别选择应符合如下几点要求:①应选择目标人群普遍消费且容易获得的食品进行强化;②作为强化载体的食品消费量应相对比较稳定;③我国居民膳食指南中提倡减少食用的食品不宜作为强化的载体。

营养调查结果显示,我国居民食盐摄入量过高,同时我国高血压等慢性病的发病率也有升高趋势。食盐也是我国居民膳食指南中提倡每日减少食用的食品。为了配合国家的减盐行动,避免居民过多摄入食盐,《食品营养强化剂使用标准》(GB 14880—2012)取消了食盐作为营养强化剂载体。关于食用盐中碘的使用,生产单位依据《食用盐碘含量》(GB 26878)执行。

(四)营养强化剂的使用量

《食品营养强化剂使用标准》(GB 14880—2012)规定的营养强化剂的使用量,指的是在生产过程中允许的实际添加量,该使用量是考虑到所强化食品中营养素的本底含量、人群营养状况及食物消费情况等因素,根据风险评估的基本原则而综合确定的。该标准附录 A 对各营养强化剂已批准的使用范围和使用量在风险评估基础上进行整合。

鉴于不同食品原料本底所含的各种营养素含量差异性较大,而且不同营养素在产品生产和货架期的衰减和损失也不尽相同,所以强化的营养素在终产品中的实际含量可能高于或低于本标准规定的该营养强化剂的使用量。

为保证居民均衡的营养素摄入,方便营养调查,有效预防营养素摄入不足和过量,我国发布的《预包装食品营养标签通则》(GB 28050)特别规定,"使用了营养强化剂的预包装食品,在营养成分表中还应标示强化后食品中该营养成分的含量值及其占营养素参考值(NRV)的百分比"。因此《预包装食品营养标签通则》(GB 28050)与本标准配合使用,既有利于营养成分的合理强化,又保证了终产品中营养素含量的真实信息和消费者的知情权。

第九节 食品包装材料

包装材料的安全是食品安全不可或缺的重要一环。食品包装的主要目的是保护食品质量与安全,食品包装材料质量的好坏直接影响食品的质量安全,目前已受到全世界的高度关注,相关国际组织和各国政府都加强了对其的研究,并实行严格的监管措施。

一、食品包装材料的概念

2015 年 10 月开始实施的修订后的《食品安全法》定义,用于食品的包装材料和容器,指包装、盛放食品或者食品添加剂用的纸、竹、木、金属、搪瓷、陶瓷、塑料、橡胶、天然纤维、化学纤维、玻璃等制品和直接接触食品或者食品添加剂的涂料。目前人们普遍使用的食品包装材料主要分为塑料类、金属类和纸（壳）类等。食品包装材料直接与食品接触，其材料选择是否得当，关系到企业的生产成本和人们的身体健康。食品包装材料安全与食品安全息息相关，加强食品包装材料与制品安全性的监管，不仅保障了食品安全，更保障了消费者的健康。

二、食品包装材料的安全问题及分类

中华人民共和国国家标准《食品包装容器及材料分类》（GB/T 23509）规定了食品包装容器及材料的类别和名称。该标准对食品直接接触的以及预期与食品直接接触的食品包装容器及材料进行分类。

（一）塑料类包装材料

塑料是一种高分子材料，以高分子聚合物树脂为基本成分，加入各种添加剂而制成。在聚合合成工艺中会有某些单体残留和某些低分子质量物质溶出。为了改善塑料的加工性能和使用性能，在其生产过程中需要加入某些添加剂，如稳定剂、润滑剂、着色剂、抗静电剂、可塑剂等加工助剂。这些添加剂在一定条件下，会从聚合物材料向其接触的食品中迁移而污染食品。资料显示，用于食品包装的塑料占塑料总产量的 1/4，食品市场的快速成长促进食品塑料包装市场不断扩大。

塑料包装材料按形态可分为塑料膜、塑料片。塑料膜按结构可分为非复合塑料膜、复合塑料膜。塑料片按结构可分为单层塑料片、复合塑料片。

（二）纸类包装材料

纸制品是传统的食品包装材料，在食品包装行业中被广泛应用，在食品包装中占有相当重要的地位。纸包装的安全问题主要有：来自于造纸过程中加入的添加剂（防渗剂、填料、漂白剂、染色剂等）；原料受到化学或微生物污染；采用霉变甚至使用回收废纸作为原料，即导致重金属、农药残留等污染问题。

纸包装材料按材料分为纸张和纸板。纸张按材料和功能分为玻璃纸、羊皮纸、牛皮纸、鸡皮纸、茶叶袋滤纸、糖果包装纸、冰棍包装纸、半透明纸等。其中茶叶袋滤纸按封口方式可分为热封性茶叶袋滤纸和非热封性茶叶袋滤纸。纸板按形态可分为白纸板、箱纸板、瓦楞纸板等。其中瓦楞纸板按瓦楞形状分为 U 型、V 型和 UV 型三种，按材料层次分为双层、三层、五层、七层瓦楞纸板等。

（三）金属类包装材料

金属包装制品主要是以铁、铝等加工成型的桶、罐以及用铝箔作为复合材料的容器。铝箔根据压延后的热处理程度可分为软质铝箔和硬质铝箔。此类包装材料的化学稳定性差，特别是包装酸性内容物时，金属离子极易析出而影响食品风味，一般需要在金属容器的内、外壁施涂料，内壁涂层中的化学污染物会将内容物迁移污染食品，外壁含苯的涂料和油墨也会渗透而污染内容物，金属包装材料安全问题既有涂层中的有毒成分，还有镍、铬、镉和铝等有毒金属离子析出和迁移量超标。

此外，将两种或两种以上材料经过一次或多次复合工艺而组合在一起的材料就是复合材料。复合包装材料按材质可分为纸/塑复合材料、铝/塑复合材料、纸/纸复合材料、塑/塑复合材料等。

三、我国对食品包装材料的监管

（一）法律依据

我国颁布了食品容器、包装材料及加工助剂的国家卫生标准，并出台了一系列产品的卫生管理办法，作为对各类食品容器、包装材料进行管理的法规依据。2006年7月国家质量监督检验检疫总局发布了《关于对食品用塑料包装、容器、工具等制品实施市场准入制度的公告》及相关的通则和审查细则，并于9月1日正式启动3大类39种食品用塑料包装、容器、工具等制品市场准入制度。2009年11月由卫生部、工业和信息化部、农业部、商务部、国家工商行政管理总局、国家质量监督检验检疫总局和食品安全监督管理总局共七部门联合发布的《关于开展食品包装材料清理工作的通知》中要求，所有应用于食品包装的添加剂、单体、树脂等进行自查清理。2011年10月，国家食品安全风险评估中心成立，负责我国食品及食品包装材料安全风险评估、监测预警等工作。为了规范食品容器和包装材料的生产和流通，国家食品安全风险评估中心和国际化学品制造商联合起草了《食品容器、包装材料生产通用卫生规范》，规定了食品包装材料从采购、加工到运输、储存等各个环节的场所、设施、人员的基本卫生要求和管理准则。

目前，我国已对塑料食品包装材料和纸质品包装材料的质量安全实行市场准入制度，但对玻璃、陶瓷等材料还没有强制性的认证。我国已颁布的一系列关于食品容器、包装材料的政策法规和国家卫生标准主要包括：

《食品用塑料包装、容器、工具等制品市场准入通知》（2006）、《食品用塑料包装、容器、工具等制品生产许可审查细则》（2006）、《食品用塑料包装、容器、工具等制品市场准入查处》（2007）、《关于印发食品用纸包装、容器等制品生产许可的通知》（2007）、《关于开展食品用纸包装、容器等制品生产许可证无证查处工作的公告》（2009）、《关于开展食品包装材料清理工作的通知》（2009）、《餐饮服务食品安全监督管理办法》（2010）等。

《食品包装用聚丙烯树脂卫生标准》（GB 9693—1988）、《食品包装用聚丙烯成型品卫生标准》（GB 9688—1988）、《食品包装用聚乙烯树脂卫生标准》（GB 9691—1988）、《食品包装用聚乙烯成型品卫生标准》（GB 9687—1988）、《食品包装用聚苯乙烯树脂卫生标准》（GB 9692—1988）、《食品包装用聚苯乙烯成型品卫生标准》（GB 9689—1988）、《食品包装用原纸卫生标准》（GB 11680—1989）、《聚烯烃填充母料》（QB 1126—1991）、《食品容器、包装材料用聚氯乙烯树脂卫生标准》（GB 4803—1994）、《食品包装用聚乙烯、聚苯乙烯、聚丙烯成型品卫生标准的分析方法》（GB/T 5009.60—2003）、《包装用塑料复合膜、袋干法复合、挤出复合》（GB/T 10004—2008）、《液体食品无菌包装用纸基复合材料》（GB/T 18192—2008）、《塑料制品的标志》（GB/T 16288—2008）、《塑料一次性餐饮具通用技术要求》（GB 18006.1—2009）、《纸和纸板亮度（白度）最高限量》（GB/T 24999—2010）、《食品包装用纸与塑料复合膜、袋》（GB/T 30768—2014）等。

（二）食品包装材料性能检测

食品包装作为食品的重要组成部分，在产品出厂后的质量保护方面扮演重要角色。食品包装材料因其分子结构、所加助剂及成型工艺不同而表现出较大差异，所以必须对食品包装材料有关安全的各项性能进行检测。汇总我国及国际相关标准规范，对食品包装进行检测与控制的指标主要包括：阻隔性能、物理机械性能、滑爽性、厚度、溶剂残留、耐蒸煮性能、密封性能、瓶盖扭力、顶空气体分析、印刷质量等。

1. 阻隔性能　就是包装材料对氧气和水汽的阻透性能，它包括透气阻隔和透湿阻隔，是食品包装的一项核心检测项目：包装材料透气阻隔性能好，可以阻止气体侵入，避免商品受潮霉变；有些食品又需要有较好的透气性和透湿性，以利于包装内外的气体交换。

2. 机械性能　包括抗压、抗冲击力、拉伸强度、拉断力、剥离强度、耐穿刺性等性能。以保护食品在储存堆码、运输流通、搬运装卸等过程中能抵抗外界各种破坏力。

3. 热封性能　也是食品包装材料的一项核心性能。热封是复合包装材料最普遍、最实用的一种制袋方式。由于材料的配方问题，常出现包装材料的热封性能不稳；自动包装更应掌握热封温度、时间、压力，避免漏封、虚封，否则会影响包装外观和食品安全。

4. 溶剂残留量　包装的溶剂残留一般产生于油墨印刷、复干等使用溶剂的生产工艺过程中，常用的溶剂有甲苯、丁酮、乙酸乙酯等。包装材料中的残留溶剂会向被包装的食品中迁移，对人体和环境造成危害。

5. 化学组成成分　化学成分组成测试为保证消费者饮食安全，必须对食品包装使用的材料、辅料中所含有毒有害的重金属及有机化合物进行严格的限制，这是保证食品安全的重要检测项目。

6. 迁移量　迁移性能迁移测试是用于评测包装材料向食品中流失出来的有毒有害物质的含量水平。迁移量除取决迁移物质本身的性质和用量外，还与接触物质（如在肉类、油脂、乙醇中迁移物质就容易迁移）和环境条件（如温度、时间）有关。迁移测试是新型包装材料必选的。

7. 密封性　密封性要求指对食品包装的整体密封性能。包装在其成型、充填、热封、杀菌等过程中，如产生微小孔洞就会导致包装密封性不好，从而引发食品包装安全问题。

（三）我国各类食品包装材料的管理

1. 塑料材料食品包装的管理　塑料材料应用于食品包装，必须满足《食品安全法》规定。按照《食品用塑料制品及原料卫生管理办法》要求，食品塑料包装制品应印上"食品用"字样。另外，对于生产食品包装用塑料制品的原料、加工助剂和成型制品，国家也都有严格的标准，并要求企业生产的产品必须经检验合格后才可投放市场。

我国原材料方面的卫生标准有《食品包装用聚乙烯树脂卫生标准》（GB 9691）、《食品包装用聚苯乙烯树脂卫生标准》（GB 9692）、《食品包装用聚丙烯树脂卫生标准》（GB 9693）、《食品容器、包装材料用聚氯乙烯树脂卫生标准》（GB 4803）等。

对于食品包装材料加工助剂的管理，颁布了《食品容器、包装材料用助剂使用卫生标准》（GB 9685），该标准的分析方法中列举了10种增塑剂，规定了20类65种可以使用的加工助剂。加工助剂的使用必须符合国家，如果需要生产添加新的助剂，必须进行重新审批。

成型制品方面的卫生标准有《食品包装用聚乙烯成型品卫生标准》（GB 9687）、《食品包装用聚丙烯成型品卫生标准》（GB 9688）、《食品包装用聚苯乙烯成型品卫生标准》（GB 9689）3个分别针对食品包装用聚乙烯、聚丙烯、聚苯乙烯成型品的卫生标准，规定了检测项目中有蒸发残渣、高锰酸钾消耗量、重金属含量、脱色试验的四项具体指标，其中蒸发残渣指标根据材料的不同而略有不同，重金属含量的测试仅以铅为代表。其中，GB 9687 中规定：氯乙烯单体≤1mg/kg，与 1991 年国际食品法典委员会（CAC）公布的氯乙烯单体限量要求一致。此外，《食品包装用聚乙烯、聚苯乙烯、聚丙烯成型品卫生标准的分析方法》（GBT 5009.60）、《塑料制品的标志》（GB/T 16288）、《日用塑料袋》（GB/T 24984）等标准也用于对塑料成型制品的监管。

2. 纸材料食品包装的管理　《食品包装用原纸卫生标准》（GB 11680）中对用于食品包装纸材料的理化指标和微生物指标做出了规定。该标准中明确指出食品包装用纸不得采用废旧纸和社会回收废纸作为原料，也不得使用荧光增白剂或对人体有影响的化学助剂为添加剂的。规定的理化检测指标仅有重金属含量、荧光性物质和脱色三项实验，而其中重金属含量也仅包括铅和砷两个检测指标。《纸和纸板亮度（白度）最高限量》（GB/T 24999）国家标准于 2010 年 8 月 9 日发布，2010 年 12 月 1 日开始实施。这是我国首次对纸和纸板的亮度（白度）提出上限标准。

该标准为推荐性标准，分别对包括新闻纸、复印纸、胶版印刷纸、胶印书刊纸、书写纸、涂布纸和纸板、纸巾纸、厨房纸巾、马桶垫纸、卫生纸、擦手纸、食品包装纸和纸板、喷墨打印纸、热敏纸在内的 11 种（类）产品的亮度值进行了最高限定。该标准的实施将引导企业合理降低产品亮度，对改变目前社会过度追求高白度纸产品的消费倾向，引导理性、绿色、健康消费起到积极的推动作用。

3. 复合材料食品包装的管理　涉及纸塑复合食品包装的卫生标准主要分为塑料、纸和具体产品三大类。我国在 1988 年制定了《复合食品包装袋卫生标准》（GB 9683），适用于纸、塑料薄膜或铝箔经黏合剂（聚氨酯和改性聚丙烯）复合而成的食品包装袋。相对于纸和塑料，该标准多了一项甲苯二胺的理化测试标准。2006 年国家质量监督检验检疫总局颁发了《食品用塑料包装、容器、工具等生产许可审查细则》，该细则对复合包装膜、袋类产品的溶剂残留量限量做出了规定，复合包装膜（袋）类产品的溶剂残留总量≤10mg/m^2，其中苯系溶剂残留量≤2 mg/m^2。2008 年中国国家标准化管理委员会发布了《液体食品无菌包装用纸基复合材料》（GB/T 18192），规定了液体食品无菌包装用纸基复合材料的分类、要求、试验方法、检验规则、标志、包装、运输和储存。该标准适用于以原纸为基体，与塑料、铝箔或其他阻透材料等经复合而成，以卷筒形式或以单个产品形式供应的供无菌灌装液体食品用的材料。2015 年 3 月 1 日起，行业内就开始实施新的标准《食品包装用纸与塑料复合膜、袋》（GB/T 30768）。本标准规定了食品包装用纸与塑料复合膜、袋的术语、定义、缩略语和符号、分类、要求、试验方法、检验规则、标志、包装、运输和储存。该标准适用于厚度小于 0.3mm，以食品级包装用原纸与塑料为基材，经复合工艺生产的食品包装用纸塑复合包装材料的膜、袋，不适用于液体食品包装。

（四）开发绿色安全食品包装材料

目前，石油基塑料造成的环境污染日益严重，传统塑料包装引发的食品安全问题愈加突出，非降解塑料包装材料也遭遇了国际贸易壁垒。因此，大力推进低碳、绿色的可食性与全降解食品包装材料的研发、生产与应用是解决我国目前食品包装问题的必经之路。

我国是世界上最早使用可食性包装的国家之一，可食性香肠肠衣和糯米纸是我国应用最早的典型可食性包装。可食性与全降解食品包装材料是以淀粉、蛋白、纤维、脂类等食品级可再生资源为原料，采用先进的专用设备和工艺制备的一类新型食品包装材料，具有可食性、全降解性、选择通透性、安全、方便等优点。根据制备所需基料和辅料组分的不同，可将可食性包装材料分为蛋白质型、多糖型、脂肪型、复合型和蔬菜型。

目前，可食性膜包装材料已广泛应用于鲜切果蔬类、畜禽类食品、调味料、快餐食品、坚果类食品、功能食品、药品等产品中。针对不同类型的食品，确定不同的成膜组分和工艺，实现可食性膜的最佳性能和最低成本，扩大可食性膜的应用范围还需要大量的研究与开发。国内外对今后可食性包装材料的研究主要集中在多功能可食性包装材料、多层可食性包装材料、微胶囊化和类塑料可食性包装材料的开发。此类新型可食性包装材料的开发，充分实现了包装材料的功能多样化、性能优良化、资源节约化的特点，同时也适应了我国建设资源节约和环境友好型社会的潮流。

本 章 小 结

本章介绍了转基因食品、保健食品、进出口食品、婴幼儿食品、特殊医学用途配方食品、新食品原料、食品添加剂、强化食品及食品包装材料等特殊食品及食品相关产品的概念、分类及其特点，并重点介绍了各类特殊食品及相关产品的安全性问题和管理监督办法。应深入了解特殊食品的安全性因素，严格控制可能引起食品安全问题的各个环节，建立科学的监管体系，确保人类健康和社会和谐发展。

复 习 思 考 题

1. 如何对各类特殊食品进行安全管理？
2. 怎样看待转基因技术对食品安全的影响？
3. 什么是保健食品？可分为哪几类？
4. 怎样对婴幼儿食品进行备案注册管理？
5. 什么是新食品原料？其安全性评价包括哪些内容？
6. 简述食品添加剂的使用要求和带入原则。
7. 什么食品强化的必要性？使用营养强化剂的要求有哪些。
8. 各类食品包装材料主要存在哪几方面的安全性问题及管理情况？

参 考 文 献

陈盈蓉，张仙平. 2014. 分享台湾特殊医学用途配方食品之执行现况. //中国营养学会.中国老龄化与健康高峰论坛论文汇编.中国营养学会.
高建. 2009. 国内外塑料食品包装材料安全性问题与包装标准差异的对比研究. 无锡：江南大学.
高媛媛，生吉萍. 2015. 美国强化食品的安全管理及对我国的启示. 食品安全质量检测学报, 7: 2587-2594.
国家食品安全监督管理总局. 2012. 《特殊医学用途婴儿配方食品通则》（GB25596—2010）问答. 中国卫生监督杂志, 2: 115-119.
国家食品安全监督管理总局. 2016.特殊医学用途配方食品注册管理办法. 中国食品, 8: 148-151.
国家卫生和计划生育委员会. 2013. 新食品原料安全性审查管理办法. 中华人民共和国国家卫生和计划生育委员会公报, 6: 1-3.
国家卫生和计划生育委员会. 2013. 中国将加强新食品原料安全性审查管理. 食品与机械, 4: 228.

侯汉学，董海洲，王兆升，等. 2011. 国内外可食性与全降解食品包装材料发展现状与趋势. 中国农业科技导报，5：79-87.
黄维，谷燕，甄炯，等. 2013. 食品营养强化的研究进展. 轻工科技，8：7-8.
梁栋，韩军花. 2014. 特殊医学用途配方食品——标准与管理. 卫生研究，3：524-527.
吕瑜洁. 2007. 加强对特殊食品的监管. 绍兴日报，4：16002.
马冠生. 2015. 病人的饭：特殊医学用途配方食品. 健康与营养，7：56-57.
任端平、郗文静、任波. 2015. 新食品安全法的十大亮点. 食品与发酵工业，41（7）：1-6；41（8）：1-6.
孙长颢、凌文华、黄国伟. 2012. 营养与食品卫生学（第七版）. 北京：人民卫生出版社.
徐海滨. 2015. 新食品原料管理的发展历程和安全性评价. 中国现代中药，12：1237-1240，1266.
杨祖彬，戴佩华，戴宏民，等. 2009. 食品包装材料安全保障体系的系统研究. 食品工业科技，6：295-297，315.
叶挺，黄秀玲，刘全校. 2012. 国内外纸塑复合食品包装材料安全法规的现状. 包装与食品机械，1：48-51，58.
殷继永，黄建，霍军生. 2009. 食品营养强化管理框架体系的现状. 国外医学（卫生学分册），3：129-132.
张东峰，邓毛程. 2016. 我国营养强化食品现状与发展趋势. 现代食品，3：1-2.
张华生. 2012. 对食品包装材料与制品的安全监管措施. 中国质量技术监督，8：56-57.

第十一章 食品标签及广告的监管

学习要求

掌握 食品标签的监管机构、监管依据和监管模式。

熟悉 我国普通食品标签、广告管理的内容和要求。特殊营养膳食食品、转基因食品和保健食品标签管理的内容和要求。

了解 我国食品标签管理和食品广告监管的发展历史;我国保健食品广告监管的现状。

从食品开始作为商品以来,食品标签一直是食品产品的一个重要的组成部分,食品标签指包装食品容器上的文字、图形、符号以及一切说明物。主要用来引导、指导消费者选购食品、促进商家销售、保护消费者的利益和健康以及用来维护食品制造者的合法利益。

广告作为现代商业的重要标志,发展日新月异,各种媒体各种广告手段不断涌现,对于促进产品的销售、企业品牌的建立以及消费者选择的便利性方面做出了极大的贡献,但同时虚假宣传、夸大宣传的阴影一直笼罩着整个广告行业,在食品行业尤其明显,而为了保护消费者同时也保护生产企业,我国对于广告的监管一直在不断加强,但不可避免地依然存在一些问题。

我国的食品标签和食品广告的管理在不断发展的过程中,参考其他国家的先进经验,同时又结合我国独特的政体制度,形成了具有鲜明特色的食品标签及广告管理模式。

第一节 我国食品标签的发展史

一、普通食品标签

食品标签的发展和我国的法制化建设基本同步,改革开放以来,我国经济体制由计划经济转向市场经济,法制化建设也进入了一个新的阶段,食品安全法制化在此期间取得了重大的进展,从 1982 年《食品卫生法(试行)》颁布,至 2015 年《食品安全法》修订,在法律层面上对食品标签、广告的行为都做出了规定。

在食品安全法制体系步入正轨的背景下,原国家标准局批准发布了我国首项食品标签标准 GB 7718—987 《食品标签通用标准》。这是我国第一项专门针对食品标签制定的国家标准,首次出现便以强制标准的形式出现,显示了对于标签管理的重视。

2004 年原国家质量监督检验检疫总局、国家标准化委员会重新修订了《预包装食品标签通则》和《预包装特殊膳食用食品标签通则》两项标准。能量和营养素含量仍然列为非强制标示内容,但如果选择标示,则由原来的"可以按 GB 13432 的规定"进一步规范为"应符合 GB 13432—2004 规定"。而 GB 13432—2004《预包装特殊膳食用食品标签通则》把国际食品法典委员会的指导原则——营养声称指南纳入标准中,与国际标准接轨,将营养标签的内容提到了较高的位置。同时，原国家质量监督检验检疫检总局公布了《食品标识管理规定》，替代了《查处食品标签违法行为规定》，标签标示要求和法律责任的规定都更为详尽。

2009年《食品安全法》的出台使我国食品安全法制建设取得了新的突破。《食品安全法》第二十条明确规定：食品安全标准应当包括对与食品安全、营养有关的标签、标识、说明书的要求。这对食品标签和营养标签管理制度的发展具有重要意义。《食品安全法》颁布后，国家质检总局根据其规定重新修订了《食品标识管理规定》。国家卫生和计划生育委员会从国家质量监督检验检疫总局手中接过了食品安全国家标准制定的接力棒，委托中国疾病预防控制中心修订《预包装食品标签通则》，于2011年原卫生部发布了《食品安全国家标准 预包装食品标签通则》GB 7718—2011，食品标签的管理正式纳入食品安全国家标准体系。

二、食品营养标签

营养标签在我国的发展相对较晚，在第一部食品标签标准GB 7718—1987《食品标签通用标准》中并未提及营养标签的概念，只是涉及了部分营养标签的相关内容，该标准以《食品卫生法（试行）》第二十三条为依据，适用于所有销售食品的标签，明确了食品标签应标示的内容，并规定热量、营养素含量为推荐标示内容。在随后的几年中，GB 10344—1989《饮料酒标签标准》以及GB10768—1989《婴幼儿食品5410 配方食品》等5项婴幼儿食品标准的发布，其内容不仅涉及食品标签，还涉及标签中的营养成分、健康声明等的标示等内容，对营养标签的重视程度越来越高，但依然没有提出营养标签的概念和专用标准。

2007年12月我国首次发布了独立的食品营养标签管理规范，由原卫生部发布的《食品营养标签管理规范》，是我国食品标签发展的一个阶段性标志，至此我国食品标签的管理制度架构正式建立，涵盖普通食品标签、食品营养标签、特殊营养食品标签和进出口食品标签四个大的方面。《食品营养标签管理规范》为推荐性规范，要求在我国销售的预包装食品，其标示营养标签时，应当符合《食品营养标签管理规范》管理规定。

《食品安全法》颁布后，卫生部2011年将《食品营养标签管理规范》修订为食品营养标签安全标准《食品安全国家标准 预包装食品营养标签通则》GB 28050—2011，于2013年1月1日起替代《食品营养标签管理规范》实施。该标准充分借鉴了国外管理经验，更为规范、成熟、操作性强，为食品企业的应用提供了便利。我国预包装食品营养标签的标示由推荐转为强制，营养标签的管理也正式纳入食品安全国家标准体系。

三、特殊营养食品标签

《特殊营养食品标签》GB13432-1992是我国第一部专门针对特殊营养食品标签的国家标准，制定参考了国际食品法典委员会CAC CODEX STAN 146—1985《预包装特殊膳食用的食品标签及说明通用标准》和CAC/GL 23—1997《营养声称指南》。该标准对于特殊营养食品的热量及营养素含量标示行为进行了规范，同时也作为一般食品营养信息标示行为的参考。

该标准发布以来，分别于 2004 年和 2013 年进行了两次修订，根据我国特殊膳食用食品产业发展实际，结合公众对特殊膳食用食品标签标识需求修订标准，提高标准的科学性和标签健康指导意义。同时注重与法律法规和其他食品及标签标准的衔接与配套，确保政策的连贯性和稳定性。并借鉴国际组织和其他国家管理经验，完善特殊膳食用食品标准标签要求，满足消费者的知情权和选择权，便于特殊膳食用食品的国际贸易。目前最新版本为 GB 13432—2013 《特殊营养食品标签》。

四、其他食品标签

（一）进出口食品标签

为了更好配合标准的实施，原国家技术监督局于 20 世纪 90 年代颁布了《查处食品标签违法行为规定》，2000 年国家质量监督检验检疫总局令发布了《进出口食品标签管理办法》，规定境内外销售的预包装食品应符合相关标准要求，并做出了相应的处罚规定。

该规定于 2004 年由原国家质量监督检验检疫总局、国家标准化委员会进行了重新修订和发布对于进出口食品标签的审核做出了更为明确具体的规定。

2009 年原国家质量监督检验检疫总局根据《国务院关于第四批取消和调整行政审批项目的决定》（国发〔2007〕33 号）规定，对进出口食品标签进行审批的行政审批项目已经取消。同时宣布本管理办法废止。

（二）饮料酒的标签

饮料酒是指酒精含量在 0.5%～65%（V/V）的饮料，包括发酵酒、蒸馏酒和配制酒。其作为一种特殊食品，在我国各地广受欢迎，其标签的管理一直以来比较特殊，最早的关于饮料酒标签管理的标准发布于 1989 年，GB 10344—1989 《饮料酒标签标准》首次专门针对饮料酒的标签管理进行了规范，

2005 年对该标准进行了修订改版。对标准名称、饮料酒的酒精度范围、食品添加剂、加工助剂的标注方法、啤酒的警示语、酒精度不超过 10%的饮料酒免于标示的内容等方面的内容都作了调整和明确。

2015 年，随着对国家标准的重新筛选整理，该标准已经废止，目前饮料酒标签的管理主要依据 GB 7718—2011 《食品安全国家标准 预包装食品标签通则》和 GB 2758—2012 《食品安全国家标准 发酵酒及配制酒》两个标准。

（三）转基因食品的标签

2002 年 7 月 1 日起施行《转基因食品卫生管理办法》，该办法对转基因食品进行了定义，系指利用基因工程技术改变基因组构成的动物、植物和微生物生产的食品和食品添加剂，包括：

（1）转基因动植物、微生物产品。

（2）转基因动植物、微生物直接加工品。

（3）以转基因动植物、微生物或者其直接加工品为原料生产的食品和食品添加剂。

其中，《转基因食品卫生管理办法》第四章专门对标识做出规定：第十六条食品产品中（包括原料及其加工的食品）含有基因修饰有机体（和）或表达产物的，要标注"转基因××食品"或"以转基因××食品为原料"。转基因食品来自潜在致敏食物的，还要标

注"本品转××食物基因，对××食物过敏者注意"。

第十七条转基因食品采用下列方式标注：①定型包装的，在标签的明显位置上标注；②散装的，在价签上或另行设置的告示牌上标注；③转运的，在交运单上标注；④进口的，在贸易合同和报关单上标注。

2007年，随着《新资源食品管理办法》的发布与施行，上述《转基因食品卫生管理办法》同时废止。

2013年5月，《新食品原料安全性审查管理办法》经国家卫生和计划生育委员会发布，自2013年10月1日起施行。同时废止了《新资源食品管理办法》。

第二十三条明确指出，办法所称的新食品原料不包括转基因食品、保健食品、食品添加剂新品种。转基因食品、保健食品、食品添加剂新品种的管理依照国家有关法律法规执行。从以上可以看出，对转基因食品标识做出明确规定的《转基因食品卫生管理办法》事实上已于2007年12月1日废止，最后代之的无论是《新资源食品管理办法》，还是《新食品原料安全性审查管理办法》，均找不到对转基因食品标注的详细要求，而《新食品原料安全性审查管理办法》中更是明确指出新食品原料不包括转基因食品。

至此，现行有效的对于转基因食品的管理遵循2001年国务院颁布的《农业转基因生物安全管理条例》以及与其配套的《农业转基因生物标识管理办法》，其主要相关规定有：

（1）转基因动植物（含种子、种畜禽、水产苗种）和微生物，转基因动植物、微生物产品，含有转基因动植物、微生物或者其产品成分的种子、种畜禽、水产苗种、农药、兽药、肥料和添加剂等产品，直接标注"转基因××"。

（2）转基因农产品的直接加工品，标注为"转基因××加工品（制成品）"或者"加工原料为转基因××"。

（3）用农业转基因生物或用含有农业转基因生物成分的产品加工制成的产品，但最终销售产品中已不再含有或检测不出转基因成分的产品，标注为"本产品为转基因××加工制成，但本产品中已不再含有转基因成分"或者标注为"本产品加工原料中有转基因××，但本产品中已不再含有转基因成分"。难以用包装物或标签对农业转基因生物进行标识时，可在产品展销（示）柜（台）上、价签上或者设立标识板（牌）进行标识。

（四）保健食品的标签

1996年《保健食品管理办法》出台后，卫生部即发布了《保健食品标识规定》，明确保健食品标识与产品说明书的所有标识内容必须符合下列基本原则：①保健食品名称、保健作用、功效成分、适宜人群和保健食品批准文号必须与卫生部颁发的《保健食品批准证书》所载明的内容相一致；②应科学、通俗易懂，不得利用封建迷信进行保健食品宣传；③应与产品的质量要求相符，不得以误导性的文字、图形、符号描述或暗示某一保健食品或保健食品的某一性质与另一产品的相似或相同；④不得以虚假、夸张或欺骗性的文字、图形、符号描述或暗示保健食品的保健作用，也不得描述或暗示保健食品具有治疗疾病的功用。2005年国家食品安全监督管理总局发布的《保健食品注册管理办法（试行）》第四章规定申请保健食品产品注册，申请人应当提交产品说明书和标签的样稿。申请注册的保健食品标签、说明书样稿的内容应当包括产品名称、主要原（辅）料、功效成分/标志性成分及含量、保健功能、适宜人群、不适宜人群、食用量与食用方法、规格、保质期、储存方法和注意事项等，并对保健食品命名原则作了说明。经批准生产上市的保健食品标签应当符合国家有关规定。2016年国家食品安全监督管理总局的《保健食品注册与备案管理办法》发布实施后，第三章关于保健食品标签说明书有了明确的规定，产品标签、说明书样稿应当包括产品名称、原料、辅料、功效成分或者标志性成分及含量、适宜人群、不适宜人群、保健功能、食用量及食用方法、规格、储存方法、保质期、注意事项等内容及相关制定依据和说明等。保健食品的标签、说明书主要内容不得涉及疾病预防、治疗功能，并声明"本品不能代替药物"。

第二节 我国的食品标签监管

我国食品标签的监管一直以来都是归属于食品的监管，食品监管部门同时承担食品标签的监管职责。

一、监管机构

2009年《食品安全法》出台后，明确了各部门的监管职责，我国的食品监管主要分成了四个环节进行分段监管，分别由四个部门进行监管，农业部门负责农产品生产环节，质检部门负责企业生产环节，工商部门负责流通领域环节，食品安全监督管理部门负责餐饮环节，四个部门各司其职，共同对我国的食品安全进行管理，取得了一定的成效。

《食品安全法》实施以后，我国食品安全监管工作得到一定程度的改善，但依然存在问题，假冒劣质、有毒有害食品仍然出现在市场；超量超范围使用食品添加剂、非法使用化学添加物的现象并没有得到遏制，食品安全事件屡屡发生，既威胁到广大人民群众的生产生活，也对我国经济发展和社会稳定起到不良的作用，分段监管仍存在监管空隙，因此在2013年国务院机构改革和职能转变中对食品安全监管机构的职责进行了调整。同时启动了对《中华人民共和国食品安全法》的修订工作，并于2015年颁布实施了新修订的《食品安全法》，重新对各部门的职责进行了定义和划分，将国务院食品安全委员会办公室、食品药品监管局、国家质量监督检验检疫总局、国家工商行政管理总局等机构的监管职能整合，将工商行政管理部门、质量技术监督部门中相应的监督和检验机构划分到食品安全监督管理部门，组建国家食品安全监督管理总局，以便对食品的生产、流通、消费领域的安全性进行统一管理。2018年国务院行政机构改革，国家市场监管总局承担食品安全临管职能。我国的食品监管进入一个新的时代，食品监管由国家食品安全监督管理部门、农业部两个部门共同负责，而卫生行政部门负责食品安全风险监测、评估，会同食品安全监督管理部门对食品安全标准进行制定、公布。食品标签作为依附于食品产品的质量安全指标，同样由不同食品所对应部门负责进行监管。

二、监管方式

食品标签不能脱离食品，所以标签的监管和食品质量安全检验通常是整合在一起，作为食品安全检验的一个指标项目来进行，执行机构则通常有监管机构以指派和委托的形式，由具备食品检验资质的机构、能够出具具有法律的检验报告的第三方检验机构来进行。该检验机构必须具备相应的检验能力，并且已经通过食品检验机构资质认定评审并获得认可，能够加盖食品检验机构资质认定章"CMAF"。检验依据和判定原则主要依据由卫生行政部门发布的 GB 28050—2011 《食品安全国家标准 预包装食品营养标签通则》、GB 7718—2011《食品安全国家标准 预包装食品标签通则》、GB 13432—2013《食品安全国家标准 特殊营养食品标签》等食品标签相关安全标准。

三、监管的主要标准

(一)《食品安全国家标准 预包装食品标签通则》

1. 标准出台的背景　食品标签是向消费者传递产品信息的载体。做好预包装食品标签管理，既是维护消费者权益，保障行业健康发展的有效手段，也是实现食品安全科学管理的需求。根据《食品安全法》及其实施条例规定，原卫生部组织修订预包装食品标签标准。新的《预包装食品标签通则》（GB 7718—2011）充分考虑了原《预包装食品标签通则》（GB 7718—2004）实施情况，细化了《食品安全法》及其实施条例对食品标签的具体要求，增强了标准的科学性和可操作性。

2. 标准的规定范围　适用于直接提供给消费者的预包装食品标签和非直接提供给消费者的预包装食品标签。不适用于为预包装食品在储藏运输过程中提供保护的食品储运包装标签、散装食品和现制现售食品的标志。

"直接提供给消费者的所有预包装食品"直接提供是指在任何场所（如商店、超市、零售摊点、宾馆客房、餐饮业的餐桌、集贸市场以及飞机、火车、轮船等场所）经销者直接提供给消费者的预包装食品；"非直接向消费者提供的预包装食品"就比如食品原料，是交付给食品加工企业作进一步加工用的。

3. 标准主要定义

（1）预包装食品：预先定量包装或者制作在包装材料和容器中的食品，包括预先定量包装以及预先定量制作在包装材料和容器中并且在一定限量范围内具有统一的质量或体积标识的食品。

（2）食品标签：食品包装上的文字、图形、符号及一切说明物。

（3）配料：在制造或加工食品时使用的，并存在（包括以改性的形式存在）于产品中的任何物质，包括食品添加剂。

（4）生产日期（制造日期）："食品成为最终产品的日期，也包括包装或灌装日期，即将食品装入（灌入）包装物或容器中，形成最终销售单元的日期"。

"最终产品"是完成了全部生产工序的产品。成品检验是必要的生产工序，一批成品经过检验（一天或数天），签发合格证后才能称其为最终产品；不经过检验只能是成品，而不是产品。

（5）保质期："预包装食品在标签指明的储存条件下，保持品质的期限。在此期限内，产品完全适于销售，并保持标签中不必说明或已经说明的特有品质"。需要注意的是，保质期并不是指超过该期限后食品就会发生变质，而是不能够再保证最佳的食用口感。

（6）规格："同一预包装内含有多件预包装食品时，对净含量和内含件数关系的表述"。

（7）主要展示版面："预包装食品包装物或包装容器上容易被观察到的版面"。"最容易被消费者观察到的版面"是指包装物或包装容器最明显，无需特意寻找的部位。

4. 标准的要求

（1）应按规定进行标识：食品标签应符合法律、法规的规定，并符合相应食品安全标准的规定;应清晰、醒目、持久,应使消费者购买时易于辨认和识读。应通俗易懂、有科学依据,不得标示封建迷信、色情、贬低其他食品或违背营养科学常识的内容。应真实、准确,不得以虚假、夸大、使消费者误解或欺骗性的文字、图形等方式介绍食品。

(2) 不得标识的内容:不应直接或以暗示性的语言、图形、符号,误导消费者将购买的食品或食品的某一性质与另一产品混淆。不应标注或者暗示具有预防、治疗疾病作用的内容,非保健食品不得明示或者暗示具有保健作用。不应与食品或者其包装物(容器)分离。

(3) 食品标签所使用的文字要求:应使用规范的汉字(商标除外)。具有装饰作用的各种艺术字,应书写正确,易于辨认。食品标签可以使用《通用规范汉字表》中的汉字,也可使用相对应的繁体字。具有装饰作用的各种艺术字包括篆书、隶书、草书、手书体字、美术字、变体字、古文字等。使用这些艺术字时应书写正确、易于辨认、不易混淆。可以同时使用拼音或少数民族文字,拼音不得大于相应汉字。可以同时使用外文,但应与中文有对应关系(商标、进口食品的制造者和地址、国外经销者的名称和地址、网址除外)。所有外文不得大于相应的汉字(商标除外)。预包装食品标签可同时使用外文,但所用外文字号不得大于相应的汉字字号。对于本标准以及其他法律、法规、食品安全标准要求的强制标识内容,中文、外文应有对应的关系。

(4) 食品标签文字大小要求:预包装食品包装物或包装容器最大表面面积大于 $35cm^2$ 时,强制标示内容的文字、符号、数字的高度不得小于 1.8mm。强制标示内容既有中文又有字母字符时,中文字高应大于等于 1.8mm,"kg、ml"等单位或其他强制标示字符应按其中的大写字母或"k、f、l"等小写字母判断是否大于等于 1.8mm。

(5) 其他要求:一个销售单元的包装中含有不同品种、多个独立包装可单独销售的食品,每件独立包装的食品标识应当分别标注。该销售单元内的独立包装食品应分别标示强制标示内容。

外包装(或大包装)的标签标示分为两种情况:一是外包装(或大包装)上同时按照本标准要求标示。如果该销售单元内的多件食品为不同品种时,应在外包装上标示每个品种食品的所有强制标示内容,可将共有信息统一标示。二是若外包装(或大包装)易于开启识别、或透过外包装(或大包装)能清晰识别内包装物(或容器)的所有或部分强制标示内容时,可不在外包装(或大包装)上重复标示相应的内容。

若外包装易于开启识别或透过外包装物能清晰地识别内包装物(容器)上的所有强制标示内容或部分强制标示内容,可不在外包装物上重复标示相应的内容;否则应在外包装物上按要求标示所有强制标示内容。

5. 食品标签应标示的内容

(1) 直接向消费者提供的预包装食品标签标示内容:直接向消费者提供的预包装食品标签标示应包括食品名称、配料表、净含量和规格、生产者和(或)经销者的名称、地址和联系方式、生产日期和保质期、储存条件、食品生产许可证编号、产品标准代号及其他需要标示的内容。

食品名称应在食品标签的醒目位置,清晰地标示反映食品真实属性的专用名称。为不使消费者误解或混淆食品的真实属性、物理状态或制作方法,可以在食品名称前或食品名称后附加相应的词或短语,如干燥的、浓缩的、复原的、熏制的、油炸的、粉末的、粒状的等。

配料表应以"配料"或"配料表"为引导词。当加工过程中所用的原料已改变为其他成分（如酒、酱油、食醋等发酵产品）时，可用"原料"或"原料与辅料"代替"配料"、"配料表"，并按本标准相应条款的要求标示各种原料、辅料和食品添加剂。食品添加剂应当标示其在 GB 2760 中的食品添加剂通用名称，加工助剂不需要标示。各种配料应按制造或加工食品时加入量的递减顺序一一排列；加入量不超过 2%的配料可以不按递减顺序排列。如果某种配料是由两种或两种以上的其他配料构成的复合配料（不包括复合食品添加剂），应在配料表中标示复合配料的名称，随后将复合配料的原始配料在括号内按加入量的递减顺序标示。当某种复合配料已有国家标准、行业标准或地方标准，且其加入量小于食品总量的 25%时，不需要标示复合配料的原始配料。

净含量的标示应由净含量、数字和法定计量单位组成。依据法定计量单位，标示包装物（容器）中食品的净含量，净含量应与食品名称在包装物或容器的同一展示版面标示。容器中含有固、液两相物质的食品，且固相物质为主要食品配料时，除标示净含量外，还应以质量或质量分数的形式标示沥干物（固形物）的含量。同一预包装内含有多个单件预包装食品时，大包装在标示净含量的同时还应标示规格。

规格的标示应由单件预包装食品净含量和件数组成，或只标示件数，可不标示"规格"二字。单件预包装食品的规格即指净含量。

生产者名称和地址应当是依法登记注册、能够承担产品安全质量责任的生产者的名称、地址。依法独立承担法律责任的集团公司、集团公司的子公司，应标示各自的名称和地址。对于不能依法独立承担法律责任的集团公司的分公司或集团公司的生产基地，应标示集团公司和分公司（生产基地）的名称、地址；或仅标示集团公司的名称、地址及产地，产地应当按照行政区划标注到地市级地域。受其他单位委托加工预包装食品的，应标示委托单位和受委托单位的名称和地址；或仅标示委托单位的名称和地址及产地，产地应当按照行政区划标注到地市级地域。

依法承担法律责任的生产者或经销者的联系方式应标示以下至少一项内容：电话、传真、网络联系方式等，或与地址一并标示的邮政地址。

对于进口预包装食品，应标示原产国国名或地区区名，以及在中国依法登记注册的代理商、进口商或经销者的名称、地址和联系方式，可不标示生产者的名称、地址和联系方式。

关于日期的标示，应清晰标示预包装食品的生产日期和保质期。如日期标示采用"见包装物某部位"的形式，应标示所在包装物的具体部位。日期标示不得另外加贴、补印或篡改。当同一预包装内含有多个标示了生产日期及保质期的单件预包装食品时，外包装上标示的保质期应按最早到期的单件食品的保质期计算。外包装上标示的生产日期应为最早生产的单件食品的生产日期，或外包装形成销售单元的日期；也可在外包装上分别标示各单件装食品的生产日期和保质期。

（2）非直接提供给消费者的预包装食品标签标示内容：非直接提供给消费者的预包装食品标签要求标示食品名称、规格、净含量、生产日期、保质期和储存条件，其他内容如未在标签上标注，则应在说明书或合同中注明。

（3）标示内容的豁免：酒精度大于等于10%的饮料酒、食醋、食用盐；固态食糖类、味精可以免除标示保质期。

当预包装食品包装物或包装容器的最大表面面积小于10cm^{2}时，可以只标示产品名称、净含量、生产者（或经销商）的名称和地址。

（二）《食品安全国家标准 预包装食品营养标签通则》

1. 标准出台背景和适用范围 食品营养标签是向消费者提供食品营养信息和特性的说明，也是消费者直观了解食品营养组分、特征的有效方式。根据《食品安全法》有关规定，为指导和规范我国食品营养标签标示，引导消费者合理选择预包装食品，促进公众膳食营养平衡和身体健康，保护消费者知情权、选择权和监督权，原卫生部在参考国际食品法典委员会和国内外管理经验的基础上，组织制定了《预包装食品营养标签通则》（GB 28050—2011，以下简称"营养标签标准"），于2013年1月1日起正式实施。该标准适用于预包装食品营养标签上营养信息的描述和说明，不适用于保健食品及预包装特殊膳食用食品的营养标签标示。

2. 标准的主要定义

（1）营养标签：预包装食品标签上向消费者提供食品营养信息和特性的说明，包括营养成分表、营养声称和营养成分功能声称。营养标签是预包装食品标签的一部分。

（2）营养素：食物中具有特定生理作用，能维持机体生长、发育、活动、繁殖以及正常代谢所需的物质，包括蛋白质、脂肪、糖类、矿物质及维生素等。

（3）营养成分：食品中的营养素和除营养素以外的具有营养和（或）生理功能的其他食物成分。各营养成分的定义可参照GB/Z 21922《食品营养成分基本术语》。

（4）核心营养素：营养标签中的核心营养素包括蛋白质、脂肪、糖类和钠。

（5）营养成分表：标有食品营养成分名称、含量和占营养素参考值（NRV）百分比的规范性表格。

（6）营养素参考值（NRV）：专用于食品营养标签，用于比较食品营养成分含量的参考值。

（7）营养声称：对食品营养特性的描述和声明，如能量水平、蛋白质含量水平。营养声称包括含量声称和比较声称。

（8）含量声称：描述食品中能量或营养成分含量水平的声称。声称用语包括"含有"、"高"、"低"或"无"等。

（9）比较声称：与消费者熟知的同类食品的营养成分含量或能量值进行比较以后的声称。声称用语包括"增加"或"减少"等。

（10）营养成分功能声称：某营养成分可以维持人体正常生长、发育和正常生理功能等作用的声称。

3. 标准要求

（1）基本要求：预包装食品营养标签标示的任何营养信息，应真实、客观，不得标示虚假信息，不得夸大产品的营养作用或其他作用。

（2）文字要求：预包装食品营养标签应使用中文。如同时使用外文标示的，其内容应当与中文相对应，外文字号不得大于中文字号。

（3）营养成分表的要求：营养成分表应以一个"方框表"的形式表示（特殊情况除外），方框可为任意尺寸，并与包装的基线垂直，表题为"营养成分表"。食品营养成分含量应以具体数值标示，数值可通过原料计算或产品检测获得。食品企业可根据食品的营养特性、包装面积的大小和形状等因素选择使用标准规定的其中任意一种格式。

（4）营养标签应标在向消费者提供的最小销售单元的包装上。

4. 标准强制要求标示的内容

（1）包括能量、核心营养素的含量值及其占营养素参考值（NRV）的百分比。当标示其他成分时，应采取适当形式使能量和核心营养素的标示更加醒目。对除能量和核心营养素外的其他营养成分进行营养声称或营养成分功能声称时，在营养成分表中还应标示出该营养成分的含量及其占营养素参考值（NRV）的百分比。

（2）对于使用了营养强化剂的预包装食品，在营养成分表中还应标示强化后食品中该营养成分的含量值及其占营养素参考值（NRV）的百分比。

（3）食品配料含有或生产过程中使用了氢化和（或）部分氢化油脂时，在营养成分表中还应标示出反式脂肪（酸）的含量。

5. 标准规定的可选择标示内容 当某营养成分含量标示值符合标准规定的含量要求和限制性条件时，可对该成分进行含量声称。当某营养成分含量满足规定的要求和条件时，可对该成分进行比较声称。当某营养成分同时符合含量声称和比较声称的要求时，可以同时使用两种声称方式，或仅使用含量声称。

当某营养成分的含量标示值符合含量声称或比较声称的要求和条件时，可使用一条或多条标准规定的营养成分功能声称标准用语。不应对功能声称用语进行任何形式的删改、添加和合并。

6. 标签中营养成分含量和顺序 食品中能量和营养成分的含量应以每 100 克（g）和（或）每 100 毫升（ml）和（或）每份食品可食部中的具体数值来标示。当用份标示时，应标明每份食品的量。份的大小可根据食品的特点或推荐量规定。营养成分表中强制标示和可选择性标示的营养成分的名称和顺序、标示单位、修约间隔、"0"界限值应符合标准的规定。当不标示某一营养成分时，依序上移。

7. 部分豁免强制标示营养标签的食品 标准对一些产品进行了豁免，该产品可不按标准进行强制营养标签标示，包括以下几类产品：

（1）生鲜食品，如包装的生肉、生鱼、生蔬菜和水果、禽蛋等。

（2）乙醇含量≥0.5%的饮料酒类。

（3）包装总表面积≤100cm^2 或最大表面面积≤20cm^2 的食品。

（4）现制现售的食品。

（5）包装的饮用水。

（6）每日食用量≤10g 或 10ml 的预包装食品。

（7）其他法律法规标准规定可以不标示营养标签的预包装食品。

第三节 食品广告监管

一、食品广告监管的法律法规体系

食品广告监管的法律、法规和规章有《中华人民共和国广告法》（以下简称《广告法》）、《食品安全法》、《广告管理条例》、《食品广告发布暂行规定》、《广告审查标准》等。这些法律法规对食品广告的监管主体、广告内容、发布程序及监管主体的权力责任等作了规定，形成了较完善的食品广告监管法律体系。

1982 年的《食品卫生法（试行）》，规定了产品说明书或商品的标识不得有夸大和虚假的宣传内容，这是我国最早的法律对食品广告的规定。此外还有一些行政法规以及部门规章进行了补充，如 1987 年国务院发布的《广告管理条例》不仅规定了广告管理机关、广告经营者、广告客户和新闻单位的权利义务，还明确了有些广告需要提交给有关部门证明的规定；原国家工商行政管理局颁布的《广告审查标准（试行）》，则规定了申请审查食品广告应交验食品卫生监督机构出具的《食品广告证明》，同时还对食品广告的语言、文字及画面的含义等做出规定。

1993 年原国家工商行政管理局和卫生部发布《食品广告管理办法》，明确规定食品广告的管理机关是国家工商行政管理局和地方各级工商行政管理机关，食品广告专业技术内容的出证者是地（市）级以上食品卫生监督机构。同时也做出了申请发布食品广告，必须持有食品卫生监督机构出具的《食品广告证明》，未有该证明的、不得发布广告的规定。为了进一步强化食品广告监管，原国家工商行政管理总局颁布的《食品广告监管制度》，从严厉打击、加强监测、定期曝光等方面加强了对食品广告的管理，其中将六类虚假违法广告作为重点查处对象，并对监管的具体措施做出了制度性规定。

1995 年通过的《食品卫生法》重申了 1982 年发布的《食品卫生法（试行）》所规定的产品说明书中不得有夸大或虚假宣传内容的要求。此后，《食品安全法》颁布，明确规定食品广告的内容应当真实合法，不得含有虚假内容，不得涉及疾病预防、治疗功能。食品生产经营者对食品广告内容的真实性、合法性负责。同年《广告法》颁布实施，法律体系日趋完善，我国的食品广告管理也进入了一个新的阶段。《广告法》主要从广告审查、广告准则以及法律责任等方面对广告活动进行了规范，规定了广告不得含有某些特定内容，同时要求广告提供的信息必须清楚、真实。对食品广告的要求是广告内容必须符合卫生许可的事项，其语言不得使用易与药品混淆的用语和医疗用语。2015 年《广告法》又通过了修订并于同年 9 月 1 日开始实施。

1996 年原国家工商行政管理局颁布了《食品广告发布暂行规定》，其中第三条规定了食品广告必须真实、合法、科学、准确，符合社会主义精神文明建设的要求，不得欺骗和误导消费者；第五条规定广告主发布食品广告应当提交卫生许可证、营业执照等批准证书；第六条、第七条、第八条、第九条则对食品广告的内容和语言作了规定。同时，《食品广告发布暂行规定》第十六条明确规定："本规定施行前制定的其他有关食品广告管理的行政规章内容与本规定不符的，以本规定为准。"

以上法律法规的颁布，标志着我国对食品广告的监管纳入了法制化轨道。2016 年国家工商行政管理总局发布《关于废止和修改部分规章的决定（征求意见稿）》，对现行有效的部门规章进行清理，征求意见稿已向社会公开。废止规章中包括：《广告管理条例施行细则》，预示着自 1987 年开始实施的《广告管理条例》已不符合目前的形势需要，进入废止周期。

目前我国食品广告种类主要包括普通食品广告和保健食品广告，普通食品广告目前由工商行政管理部门负责审批和发布，《广告法》中并未特殊化对待，而原来需要由卫生监督部门开具的《食品广告证明》现已取消。主要监管依据为《食品安全法》《广告法》《广告管理条例》《保健食品广告审查暂行规定》等法律法规。

二、食品广告监管

1. 监管机构 普通食品的广告监管由县级以上地方市场监督管理部门主管本行政区域的

广告监督管理工作，县级以上地方人民政府有关部门在各自的职责范围内负责广告管理相关工作。发布保健食品广告时，地市级以上食品安全监督管理部门负责保健食品广告的发布前审批工作，未经审查，不得发布。市场监督管理部门负责保健食品广告的发布后监督管理。

2. 监管内容 申请对普通食品进行广告，广告主应该提供食品生产经营许可证，广告内容应当真实、合法，以健康的表现形式表达广告内容，符合社会主义精神文明建设和弘扬中华民族优秀传统文化的要求。广告不得含有虚假或者引人误解的内容，不得欺骗、误导消费者，县级以上地方人民政府有关部门在各自的职责范围内负责广告管理相关工作。监管内容除了一般性规定外还包括：①食品广告不得含有"最新科学"、"最新技术"、"最先进加工工艺"等绝对化的语言或者表示；②食品广告不得出现与药品相混淆的用语，不得直接或者间接地宣传治疗作用，也不得借助宣传某些成分的作用明示或者暗示该食品的治疗作用；③食品广告不得明示或者暗示可以替代母乳，不得使用哺乳妇女和婴儿的形象；④食品广告中不得使用医疗机构、医生的名义或者形象。食品广告中涉及特定功效的，不得利用专家、消费者的名义或者形象做证明。

发布保健食品广告时，地市级以上食品安全监督管理部门负责保健食品广告的发布前审批工作，对保健食品广告的内容进行事先审批，并负责对辖区内审查批准的保健食品广告发布情况进行监测，对经其批准的保健食品广告进行检查，发现违法保健食品广告的情况，收回其保健食品广告证明文号；未经审查，不得发布。市场监督管理部门负责保健食品广告的发布后监督管理，对于发现的违法保健食品广告给予停止发布、没收广告费用、行政罚款、行政处罚等，情节严重的，有权停止其广告业务。保健食品的广告申请不予受理明令禁止生产、销售的保健食品；保健食品广告中有关保健功能、产品功效成分/标志性成分及含量、适宜人群、食用量等的宣传，应当以国务院食品安全监督管理部门批准的说明书内容为准，不得任意改变。保健食品广告不得出现下列情形和内容：①含有表示产品功效的断言或者保证。②含有使用该产品能够获得健康的表述；③通过渲染、夸大某种健康状况或者疾病，或者通过描述某种疾病容易导致的身体危害，使公众对自身健康产生担忧、恐惧，误解不使用广告宣传的保健食品会患某种疾病或者导致身体健康状况恶化；④用公众难以理解的专业化术语、神秘化语言、表示科技含量的语言等描述该产品的作用特征和机制；⑤利用和出现国家机关及其事业单位、医疗机构、学术机构、行业组织的名义和形象，或者以专家、医务人员和消费者的名义和形象为产品功效作证明；⑥含有无法证实的所谓"科学或研究发现"、"实验或数据证明"等方面的内容；⑦夸大保健食品功效或扩大适宜人群范围，明示或者暗示适合所有症状及所有人群；⑧含有与药品相混淆的用语，直接或者间接地宣传治疗作用，或者借助宣传某些成分的作用明示或者暗示该保健食品具有疾病治疗的作用；⑨与其他保健食品或者药品、医疗器械等产品进行对比，贬低其他产品；⑩利用封建迷信进行保健食品宣传的；⑪宣称产品为祖传秘方；⑫含有无效退款、保险公司保险等内容的；⑬含有"安全"、"无毒副作用"、"无依赖"等承诺的；⑭含有最新技术、最高科学、最先进制法等绝对化的用语和表述的；⑮声称或者暗示保健食品为正常生活或者治疗病症所必需；⑯含有有效率、治愈率、评比、获奖等综合评价内容的；⑰直接或者间接怂恿任意、过量使用保健食品的。

2018年版《广告法》的发布，对保健食品广告进行了完善，明确规定保健食品广告不得含有以下内容：①表示功效、安全性的断言或者保证；②涉及疾病预防、治疗功能；③声称或者暗示广告商品为保障健康所必需；④与药品、其他保健食品进行比较；⑤利用广告代言人作推荐、证明；⑥法律、行政法规规定禁止的其他内容。

并且保健食品广告应当显著标明"本品不能代替药物"。

保健食品广告由于其特殊性一直是虚假广告的高发区域，加强对保健食品的广告监管有利于防止对消费者的误导。

目前，我国食品广告整体上由市场监督管理部门监管，监管机构存在着专职人员欠缺及专职性不强等问题。部分省成立了专职监管机构。陕西省曾为了提高广告监管水平，由食品安全监督管理局成立的广告监管办公室，解决了分散监管多头监管的格局形式，把广告监管与举报投诉结合了起来，形成监管合力，提高了监管效率。

复习思考题

1. 分段式监管暴露出的问题在现在监管模式下得到解决了吗？
2. 食品标签和食品营养标签的主要内容是什么？
3. 请分析食品广告的利弊。

参 考 文 献

高培钧，程劲松，肖国荣. 2013. 中国与欧盟、美国和日本食品标签法规标准的比较研究. 食品工业科技，21：269-277.
胡树国，兰冬梅，许平，等. 2015. 我国同国外食品标签标准的对比研究. 福建轻纺，3：40-47.
李旻怡. 2014. 亟待完善的转基因食品标识制度. 大豆科技，1：8-17.
林芝. 2014. 论我国食品安全监管制度的完善. 法制与社会，（2）：189-190.
刘丁，葛宇. 2013. 《GB28050—2011食品安全国家标准预包装食品营养标签通则》解读及食品营养标签常见问题解析. 食品工业科技，18：24-27.
孟薇. 2012. 论我国食品广告的法律规制. 杭州：中国计量学院.
彭亚锋，葛宇，王丁林. 2015. 中欧食品营养标签标准和法规比较研究. 食品工业，7：244-249.
陶颜娟，竺巧玲. 2015. 预包装食品标签常见问题浅析. 食品工业，1：262-266.
王丽虹. 2015. 预包装食品标签标识检验中常见不合格项分析及解决建议. 食品安全导刊，24：61-62.
徐然，郭林宇，李江华，等. 2013. 食品营养标签管理制度在我国的建立与发展探讨. 中国食物与营养，9：5-9.
许美艳，石劢，尹键. 2014. 食品标签存在的问题及应对措施. 中国食物与营养，5：10-12.
杨明月，黄锐，庞源. 2015. 预包装食品标签常见问题及规范措施. 食品与发酵科技，5：104-107.
杨月欣. 2012. 掀起食品营养革命的新时代——《预包装食品营养标签通则》解读. 中国卫生标准管理，2：29-35.
张东东. 2013. 我国食品广告的政府监管研究. 郑州：河南大学.
张华丽，郭丽丽. 2014. 浅析我国食品标签法规及标准现状与对策. 标准科学，4：58-60.
张萍. 2007. 预包装食品标签检验中常见的不合格项分析. 计量与测试技术，8：63-64，66.
张月盈，鲁燕骅，张锡云. 2015. 食品标签标注常见问题及注意事项. 食品安全质量检测学报，5：1965-1968.
张忠民. 2016. 我国转基因食品标识制度的反思与完善. 食品工业科技，11：1-4.
GB 13432—2013，食品安全国家标准　预包装特殊膳食用食品标签.
GB 28050—2011，食品安全国家标准　预包装食品营养标签通则.
GB 7718—2011，食品安全国家标准　预包装食品标签通则.

（周　正）

实 习 指 导

一 食品抽样检验方案的制订

一、实习目的

通过学习食品检验抽样的要求，掌握食品抽样检验方案制订的方法。

二、实习内容

食品抽样检验包括日常监督抽检和风险监测抽检。食品抽样的原则要求：①代表性：在大多数情况下，通过抽取其中的一部分作为样品，通过对样品的检测来推断该食品总体的情况。因此所抽取的样品应能够较好地代表待鉴定食品各方面的特性。②真实性：抽样过程中要防止作假或伪造食品。所有采样用具都应清洁，干燥，无异味，无污染食品的可能。③准确性：抽样方法应符合要求，抽样数量应满足检验及留样的需要。抽样记录务必清楚地填写在样品单上，并紧附于样品。④及时性：抽样应及时，并应及时送检。尤其是需检测样品中水分、微生物等易受环境影响的指标更应及时送检。

食品抽样步骤和方法：

（一）样品准备

抽样前必须审查待鉴定食品的相关记录，包括来源、加工方法，运输保藏条件，销售中各环节的卫生状况，生产日期，批号，规格等；明确抽样目的，确定抽样件数，准备采样用具，制定合理可行的抽样方案。

（二）现场调查

了解并记录待鉴定食品的一般情况，如种类、数量、批号、生产日期、加工方法、储运条件（包括起运日期）、销售卫生情况等。观察该批食品的整体情况，包括感官性状、品质、储藏、包装情况等。进行现场感官检查的样品数量为总量的1%～5%。有包装的食品，应检查包装有无破损、变形、受污染；未经包装的食品要检查食品的外观，有无发霉、变质、虫害、污染等。并应将这些食品按感官性质的不同及污染程度的轻重分别采样。

（三）抽样技术要求

现场抽样依法要求付费，抽样一般皆取可食部分，不同食品应使用不同的抽样方法，采样数量应能反映该食品的卫生质量和满足检验项目对试样量的需要，一式三份，供检验，复验与备查或仲裁用，每一份不少于0.5kg。

（1）液体、半流体食品：如植物油、鲜乳、酒或者其他饮料。如用大桶或大罐盛装者，应先行充分混匀后再采样，样品应分别盛放在3个干净的容器中。

（2）粮食及其固体食品：应自每批食品的上，中，下三层中的不同部位分别采取部分样品，混合后按四分法对角取样，再进行几次混合，最后取有代表性样品。

（3）肉类，水产等食品：应按分析项目要求分别采取不同部位的样品或混合后采样。

（4）罐头，瓶装食品或其他小包装食品：应根据批号随机取样。同一批号取样件数，250g以上的包装不得少于6个，250g以下的包装不得少于10个。

（5）如送检样品感官检查已不符合食品卫生标准或已腐败变质，可不必再进行理化检验，直接判为不合格产品。

（6）要认真填写采样记录。写明采样单位、地址、日期、样品批号、采样条件、包装情况、采样数量、检验项目标准依据及采样人。无采样记录的样品，不得接受检验。

（四）样品的运送

采好的样品应放在干燥洁净的容器中并密封，避光存放，并在尽可能短的时间内送至实验室。运送途中要防止样品漏、散、损坏、挥发、潮解、氧化分解、污染变质等。

（五）样品制备

用做检验的样品必须制成平均样品，其目的在于保证样品均匀，取任何部分都能较好地代表全部待鉴定食品的特征。应根据待鉴定食品的性质和检测要求采用不同的制备方法。如固体食品，可用粉碎机将样品粉碎，过20～40目筛。

（六）检验方法的选择

凡有国家标准检测方法的检测项目，应使用国标方法进行检验。在国家标准测定方法中同一检验项目如有两个或两个以上检验方法时，各实验室可根据不同条件选择使用，但应以第一法为仲裁法。使用其他方法前应进行方法的确认或验证。

（七）样品保留

样品在检验结束后一般应保留至少1个月，以备需要时复查。易变质食品不予保留。

学习食品抽样的技术要求（原则、步骤和方法）后，根据目的制定一份食品抽样检验方案，抽样检验方案应包括抽样计划和程序。食品安全抽样检验工作计划应当包括下列内容：①抽样检验的食品品种；②抽样环节、抽样方法、抽样数量等抽样工作要求；③检验项目、检验方法、判定依据等检验工作要求；④检验结果的汇总分析及报送方式和时限。

三、实 习 要 求

（1）要求学生至少选择三个食品类别进行方案设计。

（2）3～4人为一小组，制定组长，组长负责协调，每个小组课堂内制定一份食品检验抽样方案。

（3）方案完成后，按分组汇报方案，修正方案。

四、思 考 题

（1）食品抽样的原则是什么？

（2）食品抽样的步骤和方法是什么？

（3）如何在食品抽样环节保障检验的结果可靠？

五、参考资料

《食品安全抽样检验管理办法》、《食品安全抽检工作方案格式范例》。

二　食品标签的检验

一、实习目的

通过现场调查，掌握食品标签标示的要求。

二、实习内容

学习预包装食品标签的要求，直接向消费者提供的预包装食品标签标示应包括食品名称、配料表、净含量和规格、生产者和（或）经销者的名称、地址和联系方式、生产日期和保质期、储存条件、食品生产许可证编号、产品标准代号及其他需要标示的内容。预包装食品营养标签对营养方面的主要要求：包括能量、核心营养素的含量值及其占营养素参考值（NRV）的百分比。当标示其他成分时，应采取适当形式使能量和核心营养素的标示更加醒目。对除能量和核心营养素外的其他营养成分进行营养声称或营养成分功能声称时，在营养成分表中还应标示出该营养成分的含量及其占营养素参考值（NRV）的百分比。

指导学生进现场调查食品标签标识使用规范情况，撰写调查报告。

三、实习要求

（1）学生5人为一小组，指定组长。

（2）各组自行设计食品标签检验原始记录的表格，原始记录的信息应该完整、简练，课堂内完成填写。

（3）到现场每人至少调查3份不同的食品包装，各组分别依据食品标签标识要求对其食品标签的规范程度进行评价。评价应适用最新版现行有效的标准。

四、思考题

（1）食品标签上应该标示的主要内容是什么？
（2）食品营养标签的特殊要求有哪些？
（3）保健食品的标签内容有哪些主要要求？

五、参考资料

《预包装食品标签通则》、《预包装食品营养标签通则》、《预包装特殊膳食用食品标签》、《保健食品说明书标签管理规定》、《食品标签检验原始记录（范例）》。

三　食品餐饮企业监管

一、实习目的

熟悉食品餐饮企业监管流程及注意事项。

二、实习内容

组织学生进餐饮部门进行检查，具体检查内容：
（1）证照（许可证、从业人员健康证、食品原料合格证等）。
（2）管理制度。
（3）从业人员个人卫生。
（4）加工经营场所布局、流程。
（5）冷藏冷冻设施及使用情况。
（6）三防设施。
（7）餐具清洗消毒。
（8）专间要求。
（9）食品及原料，食品添加剂、食品相关产品（一次性筷子、饭盒等食品用具、集中式餐具消毒等）进货查验和索证、索票，台账记录。
（10）食品仓库内食品分类存放，隔墙离地，通风防潮，无过期变质、标识不合格食品。
（11）食品烧熟煮透，原料、半成品、成品分开存放，防止交叉污染。
（12）食品留样情况，每种100g以上，密封于消毒后留样盒内，冷藏48小时。
按照餐饮业日常卫生监督量化评分表进行打分、评价。

三、实习要求

（1）3~5人分为一组，每组独立完成对指定餐饮企业的监管检查，自行下载编制相关表格并完成填写。
（2）撰写检查报告并进行评价，提出改善措施。

四、思考题

（1）从业人员健康的要求有哪些？
（2）对食品原料的进货查验内容是什么？
（3）集中餐具消毒的要求是什么？

五、参考资料

《学校食堂与学生集体用餐卫生管理规定》、《食品经营许可管理办法》。

餐饮业日常卫生监督量化评分表

被检查单位：_____ 结论：良好、一般、差

地址：_____ 电话：_____

类别	子类别	不合格项目	扣分值	得分	小计
证件（5分）	经营许可证（5分）	伪造、涂改、出借经营许可证	不予评级		
		过期或超许可范围经营			
		未亮证经营	5		
卫生管理（35分）	制度（10分）	食品卫生管理制度的不落实	10		
	组织机构（5分）	无专职或兼职食品安全管理人员	5		
	从业人员个人卫生（20分）	从业人员无有效的健康合格证明及培训记录	10		
		在岗从业人员患有有碍食品安全的疾病	5		
		在岗从业人员有不良卫生习惯	5		
建筑与布局		有擅自更改已核定的面积、设施与布局或使用功能等现象	※		
环境卫生（11分）		加工经营场所环境不整洁	5		
		墙壁、天花板、门窗不洁，存在表面材料脱落、发霉等现象	2		
		未按规定处理废弃油脂	2		
		废弃物存放容器或场所不密闭、外观不洁	2		
设施、设备与加工用具卫生（10分）		防蝇、防鼠、防尘等卫生防护设施不足或无效	5		
		使用非食品用容器或包装材料，加工用设施、设备、用具不洁	5		
原料采购与储存卫生（27分）	采购储存（17分）	采购、经营国家禁止生产经营的食品及原料	※		
		批量采购主要食品及原料未索证，或无购货凭证，无登记，无验收记录	5		
		食品库房脏乱，与非食品混放	2		
		食品库房内存放有毒有害物品	※		
		存放过期或腐败变质的食品及原料	10		
	热藏、冷藏（冻）（10分）	热藏、冷藏（冷冻）设施等维护不良，不清洁，保藏温度不符合要求	5		
		冷藏（冷冻）设施正常运转时，原料、半成品、成品堆积、挤压或混放	5		
加工操作卫生（77分）	一般要求（27分）	粗加工过程中动物性食品与植物性食品未分开	5		
		成品、半成品、原料的加工、存放存在交叉污染	10		
		餐具、食品或已盛装食品的容器直接置于地上	2		
		烹调后的熟食品存放不符合卫生要求	5		
		食品添加剂的使用不符合卫生要求	5		
	餐饮具卫生（25分）	餐饮具、容器未经彻底清洗、消毒	10		
		重复使用一次性餐具	5		
		保洁不符合卫生要求	5		
		使用的洗涤剂、消毒剂不符合卫生要求，消毒过程不符合操作规程要求	5		

续表

类别	子类别	不合格项目	扣分值	得分	小计
加工操作卫生（77分）	专间卫生（25分）	更衣、洗手消毒设施、空气消毒设施、空调设施、冷藏设施等未能正常运转	10		
		五专（专用房间、专人制作、专用工具容器、专用冷藏设施、专用洗手设施）不符合要求	10		
		专间内温度大于25℃（备餐间除外）	5		
165分					

※是关键监督项目，如有一项不符合要求，则评为差。

注： 10分、5分、2分是按风险大小及对人体健康危害程度大小而定；如果不符合要求，该项不得分。可以有合理缺项，但需标化。标化分=实得的分数除以该单位应得的最高总分×100。结论：标化分 85%以上为良好，60%～85%为一般，60%以下为差。表中所列《规范》是指《餐饮业和集体用餐配送单位卫生规范》。

应得分：_____
实得分：_____ 检查时间：_____年__月__日___时
标化分：_____
企业陪同检查人：_____ 监督员：_____ _____

四　食品企业监管

一、实　习　目　的

掌握食品加工企业现场监管的流程和监管要点。

二、实　习　内　容

组织学生对食品企业进行模拟监督检查，检查内容：

（一）生产现场审查要点

（1）了解产品的生产工艺、工作流程等。

（2）核对生产设备设施与申请材料一致（保证生产设备设施清洁与运行正常）。

（3）审核人员询问车间主管或员工的一些情况（例如，人流物流的流程是怎样的？申证产品有哪些关键控制点？等等。问答内容要与企业自身质量文件上的一致）。

（4）车间各安全通道门上是否贴封条以防止非紧急情况下的人员通行。

（5）留样间（不小于$10m^2$）。

（6）原材料、半成品、成品、食品添加剂仓库的现场查看（进货材料资质证件等）。

（二）化验室现场审查

（1）化验室布局要合理。

（2）各种检测仪器全部开启以示完好并保证运行，法定计量器具必须贴有检定合格标签。

（3）审核人员询问化验员对申证产品的检测项目及实验操作方法，必要时要求演示实验操作。

（三）相关文件及记录

（1）申证产品的质量管理文件及作业指导书（包括车间平面图、申证产品工艺流程图等）。

（2）质量记录。生产（各工序生产记录）、检验（进料、关键过程、成品检验记录）、设备设施等各项台账；生产、检验的各项记录应与库存品供抽样的成品符合（就是生产日期及批号问题）。

（3）其他材料及证件

1）第三方水质检验合格检测报告。

2）例行抽检的合格检测报告。

3）车间采光系数检测报告。

4）法定计量器具清单及其检定合格证书。

5）安全负责人任命书及（大专或以上学历）毕业证书原件。

6）化验员（高中以上学历）毕业证书、食品检验资格证原件。

7）技术员（高中以上学历）毕业证书原件。

8）从业人员健康证原件。

9）员工的劳动合同原件（必须签定一年以上期限的劳动合同）。

10）与质检机构签定的委托检验合同或协议原件。

三、实习要求

（1）10人为一小组，指定组长，每组依据相应标准对食品加工企业进行现场监管，自行下载编制相关表格并完成填写。

（2）撰写检查报告并进行评价，提出改善措施。

四、思考题

（1）试述企业食品生产环境、设备布局及工艺流程的要求。

（2）试分析所生产的食品的关键控制点有哪些？

（3）评价企业的记录制度是否完善。

五、参考资料

《食品生产通用卫生规范》和各类食品厂卫生规范。

（周 正 孙晓红）